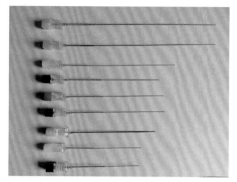

常用多功能空心针灸针

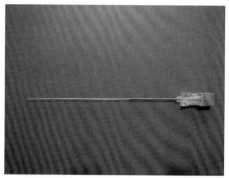

KXZ Ⅲ 0.5 mm×75 mm 空心针灸针

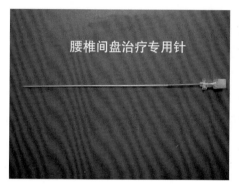

KXZ Ⅷ 0.9 mm×150 mm 空心针灸针

多功能空心针灸针外包装

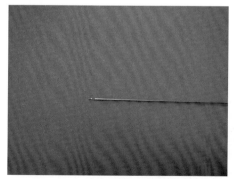

多功能空心针灸针针尖及针尖孔

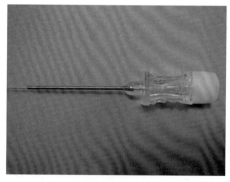

多功能空心针灸针针柄及针栓

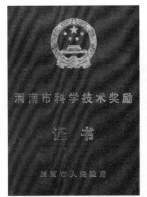
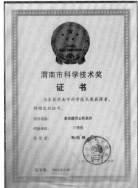
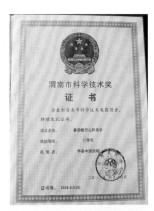

陕西省华县中医医院韩兆峰院长

您递交的《多功能空心针灸针的临床应用》学术成果，经2014'中国（宁夏）民族医药国际论坛组委会评审，荣获"民族医药优秀发明奖"

特颁此证，以资鼓励！

中国国际民族医药论坛组委会
二〇一四年四月二十二日

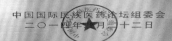

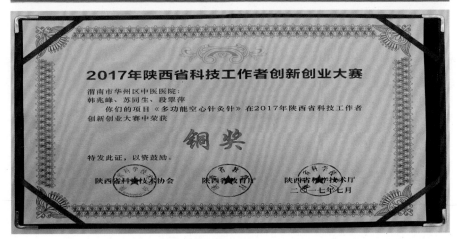

获得荣誉

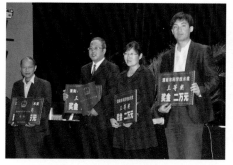
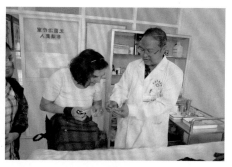

"渭南市科学技术奖"获奖照片　　　　　　　　　法国专家考察学习

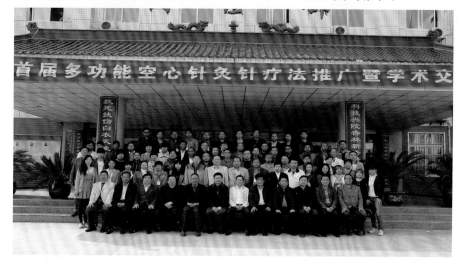

首届全国多功能空心针灸针疗法推广暨学术交流会

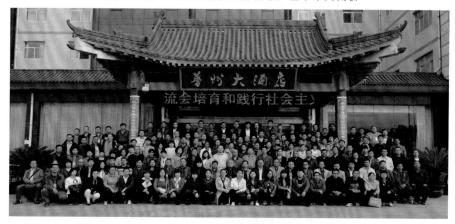

第二期全国多功能空心针灸针疗法培训班

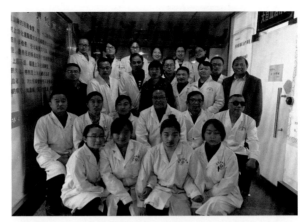

第三期多功能空心针灸针疗法培训班

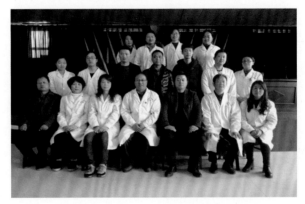

第四期多功能空心针灸针疗法培训班

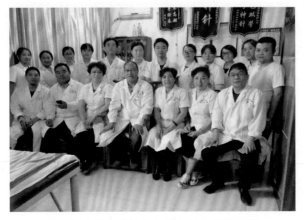

第五期全国多功能空心针灸针疗法培训班

国家中医药管理局司便函

国中医药医政医管便函〔2012〕132 号

关于确定第二批中医诊疗设备提升、改造、开发项目的通知

各有关单位:

根据《国家中医药管理局中医诊疗设备促进工程实施方案》,我司组织开展了第二批中医诊疗设备提升、改造、开发项目申报和评审工作,经评审确定了第二批中医诊疗设备提升、改造、开发项目(见附件 1)。现就有关工作通知如下:

一、请各项目承担单位于 2012 年 8 月 25 日前将填写完整的第二批《中医诊疗设备提升、改造、开发项目任务书》(见附件 2)电子版发送至指定邮箱(yiyuanguanlifenhui@126.com),同时将纸质版三份寄到国家中医药管理局医政司(北京市东城区工体西路 1 号,邮编 100027)。我司统一审定、盖章后将反馈至各项目承担单位。

二、请各项目承担单位按照工作计划尽快开展工作。

三、项目完成后,请及时将项目报告报送我司。

项目实施过程中有何问题,请及时与我司联系。

联系人和联系电话

国家中医药管理局批文(第一面)

国家中医药管理局医政司医疗管理处
联 系 人:董云龙
联系电话:010—59957688
中华中医药学会医院管理分会
联 系 人:陈 靖
联系电话:010—62063237
传 真:010—62063290
电子邮箱:yiyuanguanlifenhui@126.com

附件:1. 第二批中医诊疗设备提升、改造、开发项目名单
2. 第二批《中医诊疗设备提升、改造、开发项目任务书》

国家中医药管理局医政司
2012 年 7 月 27 日

国家中医药管理局批文(第二面)

序 号	设备名称	类别	单位名称
25	磁振热治疗仪	提升	广州市侨鑫医疗器械科技发展有限公司
26	数字化膀胱功能检测评定及训练	提升	江苏苏云医疗器材有限公司
27	智能蜡疗系统	提升	长春优玛经贸有限公司
28	电针仪仪器	提升	北京大学医学部神经科学研究所
29	电针仪妇女生育专用仪器	提升	北京大学医学部神经科学研究所
30	超声电导针灸仪	改造	北京诺亚同舟医疗技术有限公司
31	超声电导骨伤仪	改造	北京诺亚同舟医疗技术有限公司
32	超声电导疼痛仪	改造	北京诺亚同舟医疗技术有限公司
33	中药煎药机标准的推广应用	开发	北京东华原医疗设备有限公司
34	中药煎药室煎药机集中管理系统	开发	北京东华原医疗设备有限公司
35	生乐理疗仪	开发	北京身心康国际中医研究院
36	CCT中医辅助诊疗系统	开发	上海联易医疗器械技术有限公司
37	新型经脉能量分析系统	开发	广州市今健医疗器械有限公司
38	智能型全自动中医"治未病"脑梗塞经络诊疗仪	开发	惠州市汉康科技有限公司
39	智能化腧穴全息能量平衡治疗仪	开发	江苏省中医院
40	数字化中医面象舌象采集与分析系统	开发	北京工业大学
41	面向健康监测的物联网系统	开发	上海中医药大学
42	中医寒热辨证红外成像仪	开发	湖南中医药大学
43	中药浓缩胶囊机	开发	青州市精诚医药装备制造有限公司
44	微型实用中药粉碎机	开发	青州市精诚医药装备制造有限公司
45	热磁灸渗透治疗仪	开发	上海晋电成套设备有限公司
46	智能中医火罐治疗系统	开发	上海朗宝电子科技有限公司
47	治未病智能灸疗仪	开发	广西柳州圣美康医疗器械有限公司
48	治未病综合罐疗仪	开发	广西柳州圣美康医疗器械有限公司
49	对专利《一种用于腰椎不稳定、椎间盘突出症的治疗床》的开发	开发	宁夏医科大学总医院
50	多功能空心针灸针	开发	陕西省华县中医医院
51	针熵仪（动态针）	开发	吉林省中医药科学院
52	瑞翼盆底肌电生物反馈仪	开发	南京伟思医疗科技有限责任公司
53	ZJ-12H音乐电针治疗仪	开发	哈尔滨致厚医疗器械有限公司

国家中医药管理局批文(第三面)

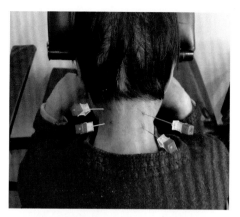

应用多功能空心针灸针治疗颈椎病

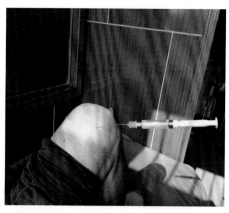

应用多功能空心针灸针治疗膝关节滑膜炎

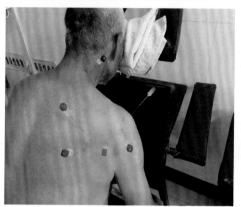

应用多功能空心针灸针治疗颈肩综合征

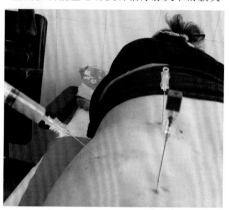

应用多功能空心针灸针治疗腰痛

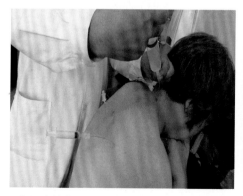

应用多功能空心针灸针颈肩注射臭氧治疗

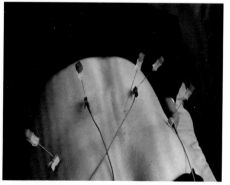

应用多功能空心针灸针治疗腰椎间盘突出症

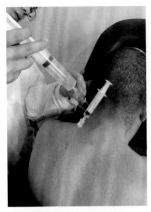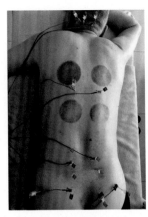

应用多功能空心针灸针治疗颈椎病　　应用多功能空心针灸针同时治疗颈、胸、腰部疾病

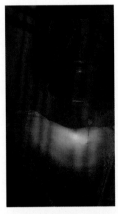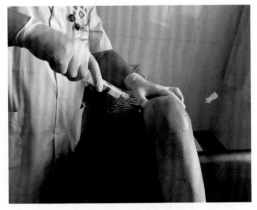

多功能空心针灸针配合红光照射治疗腰痛　　应用多功能空心针灸针治疗膝关节滑膜炎

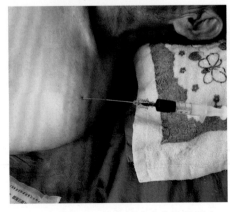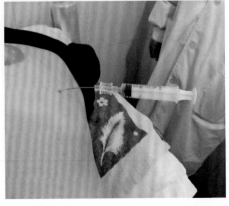

应用多功能空心针灸针治疗肩关节积血　　应用多功能空心针灸针治疗小圆肌损伤

多功能空心针灸针疗法

主　编　韩兆峰

副主编　段翠萍　秦选琪　孙香林

编　者　吴　茹　关　茜　金如玉　罗　攀
　　　　杨　静　时　燕　郭豆豆　刘胜利

西安交通大学出版社
XI'AN JIAOTONG UNIVERSITY PRESS

国家一级出版社
全国百佳图书出版单位

图书在版编目(CIP)数据

多功能空心针灸针疗法/韩兆峰主编．—西安：
西安交通大学出版社,2023.3
ISBN 978-7-5693-1387-1

Ⅰ.①多… Ⅱ.①韩… Ⅲ.①针灸疗法 Ⅳ.
①R245

中国版本图书馆 CIP 数据核字(2019)第 240657 号

DUOGONGNENG KONGXINZHENJIUZHEN LIAOFA

书 名	多功能空心针灸针疗法	
主 编	韩兆峰	
责任编辑	田 滢 秦金霞	
责任校对	王 磊	

出版发行 西安交通大学出版社
　　　　　(西安市兴庆南路 1 号 邮政编码 710048)
网 址 http://www.xjtupress.com
电 话 (029)82668357 82667874(市场营销中心)
　　　　　(029)82668315(总编办)
传 真 (029)82668280
印 刷 西安五星印刷有限公司

开 本 720mm×1000mm 1/16 印张 16 彩插 4 字数 274千字
版次印次 2023 年 3 月第 1 版 2023 年 3 月第 1 次印刷
书 号 ISBN 978-7-5693-1387-1
定 价 95.00 元

如发现印装质量问题,请与本社市场营销中心联系。
订购热线:(029)82665248 (029)82667874
投稿热线:(029)82668805

主编简介

韩兆峰,男,汉族,生于 1963 年 4 月。1985 年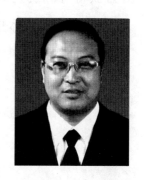
7 月毕业于陕西中医药大学针灸系针灸专业,现
任渭南市华州区中医医院业务院长兼康复科主
任,主任医师,陕西省第三届名中医,国家级基层
名老中医,渭南市首批名中医,渭南市中医药学会
第五届理事会副会长,渭南市首批聘任医疗事故
技术鉴定专家,中国中医药学会疼痛分会委员,陕
西省针灸学会理事,陕西省针灸学会第五届针灸临床专业委员会常
委。先后当选华县第十五届、第十六届人大常委会委员,渭南市第三
次党代会代表,华县郭孝义式优秀共产党员。"现代中医系列丛书"编
委,北京中科博大创新科技中心高级顾问。

韩兆峰从事中医临床工作三十余年,擅长应用针、灸、火针、头针、
针刀、多功能空心针灸针等治疗各科常见病及疑难杂症,尤其对颈、
肩、腰、腿、四肢关节痛,肩周炎,中风偏瘫,带状疱疹,小儿疳积,厌食,
急、慢性咳喘等疾病的治疗颇有心得。发表学术论文 20 余篇,出版医
学专著 4 部,获得国家专利 11 项,多次参加国家、省、市学术交流会。
个人业绩及发明词条被编入《中国专家大辞典》《中国当代发明家大辞
典》《渭南金色名片》《中国专家人才库》《陕西文化名人大辞典》《中国
中医药大辞典》等书籍。个人事迹先后得到渭南市电视台、渭南市华
州区电视台,以及渭南日报的多次专题报道。

由韩兆峰发明的多功能空心针灸针于 2011 年获得渭南市科学技

术三等奖,2012年获得国家中医药管理局开发一批中医诊疗设备项目,2017年7月获得陕西省科技创新大赛铜奖,2020年获得陕西省针灸学会科学技术二等奖。"多功能空心针灸针的临床应用"于2014年8月获得"民族医药优秀发明奖""民族医药科技创新奖"。多功能空心针灸针五位一体疗法,得到众多同行专家的认可。

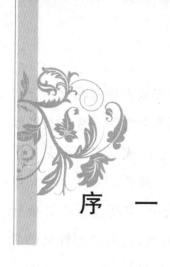

序　一

　　在世纪科学文化的园圃中,中医针灸堪称古朴苍劲、枝繁叶茂的一枝奇葩。针灸学科在中医理论的指导下,从形成到发展、创新,蕴含着中华民族文化的体系和技能,虽经数千年的风风雨雨,仍然芬芳馥馨,造福于世界人民,而今针灸已成为中医药走向世界的先导,并作为民族文化的血脉和灵魂的传承创新代表,入选"人类非物质文化遗产"。

　　传承是根,创新是魂,数千年来历代医学先贤在中医针灸技能的传承上不断创新发展,使博大精深的中医针灸得到发扬光大。在传承创新中有力地推动着中医针灸科学思维的发展,也包括技能方法、工具的改进。实践证明,只有创新才能维系和发展它的生命力。"工欲善其事,必先利其器"。针灸工具从砭石、骨针、青铜针、金针、银针到不锈钢针等,每次的发展变化,都给针灸带来了质的飞跃。韩兆峰同志发明的多功能空心针灸针,是将传统针灸针与针刺注射融为一体的新型针灸针,是一项科技成果和新型针具的革新,它的问世为针灸工具创新又增一辉,也得到了多年临床实践的验证。

韩兆峰同志,20世纪80年代毕业于陕西中医药大学针灸专业,是全国针灸专业首届学员、陕西省名中医。他在校期间学习刻苦认真,敦敏好学,悟性很高,学习成绩名列前茅。毕业后一直在基层医院从事针灸临床和行政管理工作,以"勤恒则精"之志继承创新,获国家专利十余项,多功能空心针灸针的研制成功,得到了多年临床实践的验证,这种新型针具已展现了它的生命力。他将多年的临床经验总结,著成《多功能空心针灸针疗法》一书。在该书即将付梓之际,作为老师有幸先睹,并问序于我,聊书所感,愿皱凤新声发扬光大,寥寥数语以为序耳。

陕西中医药大学教授、主任医师、博士研究生导师

国家级名老中医

殷克敬

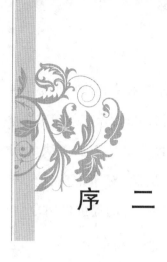

序　二

　　韩兆峰医师现任渭南市华州区中医医院业务院长兼康复科主任、陕西省名中医、陕西省针灸学会理事、渭南市中医药学会第五届理事会副会长。他从事中医针灸临床工作三十余年，在临床实践过程中发明了多功能空心针灸针，为针灸器材发展提供了新的针具。多年来，多功能空心针灸针在临床治疗中发挥了很好作用，尤其在治疗常见病及疑难杂症时具有独特的疗效。韩兆峰医师创立的多功能空心针灸针五位一体疗法，得到业内同行专家的认可，还获得陕西省科技创新大赛铜奖等多项奖项。

　　《多功能空心针灸针疗法》一书，是韩兆峰医师通过大量的实践工作并积累了大量临床经验编写而成的，为我们提供了一种新的疗法，也进一步丰富了临床治疗手段。该书图文并茂，有利于临床思维和学术的传承，为开展针灸器材的研制和改进提供了科学依据，并通过案例分析进一步增强了读者的感性认知。"工欲善其事，必先利其器"，现代针灸器材的发展,给我们广大从事针灸的工作者提出了亟待解决的问题,如何应用和开发各种现代针灸器材提高针灸临床疗效,以加速实现传统针灸医术的现代化进程,是我们迫切需要解决的问题。相信《多功能空心针灸针疗法》的出版,对于推动针灸器材的研发和提高针灸临床疗效均会起到一定的促进作用。

上海中医药大学教授、博士研究生导师

杨华元

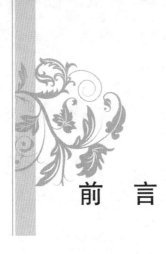

前　言

　　经过三十余年的不断努力，尤其是近十余年来艰苦卓绝的奋斗，多功能空心针灸针终于研发成功，并进行了临床推广应用，取得了很好的临床疗效，笔者很是欣慰，也感慨万千，这其中包含了研发团队成员无数的心血和汗水。今天《多功能空心针灸针疗法》的正式出版发行，更是对这项发明创造的总结，希望通过本书能够使多功能空心针灸针疗法得到推广，从而为更多的患者减轻病痛，造福人民。

　　笔者遂为空心针赋词一首。

《清平乐·空心针》

中国针灸，

历史五千秋，

传承创新效更优，

不觉从医三九。

时代创新先锋，

沐浴阳光春风，

今日新针独创，

他日全球推广。

多功能空心针灸针专利发明人

韩兆峰

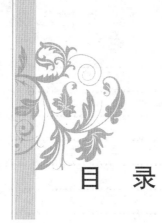

目 录

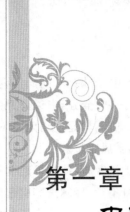

第一章
中医针灸学概论

　　针灸治疗学是阐述针灸治疗疾病一般规律的一门学科,是对中医基本理论和经络、腧穴、刺灸等基础知识的综合运用。其内容颇为广泛。本章主要阐述了针灸治疗作用、针灸治疗原则、针灸辨证论治纲要和针灸配穴处方(包括特定穴的临床应用)。

第一节　针灸治疗作用

　　在正常生理情况下,机体处于经络疏通、气血畅达、脏腑协调、阴阳平衡的状态。而在病理情况下,则经络阻滞、气血不畅、脏腑失调、阴阳失衡。针灸治病就是通过针刺或艾灸腧穴,以疏通经络气血,调节脏腑阴阳,达到治疗疾病的目的。

一、疏通经络

　　疏通经络是针灸最主要、最直接的作用。中医理论中的"不通则痛",即指由经络闭阻不通而引发的多种病证。经络闭阻不通,气血运行不畅,甚至气滞血瘀,从而引发肢体或脏腑的肿胀、疼痛。气血不能正常运行到相应肢体、脏腑,就会引起肢体的麻木、痿软、拘挛或者脏腑功能活动失去平衡。凡此,均应"以微针通其经脉,调其血气"。以针灸之法疏通经络,《黄帝内经》(后简称为《内经》)称之为"解结"。如《灵枢·刺节真邪》中说:"用针者,必先察其经络之实虚……一经上实下虚而不通者,此必有横络盛加于大经,令之不通,视而泻之,此所谓解结也。"解结就是疏通经脉,使脉道通畅,气血畅行。

由于引起经脉不通的因素是多方面的,故《内经》中又针对不同原因,提出了不同的疏通经络的方法,即"针所不为,灸之所宜"。《千金方》中说:"凡病皆由血气壅滞不得宣通,针以开导之,灸以温暖之。"可见,同样是经络闭阻不通,实热引起者宜用针刺,虚寒引起者宜行灸疗。对于感受风寒湿邪引起的受患经脉部位酸楚冷痛、痉挛抽痛或跌扑损伤而致的肢体红肿疼痛,针刺可起到祛风除湿、活血化瘀、通经活络而止痛的作用。对于由气血不行、经脉失养引起的肢体麻木不仁、酸软无力、瘫痪失用,灸疗可以起到益气养血、温经通络而补虚的作用。

二、扶正祛邪

扶正祛邪是针灸治病的根本法则和手段。《内经》云:"正气存内,邪不可干""邪之所凑,其气必虚"。疾病的发生、发展及其转归过程,就是正气和邪气相互斗争的过程。疾病的发生是正气处于相对劣势,邪气处于相对优势。发病之后,机体仍会不断产生相应抗病能力,继续与病邪抗争。若正能胜邪,则邪退病愈;若正不敌邪,则病趋恶化。

针灸治病,不外乎扶正与祛邪两个方面。扶正就是扶助正气,增强抗病能力,正气得复又有利于抗邪。祛邪就是祛除病邪,减轻疾病症状,消除致病因素,病邪得除又减轻了对正气的损伤。

针灸治病的过程,就是其不断发挥扶正祛邪作用的过程。凡邪盛正气未衰者(新病),治宜祛邪为主,邪去则正安。正虚邪不盛者(久病),治宜扶正为主,正复邪自除。若正已虚而邪未衰,单纯扶正则难免助邪,一味祛邪,又更伤正气,故治宜攻补兼施。若以正虚为主者,扶正为上,兼以祛邪,或先补后攻。若以邪实为主者,祛邪为上,兼以扶正,或先攻后补。

针灸扶正祛邪作用的实现,除了与补泻手法有关外,还与部分腧穴偏补偏泻的性能有关。偏补的腧穴,如关元、气海、命门、肾俞、膏肓,多在扶正时用之。偏泻的腧穴,如曲泽、委中、水沟、十宣、十二井穴,多在祛邪时用之。绝大部分腧穴则具有双向调节作用,如中脘、内关、三阴交、合谷、太冲、足三里,临床既可用于扶正,又可用于祛邪。

三、调和阴阳

调和阴阳是针灸治病的最终目的。疾病的发生从根本上说是阴阳的相对平衡遭到了破坏,即阴阳的偏盛偏衰代替了正常的阴阳消长。

《灵枢·根结》中说："用针之要，在于知调阴与阳。"《素问·至真要大论》中说："调气之方，必别阴阳""谨察阴阳所在而调之，以平为期"。在阴阳一方偏盛，另一方尚未虚损的情况下，应泻其有余，清泻阳热或温散阴寒，以防阳热太盛而耗伤阴液，阴寒太盛而耗损阳气。而当一方偏盛，另一方已见虚损的情况下，在泻一方有余的同时，当兼顾另一方之不足，配合扶正或益其不足。在阴阳偏衰的情况下，应补其不足。阴虚不能制阳，常出现阴虚阳亢的虚热证，治宜滋阴潜阳，即所谓"壮水之主，以制阳光"。阳虚不能制阴，常呈现阳虚阴盛的阴寒证，治宜补阳消阴，即所谓"益火之源，以消阴翳"。阴阳俱虚则滋阴补阳同施。

阴阳互根，无阳则阴无以生，无阴则阳无以化。故善补阳者，必于阴中求阳，阳得阴助而生化无穷；善补阴者，必于阳中求阴，阴得阳升而泉源不竭。阴中求阳即滋阴时兼以补阳，阳中求阴即补阳时兼以滋阴。

《素问·阴阳应象大论》中说："故善用针者，从阴引阳，从阳引阴。"指出针灸调和阴阳的具体方法既可以阴证治阴、阳证治阳，而从阴阳互根的角度考虑，又可以采取阴证治阳、阳证治阴之法。例如，肝阳上亢之头目昏痛，取太溪、照海以滋养肾阴；亡阳出现的肢体逆冷等，灸任脉之气海、关元以阴中求阳。

针灸调和阴阳的作用，与针刺补泻手法密切相关。《灵枢·终始》中说："阴盛而阳虚，先补其阳，后泻其阴而和之；阴虚而阳盛，先补其阴，后泻其阳而和之。"例如，阴盛阳虚则可见嗜睡，阳盛阴虚则可见狂躁、失眠，针灸临床均可取阴跷脉气所发穴照海和阳跷脉气所发穴申脉治疗。而属阴盛阳虚的癫证、嗜睡宜补申脉，泻照海（补阳泻阴）；属阳盛阴虚的狂证、失眠应补照海，泻申脉（补阴泻阳）。

综上所述，针灸的治疗作用，实质上是对机体的一种良性调节作用，调节经络气血，调节脏腑阴阳。其治疗作用的发挥，与多种主观、客观因素密切相关。除了腧穴的特性、针灸补泻手法以外，还与机体状态（包括禀赋、年龄、性别、心理素质、病变表现等方面的个体差异）、治疗时间、辅助治疗措施等密切相关，其中尤以机体状态最为重要。机体在不同的病理状态下，针灸可以产生不同的治疗作用。如当机体处于虚寒、脱证状态时，针灸可以起到补虚散寒、回阳固脱的作用；当机体处于实热、闭证状态时，针刺可起到清热泻实、开窍启闭的作用。高血压者，针灸可使其血压降低；低血压者，针灸可使其血压升高。心动过速者，针灸能使之心跳减慢；心动过缓者，针灸能使之心跳加快。胃肠痉挛而疼痛者，针灸可以消除痉挛，使疼痛缓解；胃肠蠕动慢或下垂者，针灸又可使胃肠蠕动增强、胃底升高。凡此种种，均可以说明机体状态这个内在因素在针灸治疗过程中所起的重要作用。

第二节　针灸治疗原则

针灸治疗原则是根据八纲的理论,结合疾病的病位、病性确定的治疗方法,即用针法还是用灸法,或是针灸并用;用补法还是用泻法,或是补泻兼施。

针刺和艾灸虽然同属于外治法,但毕竟是两种不同形式的施治方法。不同的施治方法,对机体产生的作用和效果也不尽相同。例如,天枢穴用针刺的方法可以起到活血化瘀的作用,适用于胃肠瘀血、痛经、闭经的治疗;用艾灸的方法则能够发挥益气止血的作用,适用于胃肠出血、月经过多、崩漏的治疗。再如,关元、肾俞、带脉、三阴交四穴,针刺有清下焦、利湿热的作用,用于治疗赤带;艾灸有温下焦、祛寒湿的作用,用于治疗白带。

补泻手法的不同,治疗效果也不相同。例如,补合谷、泻复溜可以发汗;反之,泻合谷、补复溜则可以止汗。补照海、泻申脉可以治疗失眠;反之,泻照海、补申脉却可以治疗嗜睡。现将常用的治疗原则分述如下。

一、清热与温寒

热性病证用"清"法,即以寒治热;寒性病证用"温"法,即以热治寒,均属于正治法。《灵枢·经脉》中说:"热则疾之,寒则留之。"这是针对热性病证和寒性病证制定的清热、温寒的治疗原则。

(一)热则疾之

《灵枢·经脉》中说:"热则疾之。"《灵枢·九针十二原》中进一步解释说:"刺诸热者,如以手探汤。""疾"与"急"通,有快速针刺之意,"以手探汤"形象地描述了针刺手法的轻巧快速,指出了热性病证的治疗原则是浅刺疾出或点刺出血,手法宜轻而快,可以不留针;且针用泻法,以清泻热毒。例如,风热感冒者,常取大椎、曲池、合谷、外关等穴浅刺疾出,即可达到清热解表的目的。若伴有咽喉肿痛者,可用三棱针在少商穴点刺出血,以加强泻热、消肿、止痛的作用。

(二)寒则(温之)留之

《灵枢·经脉》中说:"寒则留之。"《灵枢·九针十二原》中进一步解释说:"刺寒清者,如人不欲行。""留"即留针之意,"人不欲行"形象地描述了针刺手法应深而久留,指出了寒性病的治疗原则是深刺而久留针,以达温经散寒的目的。

因阳虚寒盛,针刺不易得气,故应留针候气。加艾施灸,更是助阳散寒的直接措施,使阳气得复,寒邪乃散。本法主要适用于风寒湿痹为患的肌肉、关节疼痛,以及寒邪入里之证。若寒邪在表,留于经络者,艾灸施治最为相宜。若寒邪在里,凝滞脏腑,则针刺应深而久留,或配合施行"烧山火"复式针刺手法,或加用艾灸,以温针法最为适宜。

二、补虚与泻实

补虚泻实即扶正祛邪。补虚就是扶助正气,泻实就是祛除病邪。《素问·通评虚实论》中说:"邪气盛则实,精气夺则虚。"可见,"虚"指正气不足,"实"指邪气有余。

虚者宜补,实者宜泻。《灵枢·经脉》中说:"盛则泻之,虚则补之……陷下则灸之,不盛不虚以经取之。"《灵枢·九针十二原》中说:"虚则实之,满则泻之,宛陈则除之,邪盛则虚之。"以上都是针对虚证、实证制定的补虚泻实的治疗原则。

(一)虚则补之

"虚则补之""虚则实之",是指虚证的治疗原则是用补法,适用于治疗各种慢性虚弱性病证。对于各种气血虚弱者,诸如精神疲乏、肢软无力、气短、泄泻、遗尿、乳少以及身体素虚、大病久病后气血亏损、肌肉萎缩、肢体瘫痪失用等,常取关元、气海、命门、膏肓、足三里和有关脏腑经脉的背俞穴、原穴施行补法,以达到振奋脏腑、促进气血化生、益气养血、强身健体的目的。

(二)陷下则灸之

"陷下则灸之",属于"虚则补之"的范畴。陷下即气虚下陷,也就是说气虚下陷的治疗原则是以灸治为主。临床对于因脏腑、经络之气虚弱,中气不足,使气血和内脏失去其固摄能力而出现的一系列气虚病证,如久泻、久痢、遗尿、崩漏、脱肛、子宫脱垂及其他内脏下垂等,常灸百会、气海、关元、中脘、脾俞、胃俞、肾俞、足三里等穴补中益气、升阳举陷。对于失血过多、大汗不止、四肢厥冷、阳气暴脱、血压下降、脉微欲绝的虚脱危象,更应重灸上述腧穴,以升阳固脱、回阳救逆。

(三)实则泻之

"盛则泻之""满则泻之""邪盛则虚之"都是泻损邪气的意思,可统称为"实则泻之"。实证治疗原则是用泻法或点刺出血。例如,对高热、中暑、昏迷、惊厥、痉挛以及由各种原因引起的剧痛等实热病证,在正气未衰的情况下,取大椎、合谷、太冲、委中、水沟、十宣、十二井穴等腧穴,针用泻法或点刺出血,即能达到清泻实热的目的。

若病属本虚而标实,正气已衰退,则应泻实与补虚兼顾,或者先行补虚,而后泻实。例如,对邪实正虚的腹胀病,一味泻实或单纯补虚都是片面的,唯有虚实同治、攻补兼施才是理想之策。

(四)宛陈则除之

"宛"同"瘀",有瘀结、瘀滞之意。"陈"即"陈旧",引申为时间长久。"宛陈"泛指络脉瘀阻之类的病证。"除"即"清除",指清除瘀血的刺血疗法。《素问·针解》中说:"宛陈则除之,是出恶血也。"王冰注云:"宛,积也;陈,久也;除,去也。言络脉之中血积而久者,针刺而除去之也。"指出由络脉瘀阻而引起的病证,应以三棱针点刺出血,属于"实则泻之"的范畴。例如,由于闪挫扭伤、毒虫咬伤、丹毒等引起的肌肤红肿热痛、青紫肿胀,即可选用局部络脉或于瘀血部位施行三棱针点刺出血法,以活血化瘀、消肿止痛。如病情较重者,可以施行点刺出血后加拔火罐,这样可以排出更多的恶血,促使病愈。其他,如腱鞘囊肿、小儿痄疾的点刺放血治疗也属此类。

(五)不盛不虚以经取之

"不盛不虚以经取之",并非病证本身无虚实可言,而是脏腑、经络的虚实表现不甚明显或虚实兼而有之。主要是由于病变脏腑、经脉本身一时性的气血紊乱,而不涉及其他脏腑、经脉,属本经自病。《灵枢·禁服》中说:"不盛不虚,以经取之,名曰经刺。"《难经·六十九难》中说:"不虚不实,以经取之者,是正经自生病,不中他邪也。当自取其经,故言以经取之。"治疗应按本经循经取穴,以原穴和五输穴最为适宜。当针下得气后,再行均匀地提插捻转(即"平补平泻")手法,使本经气血调和,脏腑功能恢复正常。

补虚泻实既是针灸治疗的原则,又是针灸治病的重要方法。《灵枢·九针十二原》中说:"无实无虚,损不足而益有余,是谓甚病,病益甚。"《类经》中也说:"凡用针者,但可泻其多,不可泻其少,当详察血气,而为之补泻也。"这些都明确指出补泻不可误用,不可犯"虚虚实实"之戒。否则,就会造成"补泻反则病益笃"的不良后果。

三、局部与整体

针灸治病要善于处理局部与整体的关系。因为机体某一部分出现的局部病证,往往又是整体疾病的一部分。例如,头痛和目赤肿痛多与肝火上炎有关、口舌生疮、小便短赤多因心和小肠有火导致,脱肛、子宫脱垂皆由中气不足引起,故《标幽赋》中云:"观部分而知经络之虚实。"针灸治病,只有从整体观念出发,辨证施治,才不会出现头痛医头、脚痛医脚的片面倾向。

(一)局部治疗

针灸治病,在病变的局部、邻近部位或是脏腑在体表的投影处施治,是常用的方法之一。

如牙痛、面瘫取地仓、颊车,胃痛、腹泻取天枢,腰酸背痛取身柱、肾俞,手足疾病取四肢腧穴等,局部治疗作用是所有腧穴共同具有的治疗作用,体现了"腧穴所在,主治所在"的治疗特点。局部症状的解除,有助于全身性疾病的治疗。

(二)整体治疗

针灸治病,除了在局部施治外,还应施以整体性治疗。四肢肘膝关节以下的腧穴和俞募穴,除用于治疗局部和邻近病变外,还能治疗头面、躯干、脏腑等全身的病变。部分腧穴,如足三里、三阴交、大椎、百会、气海、关元等,还可用于防治全身性疾病。

整体治疗还包括针对某一病证的病因治疗,如对肝阳上亢引起的头痛、眩晕,取太溪、太冲,具有滋水涵木、育阴潜阳的效果;外感发热、咳嗽,取合谷、外关、列缺以发汗解表、宣肺止咳。

(三)局部与整体同治

在多数情况下,需要局部与整体同时调治。如脾虚泄泻,局部取大横、天枢理肠止泻,整体取脾俞、足三里以健运脾胃;风火牙痛,局部取颊车、下关以疏调经络之气,远端取合谷、内庭以清降胃肠之火。如此将局部与整体有机地结合起来,既着眼于症状治疗,又注重病因病机治疗,能够明显提高治疗效果。

四、治标与治本

针灸治病要分标本主次、轻重缓急。治病分标本缓急,就是要抓主要矛盾。标本是一对相对的概念,表示事物的现象与本质、原因与结果以及病变过程中正邪矛盾双方的主次关系。对于机体组织和部位而言,脏腑为本,头面、躯干为标。对于机体和疾病而言,机体为本,疾病为标;正气为本,邪气为标。对于疾病本身而言,病因为本,症状为标;先病为本,后病为标;旧病为本,新病为标;缓症为本,急症为标。《素问·至真要大论》中说:"病有盛衰,治有缓急。"对于任何一种病证,是先治标,还是先治本,还是标本同治,要根据病证的轻重缓急而定。一般情况下,本是主要矛盾,治病当先治本;若标急于本,当先治标。《素问·标本病传论》中说:"病有标本,刺有逆从奈何……知标本者,万举万当,不知标本,是谓妄行。"说明如能灵活运用标本的理论指导针灸临床,就不会贻误病情。

(一)急则治标

在紧急情况下,标病急于本病时,应先治标病,后治本病。治标是在紧急情况下的一种权宜之计,可以为治本创造有利的条件。例如,无论什么原因引起的高热抽搐者,均应先以大椎、水沟等穴退热止痉,然后再从本论治。肺结核咯血者,应取鱼际、孔最、中府、膈俞等穴以止血为先,血止后再以多方多法治其本。

(二)缓则治本

《素问·阴阳应象大论》中说:"治病必求于本。"在一般病势不急的情况下,病在内者治其内,病在外者治其外,正气虚者固其本,邪气盛者祛其邪。治其病因,症状可解;治其先病,后病可除。这就是"伏其所主,先其所因"治病求本的指导思想。例如,肾阳虚引起的五更泻,宜灸气海、关元、命门、肾俞温补肾阳治其本,肾阳温煦则五更泻可愈。女性脾胃虚弱者,伴月经量少、色淡(但月经周期正常),这种情况脾胃虚弱为本,月经症状为标,应取中脘、足三里、脾俞、胃俞、公孙以补益脾胃,当脾胃功能恢复,气血生化之源旺盛,经量异常的症状可不治而愈。

(三)标本同治

当标病与本病俱急或俱缓时,均宜标本同治。标本俱急如本虚标实的臌胀病,单纯扶正或一味祛邪都于病情不利,唯取水分、水道、阴陵泉以利水消肿,三阴交、足三里、脾俞、肾俞以健脾补肾,如此标本同治,攻补兼施,才是理想之策。肾虚水肿又感受风寒之邪而致咳喘者,应取太溪、肾俞、复溜、膻中、天突、肺俞等穴标本同治,既温补肾阳、利水消肿,又宣通肺气、止咳平喘。急性吐泻引起的四肢逆冷者,针中脘、内关、天枢等穴以和胃治本,灸神阙、关元、大椎等穴以温阳治标。阳明腑实证,由于里热不解,阴液大伤,表现为腹满硬痛、大便燥结、身热烦躁、口唇干裂、苔焦黄等正虚邪实、标本俱急的证候,若仅用攻下之法则恐进一步耗损阴液,若单纯滋阴增液,又不足以清泻肠胃之实热。故取天枢、内庭、二间、足三里以清泻实热治本,取廉泉、太溪、照海、三阴交、金津、玉液滋阴以增液治标,则可滋阴润燥、"增水行舟"。标本俱缓,如肝病引起的脾胃不和,可以在疏肝理气的同时,理脾和胃,穴取章门、期门、太冲、阴陵泉、中脘、足三里,以达标本同治的目的。贫血又兼阴虚发热者,取脾俞、肝俞、膈俞、足三里、三阴交、劳宫、涌泉、照海等穴标本同治,既益气养血,又滋阴清热,可提高疗效,缩短疗程。

五、同病异治与异病同治

中医临证治病,不是着眼于"病"的异同,而是注重"证"的区别,这就产生了同病异治、异病同治的法则。

(一)同病异治

同一种疾病,因人、因时、因地的不同,或由于病情的发展、病机的变化,正邪的盛衰消长,涉及的脏腑、经络各异而采取不同的治法,谓之同病异治。例如,同是胃病,有属肝气犯胃者,治宜疏肝理气、和胃止痛,取期门、章门、太冲、中脘、足三里诸穴,针用泻法。有属脾胃虚寒者,治宜补脾益胃、温中散寒,取中脘、三阴交、足三里、脾俞、胃俞诸穴,针、灸并用,针用补法。还有属饮食积滞者,治宜消食导滞、通调腑气,取中脘、天枢、建里、足三里、内关、公孙诸穴,针用泻法。感冒,由于发病季节和致病因素不同,有风寒、风热和时疫感冒、感冒挟暑湿等不同证型。风寒者祛风、散寒、解表,取风门、风池、大椎、列缺等穴,针、灸并用,针用泻法;风热者治宜疏风、清热、解表,取合谷、曲池、外关、大椎等穴,针用泻法;时疫感冒在风热感冒配穴处方基础上加足三里;暑湿感冒在风热感冒配穴处方基础上加阴陵泉、三阴交。其他如失眠、遗尿等多种疾病的分型论治,牙痛、头痛的分经论治,无不体现同病异治的道理。

(二)异病同治

不同的疾病,病因相同或在病程发展的某一阶段,出现了相同的病机变化,则采取相同的治法,谓之异病同治。例如,肝气犯胃引起的胃痛和肝胆气机郁滞引起的胁痛,都可取期门、章门、支沟、阴陵泉、太冲、中脘诸穴,以疏肝理气而止痛。久泻、久痢、脱肛、遗尿、崩漏、子宫脱垂、内脏下垂等,皆因中气不足、气虚下陷引起,均可取百会、中脘、脾俞、胃俞、气海、足三里等穴,针、灸并用,重用灸法,以补益中气、升阳举陷。

第三节　针灸辨证论治纲要

辨证论治是中医学的特色和精华所在,在针灸疗法中具有特殊的运用形式,即以脏腑、气血证治为基础,以经络证治为核心,以八纲证治为纲领。针灸治病就是在整体观念的指导下根据脏腑、经络学说,运用四诊八纲理论,将临床所见的各种不同证候按脏腑疾患、经络证候和相应组织器官病证的形式进行分析归纳、辨证论治。

机体的一切功能活动,都离不开脏腑、经络。疾病的发生和发展,证候的表现和转化,虽然错综复杂,但究其本源,总不外乎脏腑、经络两者的功能失调。由于机体各个脏腑的功能和每条经脉的分布各有异同,故它们反映出来的疾病变化、证候表现也有所不同。因此,只要我们能掌握脏腑病证的发病规律和经络证候的表现形式,就容易明辨疾病的病因病机、病位病性,从而就能对疾病做出正确的诊断,进行恰当的治疗。

在针灸临床实践中,分析疾病的病因病机,归纳疾病的病位病性,就是将八纲、脏腑、气血、经络的辨证方法紧密结合,融会贯通。分析病性是属寒还是属热,是属虚还是属实,是属阴还是属阳。确定病位是在表还是在里,是在经还是在络,是在脏还是在腑。然后确定治疗方法,配穴处方,按方施术。或针或灸,或针、灸并用;或补或泻,或补泻兼施。以通其经络,调其气血,使脏腑、气血、阴阳趋于调和,经络恢复平衡,从而达到"阴平阳秘,精神乃治"的目的。这就是针灸临床按八纲、脏腑、气血、经络辨证论治的全过程。

一、八纲证治

八纲,即阴阳、表里、寒热、虚实。八纲证治是以望、闻、问、切四诊所获得的临床资料为依据,对病变的病位、病性、正邪关系等情况进行综合分析,将其归纳为阴、阳、表、里、寒、热、虚、实八类证候而进行针灸治疗的一种方法,是各种辨证论治的总纲。

疾病的表现尽管极其复杂,但基本上都可用八纲加以归纳。就病位的深浅而言,不在表,就在里;就疾病的性质而言,不是热证,便是寒证;就邪正的关系而言,不是正虚,就是邪实。而以总的方面划分疾病的类别,又不外乎阴证和阳证两大类。因此,八纲证治就是把疾病分为表证和里证、寒证和热证、虚证和实证、阴证和阳证四对纲领,用以指导临床治疗。在八纲中,其他大纲又可以用阴阳两纲加以概括，即表证、热证、实证为阳证，里证、寒证、虚证为阴证。

(一)阴阳证治

阴阳是针对病证的类别而言，大的方面可概括整个疾病，小的方面可表示一个证候，为八纲证治的总纲。

一般而论，凡不及的、衰退的、低下的、抑制的，以及里证、寒证、虚证属阴证的范畴；而太过的、旺盛的、亢进的、兴奋的，以及表证、热证、实证属阳证的范畴。在临床上，阴证习惯上指虚寒证，阳证习惯上指实热证。

《灵枢·根结》中说："用针之要，在于知调阴与阳。"阴证治宜温中、散寒、补虚，针、灸并用，重用灸法，针则深而久留，用补法。阳证治宜解表、清热、泻实，用泻法，浅刺疾出或点刺出血。如果阴证转为阳证，表明病情有好转的趋势，阳证转为阴证，提示病情有加重的倾向。

(二)表里证治

表里是针对病变部位的内外、深浅和病情转变、转化的趋势而言。《素问·刺要论》中说："病有浮沉，刺有浅深。"说明辨别疾病的表里，直接关系到针刺的深浅和留针时间的长短。

疾病在经络、皮肉者属表，六淫之邪侵犯体表，症状反映在外的称为表证，多为外感病初期；一般发病较急，病位较浅，病势较轻，病程较短。疾病在脏腑、筋骨者属里，病邪侵入体内，波及脏腑，症状表现在内的称为里证；一般发病较慢，病位较深，病势较重，病程较长。外感、内伤均可产生里证。在外感，或为表邪入里，或为外邪直中于里；在内伤，或为情志、饮食、劳倦所伤，或为外感病虽愈，而气血已伤所致。

表证治宜通经活络、疏散表邪，常取大椎、合谷、曲池、外关、列缺、风池、风门、肺俞等穴。根据表寒、表热、表虚、表实的不同，决定针灸措施和补泻手法。表热、表实者，针用泻法，浅刺疾出，以清热解表、祛邪泻实。表寒、表虚者，针、灸并用，补泻兼施，以散寒解表、固表补虚。

里证治宜通调脏腑、行气活血，常取中脘、天枢、大横、支沟、丰隆、气海、关元、足三里、三阴交、上巨虚、下巨虚等穴。根据里寒、里热、里虚、里实的不同，决定针灸措施和补泻手法。里实、里热证，深刺泻法，以清热泻火、通调腑气；里虚、里寒证，针、灸并用，里虚者轻刺，补法，重用灸法；里寒证深刺久留，补泻兼施，以温中散寒。

(三)寒热证治

寒热是针对疾病的性质而言。寒证是阴气过盛或阳气不足,无力抵御阴邪而导致的病证。病位有在表者,也有在里者;病情有属虚者,也有属实者。外感、内伤均可致病,在外感为感受寒邪(寒邪或侵袭于表,或入侵于里),在内伤为阳虚阴寒内盛。热证是阳气过盛或阴气不足而导致的病证,有表热(见于外感)、里热(外感、内伤俱见)、虚热、实热之分,一般多指实证。

根据"治寒以热""寒者留之"的原则,寒证治宜温通经络,助阳散寒,针、灸并用,补泻兼施。对于寒邪在表、留于经络、肌肤疼痛或麻木者,艾灸最为适宜,也可以用皮肤针叩刺或加拔火罐。对于寒邪在里、凝滞脏腑者,因阳虚寒甚,难以得气,针刺宜深,并久留针,以候其气,阳气得复,寒邪乃散。温针之法尤为适宜,使温热之感随针体直达深层,温经散寒。如脾胃虚寒者,取中脘、脾俞、胃俞、足三里、三阴交等穴,针、灸并用,针刺宜补,重用灸法,以温中补虚、助阳散寒,亦可施行"烧山火"法。

本着"热则疾之"的治疗原则,热证应浅刺疾出,可不留针。例如,热邪在表的风热感冒,常取阳经腧穴大椎、曲池、合谷、外关等穴清热解表,可浅刺不留针。若伴咽喉肿痛者,可加少商、鱼际点刺出血。热闭清窍,症见高热抽搐、神昏谵语,常取水沟、十宣、十二井穴、大椎、合谷、太冲等急刺、重刺或点刺出血,以清泻热毒、醒脑开窍。热邪在里(阴有阳疾),症见"四大"(大热、大汗、大渴、脉洪大)以及大便秘结、小便短赤,常取合谷、曲池、支沟、丰隆、足三里、上巨虚、下巨虚,以清泻里热、通调腑气。里热证因热邪深伏,也可以深刺留针,并可施以"透天凉"法。虚热证可多针少灸,平补平泻。

(四)虚实证治

虚实指机体正气的盛衰和病邪的消长。《素问·通评虚实论》中说:"邪气盛则实,精气夺则虚。"可见,"虚"为正气不足,泛指机体脏腑、经络、卫气营血的不足以及阴阳偏衰的一系列病证。"实"为邪气有余,或正气不衰而与病邪抗争的表现以及阴阳偏盛的一系列病证。

对于虚证,应本着"虚则补之""陷下则灸之"的治疗原则。阳气虚者,针、灸并用,针用补法,重灸,以益气养血、鼓舞正气、强壮脏腑和经络的功能,常用腧穴有气海、关元、神阙、百会、大椎、足三里、三阴交、血海、太溪、膏肓以及特定穴中的原穴、背俞穴等。阴虚火旺者,一般多针少灸,平补平泻。

对于实证,在正气不虚的情况下应本着"实则泻之""宛陈则除"的治疗原则,针用泻法或点刺出血,以泻实祛邪、镇惊宁神、消肿止痛,常用腧穴有水沟、十宣、十二井穴、合谷、太冲、曲泽、委中以及特定穴中的募穴、郄穴、下合穴等。

二、脏腑证治

脏腑证治是以脏腑学说为基础,将四诊所获得的证候和体征进行综合分析,从而对病变所在的脏腑部位、性质以及正邪的盛衰做出诊断,继而进行治疗的一种辨证论治方法。

由于十二经脉隶属于五脏六腑,经脉与脏腑之间,在生理上密切相连,病理上息息相关,故《灵枢·经脉》中阐述的关于十二经脉的病候中,相应脏腑病证占有一定的比例。

(一)肺病证治

风寒束肺:恶寒重,发热轻,头痛,全身酸痛,无汗,鼻塞,流清涕,咳嗽,痰涎清稀,苔薄白,脉浮紧。多见于风寒感冒及现代医学中的急、慢性(支)气管炎,肺气肿,支气管哮喘等疾病。根据病因、病性确立治疗大法和施术原则,即祛风散寒、宣肺解表。针用泻法(体虚者平补平泻),寒邪较重者加灸。按照涉及脏腑、经络、证情的标本缓急制订选穴处方,即取手太阴经和相表里的手阳明经以及足太阳经穴为主,如中府、太渊、列缺、合谷、曲池、风门、肺俞、大椎等穴。

热邪壅肺:发热重,恶寒轻,有汗,口渴,鼻干或流黄涕,鼻衄,咽喉肿痛,咳痰黄稠,大便秘结,小便黄赤,舌红,苔黄,脉浮数。多见于风热感冒及现代医学中的急、慢性(支)气管炎,肺炎,支气管哮喘,支气管扩张继发感染等疾病。治宜祛风清热,宣肺解表。针用泻法,并可点刺出血。取手太阴经、手阳明经和足阳明经腧穴为主,如中府、尺泽、鱼际、少商、合谷、曲池、外关、大椎、内庭等穴。

痰湿阻肺:咳嗽气喘,胸膈满闷,喉中痰鸣,不得安卧,咳痰甚多,色白而黏,苔腻,脉滑。多见于现代医学中的支气管扩张、慢性喘息性支气管炎等疾病。脾为生痰之源,肺为贮痰之器,病变主要涉及肺、脾两脏,证属本虚标实(脾虚肺实)。治宜肃肺降气,除湿化痰。热痰针用泻法,寒痰平补平泻并可加灸。取手太阴经、足太阴经、足阳明经的腧穴和相应背俞穴,如中府、太渊、尺泽、列缺、太白、三阴交、丰隆、足三里、肺俞、脾俞等穴。

肺气不足:咳喘无力,少气懒言,气短不足以息,声音低微,面色苍白,倦怠无力,自汗,舌淡,脉细。多见于现代医学中的慢性(支)气管炎、肺气肿、肺结核、肺心病、支气管哮喘等疾病。治宜补肺调气,健脾益气,温肾纳气。针、灸并用,多用补法。取手太阴经、足太阴经、足少阴经、任脉的腧穴及相应背俞穴,如太渊、三阴交、太溪、膻中、气海、关元、足三里、肺俞、脾俞、肾俞等穴。

肺阴不足:干咳无痰或痰少而黏,痰中带血,咽干喉燥,声音嘶哑,形体消瘦,五心烦热,潮热盗汗,舌红少津,脉细数。多见于现代医学中的慢性(支)气管炎、肺结核、肺炎恢复期。治宜滋养肺肾之阴,清泻虚热。针用平补平泻。取手太阴经、足少阴经的腧穴和相应背俞穴,如太渊、中府、尺泽、列缺、孔最、鱼际、太溪、照海、肺俞、肾俞、膏肓等穴。

由于肺(经)与大肠(经)相表里,手少阴经脉上肺,足少阴经脉入肺中,足厥阴经脉上注肺,胃之大络络肺,肺经起于中焦,与脾经交会于中府穴,故肺病的证治与大肠、心、肝、肾、脾、胃的关系最为密切。

(二)大肠病证治

大肠实证:多因饮食积滞,壅塞肠道而致。症见腹痛拒按,大便秘结或下利不爽,苔黄腻,脉沉实有力。多见于暴饮暴食、肠腑积热者。治宜消积导滞,通调腑气。针用泻法。宜取中脘、天枢、足三里、上巨虚、大横、内关、支沟等穴。

大肠湿热:因湿热下注大肠,气血壅滞而致。症见腹痛,大便溏滞不爽,色黄味臭,肛门灼热,里急后重,下痢脓血,身热口渴,小便短赤,苔黄腻,脉滑数。如热结而为肠痈,则腹痛拒按,大便秘结,下肢屈而不伸。多见于现代医学中的急性肠炎、急性痢疾、慢性痢疾急性发作、阿米巴痢疾、急性阑尾炎等疾病。治宜清热燥湿,理肠导滞。针用泻法。宜取中脘、天枢、足三里、上巨虚、合谷、曲池等穴。

大肠虚证:多因久泻、久痢而致。症见大便失禁,腹泻无度,肛门滑脱,腹痛隐隐,喜暖喜按,四肢欠温,舌淡苔白滑,脉细弱无力。多见于现代医学中的慢性腹泻、慢性痢疾、脱肛等疾病。治宜补气升阳,止泻固脱。针、灸并用,针用补法,重用灸法。宜取气海、关元、百会、长强、足三里、脾俞、胃俞、大肠俞等穴。

大肠寒证:多因外受寒邪或内伤生冷而致。症见腹痛,肠鸣,泄泻,苔白腻,脉沉迟。多见于现代医学中的急性肠炎或慢性肠炎急性发作。治宜温里散寒,止痛止泻。针、灸并用,针用泻法。宜取中脘、天枢、足三里、上巨虚、大肠俞等穴。

大肠津亏:多由素体阴虚,或热病耗津、久病伤阴而致。症见大便干燥,难以排出,数日一行,状如羊屎,口干咽燥,舌红少津,苔黄燥,脉细涩。常见于热病后期和老年人习惯性便秘。治宜滋阴增液,润燥通便。针用补法或平补平泻法。宜取合谷、足三里、上巨虚、内关、支沟、太溪、照海、大肠俞等穴。

(三)脾病证治

脾气虚弱:运化失常,致使水谷精微不能正常输布。症见食少纳呆,腹胀,肠鸣,便溏或腹泻,面色苍白或萎黄,倦怠乏力,少气懒言,舌淡苔白,脉弱无力。气虚下陷,则伴久泻、久痢、脱肛、内脏下垂、子宫下垂;气不摄血,则兼便血、月经过多或崩漏、皮下出血。多见于现代医学中的溃疡病、慢性胃炎、慢性肠炎、慢性痢疾、胃下垂、胃神经症、胃肠功能紊乱、子宫脱垂、功能性子宫出血等疾病。治宜补中益气。针、灸并用,多用补法。取足太阴经、足阳明经的腧穴和相应背俞穴,如太白、三阴交、足三里、脾俞、胃俞等穴。气虚下陷者,加气海、关元、百会,重用灸法;气不摄血者,加隐白、血海、膈俞等穴,重用灸法。

脾阳不足:腹痛绵绵,喜暖喜按,泄泻清冷,小便不利,白带清稀,肢体不温或水肿,舌淡苔白,脉沉迟无力。多见于现代医学中的溃疡病、慢性胃炎等疾病。治宜温运脾阳。针、灸并用,多用补法。取足太阴经、足阳明经的腧穴和有关背俞穴为主,如太白、三阴交、足三里、丰隆、关元、脾俞、胃俞、肾俞等穴。

湿热困脾:腹胀,纳差,厌油,恶心呕吐,口渴不欲饮,体倦身困,头重如裹,大便不爽,小便不利,目黄,身黄,尿黄,苔黄腻,脉细数。多见于现代医学中的急性黄疸型肝炎、急性胆囊炎、慢性肝炎等疾病。治宜清热利湿,用泻法。取足太阴经、足厥阴经的腧穴为主,如太白、商丘、三阴交、阴陵泉、太冲、章门、足三里、阳陵泉等穴。与脾相关的合病主要有脾胃不和、脾肾阳虚、肝木乘脾、心脾两虚、脾肺合病等。

(四)胃病证治

食积伤胃:脘腹胀满,疼痛拒按,恶心呕吐,嗳腐吞酸,腹泻,苔厚腻,脉滑。多见于暴饮暴食、消化不良者。治宜消食化积,调理胃肠,用泻法。取任脉、足阳明经的腧穴和胃的募穴为主,如下脘、足三里、中脘、建里、内关、公孙、内庭等穴。

胃寒偏盛:胃脘冷痛,喜暖喜按,呕吐清水,遇寒则重,得热则减,苔白滑,脉沉迟弦紧。多见于现代医学中的溃疡病、慢性胃炎等疾病。治宜温中散寒,针、灸并用,用平补平泻法。取足阳明经、足太阴经的腧穴和相应的俞穴、募穴,如梁门、足三里、公孙、三阴交、脾俞、胃俞、中脘等穴。

胃热炽盛:胃脘灼痛,嗳腐吞酸,胃中嘈杂,消谷善饥,口渴饮冷,口臭,便秘,牙龈红肿或出血,舌红苔黄,脉洪大滑数。多见于现代医学中的糖尿病、口腔黏膜病以及某些传染病高峰期。治宜清泻胃热,用泻法。取手阳明经、足阳明经的腧穴,如合谷、曲池、内庭、足三里、梁门、支沟、中脘、大陵等穴。

胃阴不足:胃脘嘈杂而痛,干呕呃逆,饥而不食,口干舌燥,大便干,小便少,舌红少津,少苔或无苔,脉细数。多见于现代医学中的慢性胃炎、消化不良、胃神经症等疾病和急性热病后期。治宜养胃生津,用平补平泻法。取手阳明经、足阳明经的腧穴及胃的募穴为主,如合谷、中脘、梁门、足三里、内关、公孙、廉泉、金津、玉液等穴。

胃的病证除与脾、大肠、小肠密切相关外,也时常受到肝的影响。由于足厥阴肝经挟胃,当肝气郁结之时,常常会横逆犯胃,出现胃痛连及两胁等症状。当以疏肝理气、和胃止痛为治法。

(五)心(包)病证治

心气不足:面色㿠白,心悸,气短,自汗,体倦乏力,劳累后加重,舌淡,苔白,脉弱无力,时见结代,甚则四肢厥冷、大汗不止、神昏虚脱。多见于现代医学中的心脏病、心律不齐、心力衰竭、心神经症、休克等疾病。治宜温通心阳,调和气血。针、灸并用,多用补法。取手少阳经、手厥阴经腧穴和相应的俞穴、募穴,如神门、通里、内关、膻中、心俞、厥阴俞、足三里等穴。

心血亏虚:面色苍白,心悸易惊,健忘,失眠或多梦,五心烦热,盗汗,舌淡或舌红少律,脉细弱或见结代。多见于现代医学中的贫血、心脏病、神经衰弱、心神经症等疾病。治宜益气养血,宁心安神。用平补平泻法。取穴同上,并加太溪、三阴交、脾俞等穴。

心火亢盛:胸中烦热,失眠,口渴,口舌生疮,吐血,鼻衄,小便赤涩,甚或尿血,或见肌肤疮疡,舌红,脉数。多见于现代医学中的舌炎、口腔炎、维生素 B_2 缺乏症等疾病。治宜泻热降火,清心除烦。用泻法。取手少阴经、足少阴经、手厥阴经腧穴,如少府、大陵、劳宫、内关、郄门、太溪、照海等穴。

痰蒙心窍:心烦,失眠,心神不宁,神志错乱,意识不清,如呆如痴,或喜怒无常,语无伦次,狂躁不安,甚者神昏、喉中痰鸣,舌红,苔腻,脉弦滑。多见于癫症、癫狂、中风者。治宜豁痰开窍,镇静宁神。用泻法或用三棱针点刺出血。取手少阴经、手厥阴经和督脉的腧穴,如神门、少冲、中冲、内关、大陵、间使、水沟、大椎、合谷、太冲、丰隆、十二井穴等穴。

心脉瘀阻:胸闷,心悸,心绞痛,痛引臂内或左肩胛区,发作时大汗、惊恐、四肢厥冷、口唇青紫,舌紫黯或有瘀点、瘀斑,脉涩或见结代。多见于现代医学中的心绞痛、心肌梗死等疾病。治宜活血化瘀,通络止痛。用泻法。取手少阴经、手厥阴经腧穴和相应的俞穴、募穴,如神门、阴郄、内关、郄门、膻中、巨阙、心俞、厥阴俞、膈俞等穴。

由于心(经)与小肠(经)相表里,心包(经)与三焦(经)相表里,足太阴经脉注于心,足少阴经脉络心,足三阴之络上走心包,足厥阴经脉布膻中,足三阳经别通于心,督脉贯心通脑,手少阴经脉又上肺,故心和心包病的证治与小肠、三焦、肺、脾、肝、肾以及足三阳经、督脉均有关系。

(六)小肠病证治

小肠虚寒:小腹冷痛,喜暖喜按,肠鸣泄泻,小便频数,舌淡,苔白,脉细弱或沉迟而紧。多见于腹部受寒、消化不良者。治宜温肠散寒,理气止痛,针、灸并用。用平补平泻法。取足阳明胃经腧穴(小肠下合于足阳明经)和相应的俞穴、募穴,如足三里、下巨虚、天枢、中脘、关元、脾俞、胃俞、小肠俞等穴。

小肠实热:心烦,口渴,口舌生疮,小便短赤不爽甚至尿血,前阴刺痛,小腹胀痛,矢气则舒,舌红,苔黄,脉滑数。多见于现代医学中的舌炎、口腔炎、尿路结石等疾病。治宜清热降火,通利小便。用泻法。取手少阴经、足少阴经腧穴为主,如通里、少府、阴郄、太溪、照海、涌泉、支正、三阴交、关元、下巨虚等穴。

小肠气滞:多因小肠感受寒凉,气机凝滞而致。症见小肠突起于脐周或下坠于小腹及阴囊,小腹及阴囊坠胀绞痛,苔白滑,脉沉而弦紧。多见于现代医学中的肠痉挛和疝气等疾病。治宜温经散寒,理气止痛。针、灸并用,用平补平泻法。取任脉、足阳明经、足厥阴经腧穴为主,如关元、下巨虚、气海、太冲、大敦、足三里等穴。

(七)肾病证治

肾阴亏虚:头晕,目眩,耳鸣,咽干舌燥,牙根松动隐痛,五心烦热,失眠,遗精,月经不调,盗汗,腰腿酸软,舌红少苔,脉细数。先天不足或后天精血亏损者,可兼见发育不全、生殖功能低下。在小儿则骨弱、发育迟缓;成人则早衰,男子精少不育,女子经闭不孕。多见于现代医学中的慢性肾炎、结核病、神经衰弱、月经病、女子不孕、男子不育、久病体虚和发育不良、神经衰弱者等。治宜滋养精血,壮水制火。用平补平泻法。取足少阴经腧穴和相应背俞穴为主,如太溪、照海、涌泉、复溜、大赫、肾俞、心俞、关元、三阴交等穴。

肾阳不足:面色㿠白,形寒肢冷,遗精,早泄,阳痿,月经不调,腰膝酸软,大便溏薄或泄泻、五更泻,小便清长或遗尿,舌淡,苔白,脉沉迟虚弱。肾不化水者兼见尿少、身肿,肾不纳气者伴有气短、喘息(呼多吸少,吸气困难,动则尤甚)。多见于现代医学中的慢性肾炎、久病体虚、神经衰弱、月经病、慢性肠炎、肠结核、肺气肿、肺心病等疾病。治宜温补肾阳,化水纳气。针、灸并用,多用补法。取足少阴经、任脉腧穴和相应背俞穴为主,如太溪、复溜、大赫、气海、关元、肾俞、脾俞、三阴交、命门等穴。

　　肾(经)与膀胱(经)相表里,足少阴经脉入肺中,络心,贯膈;任脉、督脉、冲脉、带脉均与肾相联系;阴维脉、阴跷脉均为足少阴经脉气所发,故肾病的证治与膀胱、心、肺、肝、脾和奇经八脉的关系甚为密切。

(八)膀胱病证治

　　膀胱虚寒:小便频数、清冷,或淋漓不尽、遗尿,或小便不利,水肿,舌淡苔润,脉沉细。多见于现代医学中的遗尿症、尿潴留、前列腺肥大等疾病。治宜温阳化气,振奋膀胱。针、灸并用,多用补法。取任脉、足太阳经腧穴为主,如中极、关元、气海、肾俞、太溪、三阴交等穴。

　　膀胱湿热:小便频数而急,短涩不利,颜色赤黄,混浊或见脓血,或夹杂砂石,阴中灼热而痛,舌红,苔黄脉数。多见于现代医学中的尿路感染、尿路结石、尿潴留、前列腺炎等疾病。治宜清热利湿、通调下焦,用泻法。取任脉、足太阳经、足太阴经腧穴,如中极、关元、委中、委阳、肾俞、膀胱俞、小肠俞、三焦俞、三阴交、阴陵泉等穴。

　　由于膀胱(经)与肾(经)相表里,足少阴经脉络膀胱;足太阳经别通于心;三焦主决渎(其下合并太阳之正入络膀胱);肺为水之上源,主通调水道;脾主运化水湿;小肠分清别浊。故膀胱的证治与肾、肺、脾、心、三焦、小肠的关系甚为密切。

(九)三焦病证治

　　三焦虚寒:多因肾气不足、三焦气化不利而水湿内停所致。症见肌肤肿胀,腹中胀满,小便不利、遗尿或失禁,苔白滑,脉沉细而弱。治宜温通三焦,促进气化。针、灸并用,针用补法。取任脉腧穴和相应背俞穴为主,如气海、关元、中脘、阳池、太溪、三阴交、肾俞、三焦俞、足三里等穴。

　　三焦实热:多由实热蕴结于里、三焦化气行水的功能失调,以致水液潴留体内。临床多见身热口渴,气逆喘促,肌肤肿胀,大便干结,小便不利,苔黄,脉滑数。治宜通利三焦,化湿行水。用泻法。取任脉、手少阳经腧穴为主,如中脘、中极、水分、石门、阳池、支沟、阴陵泉、委阳、足三里等穴。

（十）肝胆病证治

肝气郁结：情志抑郁，善太息，胸胁胀满，嗳气不舒，胃痛不欲食，女性伴月经不调、痛经、乳房胀痛，苔薄黄，脉弦。多见于现代医学中的慢性肝炎、慢性胆囊炎、月经不调、神经症、更年期综合征等疾病。治宜疏肝理气。用泻法。取足厥阴经腧穴为主，如太冲、行间、章门、期门、内关、阳陵泉、足三里等穴。

肝阳上亢：头痛，眩晕，目胀，胁肋胀痛，心烦易怒，舌红，脉弦。多见于现代医学中的高血压病、神经症、更年期综合征等疾病。治宜平肝潜阳，用泻法。取足厥阴经、足少阴经腧穴和相应背俞穴为主，如太冲、行间、太溪、涌泉、照海、肝俞、肾俞、百会等穴。

肝火上炎：面赤，头痛，眩晕，目赤肿痛，口苦咽干，心烦易怒，失眠，小便黄赤，甚至咳血、吐衄，舌红，苔黄，脉弦。多见于现代医学中的高血压病、急性结膜炎、狂躁型精神病、甲状腺功能亢进等疾病。治宜泻肝降火。用泻法（可行点刺出血）。取穴同上，并加侠溪、太阳、印堂等穴。

肝风内动：轻者头晕目眩，手足麻木，肢体震颤；重则高热神昏，四肢抽搐，项背强直，角弓反张，舌体偏斜，舌红，脉弦。多见于高热及现代医学中的流行性乙型脑炎、震颤麻痹等。治宜止痉，用泻法。取足厥阴经、督脉腧穴为主，如太冲、行间、水沟、百会、大椎、筋缩、合谷、后溪等穴。

肝脉寒滞：少腹胀满，引睾而痛，睾丸肿胀下坠，阴囊冷缩，苔白滑，脉沉弦。多见于现代医学中的疝气、睾丸炎、睾丸结核、阴囊积水等疾病。治宜温经散寒。针、灸并用，针用泻法。取足厥阴经腧穴为主，如太冲、行间、大敦、急脉、曲泉、关元、三阴交、阳陵泉等穴。

肝血不足：面色无华，头晕目眩，目干涩作胀，视物昏花，近视或夜盲，耳鸣，指（趾）麻木，女性月经减少甚至闭经，舌淡少苔，脉弦细。多见于现代医学中的慢性肝炎、贫血、近视、夜盲、月经不调、神经症等疾病。治宜滋养肝血。用补法。取足三阴经腧穴和相应背俞穴为主，如太冲、曲泉、太溪、照海、三阴交、血海、光明、肝俞、肾俞、足三里等穴。

胆火亢盛：偏头痛，耳鸣，耳聋，口苦咽干，呕吐苦水，胁肋疼痛，舌红，脉弦数。多见于现代医学中的慢性胆囊炎、神经性头痛、神经性耳鸣、耳聋、肋间神经痛等疾病。治宜清热利胆，平降胆火。用泻法。取足少阳经、足厥阴经腧穴为主，如风池、日月、丘墟、阳陵泉、足临泣、太溪、行间、太冲、期门、外关等穴。

肝胆湿热：胸胁满闷，胀痛不舒，目黄，身黄，尿黄，外阴潮湿、瘙痒，男子睾丸肿胀热痛,女子带下色黄腥臭,苔黄腻,脉弦数。多见于现代医学中的急性黄疸型肝炎、急性胆囊炎、胆石症等疾病。治宜疏肝利胆,清热化湿。用泻法。取足厥阴经、足少阳经、足太阴经腧穴和相应背俞穴为主,如太冲、行间、章门、期门、日月、阳陵泉、阴陵泉、三阴交、肝俞、胆俞、脾俞、足三里等穴。

由于肝(经)与胆(经)相表里,足少阳经脉络肝、经别与心相通;足少阴经脉贯肝;足厥阴经脉挟胃,络胆,故肝胆病的证治与肾、(脾)胃、肺、心(包)的关系十分密切。

三、气血证治

气血证治,就是在分析气血一系列病理变化的基础上,对其所表现的不同证候进行辨证论治的一种方法。

(一)气病证治

气的病证一般分虚、实两大类。"虚"指气之不足,表现为功能低下或衰退,有气虚、气陷之分。"实"指气的有余,表现为功能亢进或太过,有气滞、气逆之别。

气虚证:此处所言气虚,系指全身性气的不足。多由先天不足或后天失养、重病、久病之后元气耗伤,年老体弱而元气自衰所致。症见神疲乏力,面色㿠白、头晕目眩,少气懒言,自汗出,稍活动则气促而喘,舌淡胖嫩有齿痕,脉细弱无力。治宜培元补气。针、灸并用,针用补法。宜取气海、关元、膻中、肺俞、脾俞、肾俞、足三里等穴。至于各脏腑气虚的证治,参见脏腑证治有关内容。

气陷证:即气虚下陷,总体属于气虚证的范畴,但较一般气虚证为重。致病之因为中气不足。症见久泻,久痢不休,遗尿,崩漏不止,腹部坠胀,内脏下垂,脱肛,子宫脱垂,舌淡,苔白,脉沉弱无力。应本着"陷下则灸之"的治疗原则,针、灸并用,外补重灸,以补中益气、升阳举陷。宜取百会、神阙、气海、关元、中脘、脾俞、胃俞、肾俞、足三里等穴。由于气不摄血、失血过多,或气不敛汗、大汗不止而引起的阳气暴脱,面色苍白,四肢逆冷,血压下降,脉微欲绝的虚脱危象,属于气陷重证。治宜升阳固脱,回阳救逆。重灸以上腧穴,并加针刺素髎、水沟、会阴三穴以醒脑通阳。

气滞证:指机体某一部位的气机阻滞,运行不畅(通常以肝、肺、脾胃的气滞为主),属实证范畴。症见局部胀闷而痛(胀胜于痛),痛无定处,嗳气呕逆,善叹息,女子还可见乳房胀痛、月经失调,苔薄黄,脉弦或涩。情志不舒则症状加重,嗳气、矢气后则症状减轻。治宜通经活络,行气止痛。用泻法。宜取中脘、膻中、合谷、太冲、期门、支沟、阳陵泉、足三里、上巨虚、下巨虚等穴。

气逆证:在正常的生理情况下,肺胃之气以下行为顺,即肺气归元,脾升胃降。如果肺气上逆,肾不纳气,就会出现气逆咳喘。如果胃气不降,反而上逆,就会出现恶心、呕吐、嗳气、呕逆等症状。肺气上逆,治宜宣肺调气,止咳平喘。用平补平泻法。宜取中府、列缺、太渊、孔最、膻中、肺俞、足三里等穴。胃气上逆,治宜理气和胃,平降冲逆。用泻法。宜取中脘、梁门、内关、膻中、足三里、胃俞、气冲等穴。肾不纳气,治宜补肾培元,温肾纳气。针、灸并用,用补法。宜取气海、关元、太溪、复溜、命门、三阴交、足三里等穴。

(二)血病证治

临床上有关血的病证很多,归纳起来有血虚、血瘀和出血三个方面。

血虚证:指全身的血液不足,或由于某种原因导致血对机体某些部位失于濡养而产生的病证。多由生血不足、失血过多,或心、肝、脾三脏对血的调节功能障碍引起。症见面色萎黄或苍白无华,眼结膜、口唇、指甲淡白无血色,头晕目眩,心悸失眠,手足麻木,月经延期不至且量少色淡,舌淡,脉细而无力。治宜补血养血或益气生血。针、灸并用,针用补法。宜取血海、气海、膻中、悬钟、三阴交、足三里、心俞、膈俞、脾俞、肝俞、膏肓等。

血瘀证:指机体某部位因外伤、气滞、寒凝等因素导致血流不畅或局部有瘀血停滞。症见局部肿胀刺痛,痛有定处,拒按,皮下有大片青紫或见散在瘀斑,月经前或经期小腹疼痛,经量或多或少,色紫黯夹有血块。全身性血瘀证候一般多在久病或重病时出现,可见面色黧黑,肌肤甲错,皮下有出血点,舌紫黯或见瘀点、紫斑,脉涩。治宜活血化瘀,消肿止痛。初期用泻法,或以三棱针点刺出血,并施行刺血拔罐术;后期用平补平泻法,促使瘀血消散。宜取血海、膈俞、气海、膻中、合谷、太冲、阿是穴等穴。

出血证:引起出血的原因很多,除创伤以外,还有气虚(即气不摄血)、血热(即血热妄行)、阴虚火旺者伤及脉络以及瘀血内积而阻碍了血液的正常运行。

气不摄血证 多种出血(如吐血、便血、皮下出血、月经过多、崩漏等),血色淡红,同时兼有神疲乏力、气短而促、少气懒言、面色苍白、舌淡、脉细弱无力等气虚征象。治宜补气摄血。针、灸并用,针用补法,重用灸法。穴取气海、关元、膻中、脾俞、膈俞、足三里、隐白、孔最等穴。

血热妄行证 多因心、肺、肝、胃的实火伤及脉络而引起。患者常见有鼻衄、咳血、吐血、尿血、便血、月经过多、崩漏等症状,血色鲜红、量多,兼有发热、心烦、口渴、大便干结、小便短赤、舌红绛、脉细数等实热征象。治宜清热,凉血,止血。用泻法。鼻衄取迎香、上星、印堂、风池、合谷等穴;咳血取中府、尺泽、鱼际、孔最、膈俞等穴;吐血取中脘、梁门、内关、膈俞、内庭、足三里等穴;尿血取中极、关元、三阴交、下巨虚、肾俞、膀胱俞等穴;便血取长强、中脘、梁门、孔最、承山等穴;月经过多、崩漏取合谷、太冲、大敦、行间、膈俞等穴。

阴虚火旺证 以肺部的出血(如咳血、咯血、痰中带血)最为多见,出血量一般不多,同时还伴有咽干口燥、五心烦热、午后颧红、失眠多梦、舌红少津、脉细数等阴虚火旺的征象。治宜养阴,清热,止血。用平补平泻法。宜取中府、鱼际、尺泽、太溪、肺俞等穴。

瘀血内积 多见于月经不调之出血。症见经前或经期小腹刺痛,痛有定处,经色紫暗,夹有血块,舌紫黯或见瘀点、紫斑,脉涩。治宜活血化瘀。用泻法。取穴同"血瘀证"。

(三)气血同病证治

气属阳,血属阴,两者之间,相互依存,关系密切。气为血帅,气能生血,气能摄血,气行则血行,气滞则血瘀。血为气舍,血为气之母,无形之气必须依附于有形之血存在于体内,并依赖血的滋养。生理上的密切联系,导致了病理上的气血同病。

气血两虚 气虚日久,伤及阴血,或血虚损及阳气。症见气虚、血虚的共同表现。治宜气血双补。针、灸并用,针用补法。宜取气海、血海、膻中、脾俞、胃俞、肝俞、膈俞、悬钟、足三里等穴。

气虚血脱 气虚日久,对血失去了固摄能力,气虚下陷,血从下溢。证治同出血证之"气不摄血证"。

气随血脱 各种大出血后,血脱气无所依。症见大量失血,血压急降,面色苍白,四肢厥冷,大汗淋漓,气息微弱,甚至昏厥,舌淡,脉微欲绝。治宜大补气血,回阳救逆。针、灸并用,针用补法,重用灸法。宜急灸神阙、气海、关元、百会、足三里等穴,或针刺素髎、内关、足三里、三阴交等穴。

气虚血瘀 气虚无力推动血之运行,以致气血瘀滞。症见气虚证和血瘀证的共同表现。治宜补气行气,活血化瘀。针、灸并用,用平补平泻法,可施行皮肤针局部叩刺出血。宜取气海、膻中、足三里、合谷、脾俞、胃俞、膈俞、阿是穴等穴。

　　血瘀血虚　由于瘀血阻滞,致新血不生。症见局部红肿刺痛、拒按,面色苍白,头晕目眩,心悸失眠,舌淡有瘀斑,脉细涩。治宜活血化瘀,祛瘀生新。针、灸并用,用平补平泻法,可施行皮肤针局部叩刺出血。宜取血海、膈俞、合谷、太冲、足三里、脾俞、肝俞、三阴交、阿是穴等穴。

　　气滞血瘀　多由情志不畅、肝气郁结,或闪挫扭伤而致气机郁滞、血不流畅。症见气滞证和血瘀证的共同表现。治宜行气活血,理气化瘀。针用泻法,并施行三棱针点刺出血或行刺血拔罐术。宜取膻中、合谷、太冲、委中、期门、膈俞、阿是穴等穴。

四、经络证治

　　经络证治是以经络学说为主要依据的辨证论治方法,主要是根据经络的循行分布(包括经络的交接、交叉、交会关系)、属络脏腑、联系器官、生理功能、病候特点等来确定疾病的经络归属,从而选择相应的经络治疗方法。与脏腑相比,经络有深入浅出的循行方式,分布于肢体的一定部位,联系一定的组织器官,具有浅行体表的特点。因此,经络证治多适用于体表部位的肌肉、关节、组织、器官病变的治疗。经络学说是针灸医学的理论核心,针灸辨证论治也必须强调经络证治这个核心。

　　经络病证有广义、狭义之分。广义经络病证包括经络所属的脏腑病证在内,合称"脏腑、经络病证";狭义的经络病证则是指脏腑以外的肌肉、皮毛、筋脉、骨节以及五官九窍的病证,常见的有局部红、肿、热、痛(拒按)、抽搐的实性病证和肢冷、麻木、疲软、瘫痪的虚性病证。

　　十二经脉作为经络系统的主体,在经络证治中起着最为主要的作用。现分经络辨证和按经论治两部分述之。

(一)经络辨证

　　《灵枢·卫气》中说:"能别阴阳十二经者,知病之所生。候虚实之所在者,能得病之高下。"《灵枢·官能》中说:"察其所痛,左右上下,知其寒温,何经所在。"《灵枢·经脉》中将各种不同的病候按十二经脉系统予以分类,这是经络辨证在《内经》中的最早体现。《伤寒论》中关于六经辨证的学说又进一步发展和完善了《内经》的学术思想。《标幽赋》中云:"既论脏腑虚实,须向经寻。"明代张三锡在《经络考》中说:"脏腑阴阳,各有其经,四肢筋骨,各有所主,明其部以定经,循其流,以寻源。"围绕经络这个核心进行辨证,复杂的证候即有所归属。还可以有的放矢地指导循经取穴,选择归经药物,而大大增强治病效果。

辨证归经是以临床证候表现为主要依据的归经形式,主要是根据《灵枢·经脉》所载十二经脉病候(即"是动病""所生病")予以归经。

例如,症见"肺胀满膨膨而喘咳,缺盆中痛,甚则交两手而瞀"或"咳上气喘,渴烦心,胸满,臑臂内前廉痛厥掌中热"等,就归入手太阴肺经。症见"(下)齿痛,颈肿……目黄,口干,鼽衄,喉痹,肩前臑痛,大指次指痛不用"等,就归入手阳明大肠经。而舌本强痛归入足太阴脾经,舌干嗌干归入足少阴肾经等。有关原文详见《灵枢·经脉》。

辨位归经是直接将病变部位作为依据的一种归经形式。清代陈士铎在《洞天奥旨》中说:"内有经络,外有部位,部位者,经络之外应也。"因为十二经脉在人体的分布既有明确的部位所在,又有一定的规律可循,所以根据病痛发生的不同部位来判断是何经的病证,这在经络辨证中是至关重要的一环,临床应用十分普遍。诸如头痛,根据经脉在头部的分区而论,前额为阳明之位,侧头为少阳分野,后枕为太阳所在,巅顶为厥阴所属。牙痛结合手阳明经入下齿龈,足阳明经入上齿龈而分别归入手、足阳明经。肢体风湿痹痛也可按照经脉的循行分布情况来明辨,如果风寒湿邪侵袭某一经脉,导致该经闭阻不通,则可沿经出现肌肉酸楚冷痛、关节屈伸不利。经脉不通则气血不行,气血不至则经脉失养,又可出现肌肤麻木不仁、筋肉痿软瘫痪。一般而言,局部见红肿、青紫、痉挛、发热、疼痛而拒按属实,寒凉、麻木、痿弱、瘫痪、疼痛而喜按属虚。

在某一病变部位有数经分布时,还必须结合其他兼症考虑归经。诸如胁痛涉及足少阳经、足厥阴经、足太阴经三经,兼有口苦、目黄者归足少阳胆经;伴心烦、易怒、呕逆者归足厥阴肝经;另见脘腹胀满、大便稀溏者归足太阴脾经。舌体病变涉及手少阴经、足少阴经、足太阴经三经,口舌生疮兼尿赤、尿道灼热而痛者归手少阴心经;舌干兼腰膝酸软、耳鸣者归足少阴肾经;舌本强痛兼腹胀、纳差者归足太阴脾经。

"经络诊察"归经是根据经络具有诊断疾病的作用而确立的一种归经方法,包括经络望诊、经穴触诊、经络电测定和知热感度测定四种形式。

经络望诊 望诊是中医学四诊之首。经络望诊归经法主要是通过观察经脉循行部位在色泽、润燥和组织形态等方面所表现出来的一系列病理变化来分析是属于何经的病变。由于体表有病可以通过经络反映到有关脏腑,而脏腑有病也可以通过经络反映到体表的相应部位,出现种种特异的、可见的"经络现象"。例如,上肢内侧前缘出现"红线"(即皮下出现血线),即归入肺经,往往是呼吸道病变的反映;下肢内侧后缘出现脱毛,就归入肾经,提示泌尿生殖系统病变;上肢外侧上缘或下缘出现丘疹、水疱或疮疖,则分别归入大肠经或小肠经,往往表明肠道有病变,多见于肠梗阻的患者。古代医家常常按疮疡、痈疖的发生部位归经论治,不但可以提高治疗效果,而且对判断预后也有一定的参考价值。因此,《扁鹊心书》中说:"昔人望而知病者,不过熟其经络故也。"

经穴触诊 经穴触诊又称"经穴按压""经穴切诊",是根据内脏有病会通过经脉的传导,在体表出现各种不同的病理反应区或反应点的原理,在一定的经络循行部位或有关腧穴上进行触扪、按压,寻找各种阳性反应,从而判断病在何经的方法。正如《类经》中所说:"脏腑在内,经络在外,故脏腑为里,经络为表……故可按之以察周身之病。"结合针灸临床,可分为循经按压和穴位按压两个方面。

(1)循经按压 《灵枢·刺节真邪》中说:"用针者,必先察其经络之实虚,切而循之,按而弹之,视其应动者,乃后取之而下之。"提出了一个循经按压而寻找异常反应的问题。循经按压的方法,一般用拇指指腹沿经脉路线轻轻滑动,进行爪切、扪按,或用拇、食两指沿经轻轻撮捏,以探索肌肤浅层的异常反应。对肌肉丰满厚实的部分稍用力,通过按压、揉动探索肌肉深层的异常变化。

循经按压所得的异常反应,可有循经疼痛(酸痛、抽痛、压痛)、敏感、麻木、寒凉、灼热或肿块、结节、条索状反应物等。《素问·刺腰痛》中说:"循之累累然"(结节状物)、"痛如小锤居其中"(肿块),《素问·骨空论》中记:"坚痛如筋者"(条索状物),均属此类。不同性质的疾病,有着不同形式的阳性反应。阳性反应物在何经,即可判定为何经的病变。

(2)穴位按压 《灵枢·百病始生》中说:"察其所痛,以知其应。"穴位按压所得的异常反应,有压痛、敏感、麻木、迟钝、舒适或皮下组织隆起、结节、松软、凹陷等。《素问·刺腰痛》中说:"在部中结络如黍米",就是穴位处有结节出现的病理反应。上述种种病理反应,尤其在特定穴处表现得最为明显。例如,募穴、背俞穴出现压痛、过敏、迟钝或有舒适感,常提示相应脏腑的病变,即可归入相应经脉;中府穴压痛,提示肺经的病变;巨阙、膻中过敏或迟钝,可判为心经、心包经的病变;肾俞下按之空软,表明肾和肾经虚弱;膀胱俞下有结节、隆起,可视为膀胱经病变,多为膀胱结石;三阴交有压痛,病变在足三阴经,多见于月经不调等妇科疾患;阳陵泉下出现条索状物,可提示肝、胆两经的病变;阑尾炎患者常在足三里与上巨虚之间的阑尾穴处有压痛,病归手、足阳明经。

经络电测定 经络电测定是利用经络测定仪探测经络、腧穴皮肤导电量(或电阻值)的变化来分析脏腑、经络病变的一种诊断方法。后来演变为在经络、腧穴的皮肤上观察引出的电流(或电位)变化,来判断受病脏腑、经络气血的盛衰虚实。

科学实验证明,人体皮肤表面存在着导电量较高(电阻值较低)的"良导点"或高电位的"活动点"。这些点的分布大体上与经穴的分布相一致。皮肤的良导现象,是经络通路的表现,经穴的电位变化是经络活动情况的反映。在病理情况下,脏腑、经络气血失去平衡,这些点的导电量或电位值也会发生相应变化,这对于诊察脏腑、经络病变及治疗都有重要的参考价值。测定时一般首选各经原穴或井穴(指、趾畸形或四肢缺如者改用背俞穴),通过测定的结果来分析脏腑、经络的虚实情况。正常情况下,十二经之间或各经左、右两侧的电阻值是接近平衡的(5万~10万欧姆),一经大于或小于他经2万欧姆以上,或本经左右相差2万欧姆以上即是病态。如果某些经穴的导电量高于其他经穴导电量平均值的1/3时,称为"高数",其中的最高数处常提示实性病变之所在;如果某些经穴的导电量低于其他经穴导电量平均值的1/3时,称为"低数",其中最低数处往往是虚性病变之所在;如果左、右两侧同名经穴的导电量或电阻值相差在三倍以上者,即表明该经脉存在左右失衡的病变。

知热感度测定 在正常情况下,人体左右两侧同一经穴对灼热的感知程度大致相同。如果差异较大,便说明该经脉气血失去平衡。测定时,一般首选各经的井穴(足少阴肾经的涌泉穴取代至阴穴,指、趾畸形或缺如时改用原穴或背俞穴),以点燃的线香或点状发热的电热器(也可采用特制的自动计数电热器)接近经穴部位的皮肤。同时可均匀地上下或左右小幅度移动。记下该穴感知灼热所用的时间和移动次数,以便左右对比(或不同经脉的同类特定穴对比),从中找出差异,以确定病变所在的脏腑、经脉。通过测定,凡数据相差1及以上者为病态,偏高(时间长、超过正常值的1/2以上)为功能减退反应;偏低(时间短、不足正常值的1/2以上)为功能亢进,属实证。

现今的针灸临床上,已将知热感度测定法演变为对穴位温度的测量,即用特制的探穴测温仪测定各经井穴的温差(或左右对称井穴、背俞穴的温差)。

研究表明,健康人与疾病患者井穴、背俞穴的温度均有显著的差异,而井穴比背俞穴温差出现的频率高并且明显。因此,对于判断脏腑、经脉的失衡测定对称井穴的温差比测定背俞穴的温差更有意义。知热感觉属于知觉神经的反应,测定知热感度是患者的主观反应,存在误差在所难免。而皮肤温度由自主神经支配,测定结果是客观的。因此,用敏感的穴位测温仪测量穴位的温差来判断经络失衡的情况,是更为理想、可靠的方法。

(二)按经论治

十二经脉的证候表现,可分为经脉所属脏腑的病变、经脉循行所过部位的病变和相应组织器官的病变三个方面。各经的这些病变即是本经腧穴主治作用的适用范围。现结合《灵枢·经脉》《灵枢·邪气脏腑病形》和《素问·藏气法时论》的有关记载,对十二经脉的证治归纳如下。

手太阴肺经 症见咳嗽,气短,喘息,胸部胀闷,鼻塞,咽痛,恶寒发热,汗出恶风,小便频数但量少,上肢内侧前缘沿经有酸楚、疼痛、麻木。治宜宣肺调气,通经活络,虚补实泻,寒甚加灸。以本经取穴为主,配以手阳明经、足太阳经腧穴,如中府、太渊、列缺、尺泽、孔最、少商、合谷、曲池、迎香、偏历、风门、肺俞、膻中、大椎等穴。

手阳明大肠经 症见上肢外侧前缘沿经酸楚、疼痛、麻木,上肢酸软无力、活动受限、肌肉萎缩、瘫痪失用,肩痛,鼻塞,流涕,鼻衄,下齿疼痛,咽喉肿痛,面痛,面瘫,面痉挛,腹痛,肠鸣,泄泻,下痢,痔疮,便秘等。治宜通经活络,调理肠道,虚补实泻,寒甚加灸。以本经取穴为主,配以手太阴经、足阳明经腧穴,如合谷、曲池、三间、肩髃、手三里、迎香、列缺、孔最、足三里、天枢、上巨虚、中脘、大肠俞等穴。

足阳明胃经 症见胃脘胀痛,食欲减退,呕吐,腹痛,肠鸣,泄泻,痢疾,便秘,发热,下肢外侧前缘沿经酸楚、疼痛、麻木,下肢酸软无力、活动受限、肌肉萎缩、瘫痪失用,颈肿,咽喉疼痛,上齿疼痛,鼻病,目疾,面痛,面瘫,面痉挛,前额疼痛等。治宜调理胃肠,通经活络,虚补实泻,寒甚加灸。以本经取穴为主,配以足太阳经腧穴及本腑的募穴、背俞穴,如足三里、上巨虚、下巨虚、丰隆、内庭、梁丘、天枢、梁门、地仓、颊车、下关、四白、头维、公孙、大横、三阴交、合谷、中脘、胃俞等穴。

足太阴脾经 症见脘腹胀满,泄泻,食欲不振,黄疸,水肿,身重乏力,月经不调,崩漏,下肢内侧前缘沿经酸楚、疼痛、麻木,舌根强直。治宜健脾和胃,通经活络,虚补实泻,寒甚加灸。以本经取穴为主,配以足阳明经腧穴及本脏的募穴、背俞穴,如太白、隐白、公孙、三阴交、地机、血海、阴陵泉、大横、梁门、水道、丰隆、足三里、章门、脾俞等穴。

手少阴心经 症见胸痛,心悸,心痛,心烦,失眠,神志失常,咽干,口舌生疮,上肢内侧后缘沿经酸楚、疼痛、麻木,手心热痛。治宜调理心神,通经活络,虚补实泻,寒甚加灸。以本经和手厥阴经腧穴为主,配以本脏的募穴、背俞穴,如神门、通里、阴郄、少府、少海、大陵、内关、间使、郄门、巨阙、膻中、心俞、厥阴俞等穴。

手太阳小肠经　症见上肢外侧后缘沿经酸楚、疼痛、麻木,肩胛痛,咽喉疼痛,颊肿,目黄,耳鸣,耳聋,小腹疼痛,肠鸣,泄泻,小便短赤。治宜通经活络,调理肺腑,虚补实泻,寒甚加灸。以本经取穴为主,配以足阳明经腧穴和本腑的募穴、背俞穴,如后溪、腕骨、小海、肩贞、天宗、颧髎、听宫、足三里、下巨虚、中脘、关元、小肠俞等穴。

足太阳膀胱经　症见遗尿,小便不利,小腹胀满,神态失常,各种脏腑病、五官病证,下肢后缘沿经酸楚、疼痛、麻木,项背、腰骶部疼痛,恶寒,发热,后枕部头痛。治宜调理膀胱,通经活络,虚补实泻,寒甚加灸。以本经取穴为主,配以本腑募穴,如天柱、大杼、风门、诸背俞穴、次髎、殷门、委中、委阳、承山、昆仑、申脉、京门、中极、关元、太溪、三阴交等穴。

足少阴肾经　本经病变以虚证为主。症见遗尿,小便不利,遗精,阳痿,月经不调,男子不育,女子不孕,咳血,失眠,多梦,下肢内侧后缘沿经酸楚、疼痛、麻木,腰痛,足心热,咽干喉燥,近视,视物昏花,耳鸣,耳聋。治宜补肾培元,通经活络,针、灸并用,多用补法。以本经取穴为主,配以任脉、足太阳经腧穴,如太溪、复溜、照海、涌泉、大赫、肾俞、次髎、命门、气海、关元、三阴交等穴。

手厥阴心包经　症见除经脉病为沿上肢内侧正中酸楚、疼痛、麻木外,其余均同手少阴心经证治。

手少阳三焦经　症见上肢外侧正中酸楚、疼痛、麻木,肩、颈、耳后疼痛,耳鸣,耳聋,偏头痛,咽喉疼痛,腹胀,水肿,遗尿,小便不利。治宜通经活络,疏调三焦,虚补实泻,寒甚加灸。以本经取穴为主,配以足少阳经、足太阴经腧穴及本腑的募穴、背俞穴、下合穴,如阳池、中渚、外关、支沟、翳风、角孙、耳门、风池、阳陵泉、足临泣、三阴交、阴陵泉、石门、三焦俞、委阳等穴。

足少阳胆经　症见黄疸,口苦,目黄,身黄,尿黄,惊恐,失眠,下肢外侧正中沿经酸楚、疼痛、麻木,胁肋疼痛,偏头痛,目疾,耳鸣,耳聋。治宜通脉利胆,通经活络,虚补实泻,寒甚加灸。以本经取穴为主,配以手少阳经、足厥阴经腧穴,如丘墟、侠溪、足临泣、悬钟、光明、阳陵泉、风市、环跳、日月、率谷、风池、听会、支沟、外关、期门、太冲、肝俞、胆俞等穴。

足厥阴肝经　症见胁肋胀痛,黄疸,口苦,食欲减退,呕逆,心烦易怒,下肢内侧正中酸楚、疼痛、麻木,疝气,面瘫,头晕目眩,头顶痛,近视,夜盲,视物昏花,目赤肿痛。治宜疏肝理气,通经活络,虚补实泻,寒甚加灸。以本经取穴为主,配以足少阳经、足少阴经腧穴,如太冲、行间、大敦、曲泉、章门、期门、侠溪、阳陵泉、光明、风池、日月、太溪、复溜、涌泉、足三里、百会、肝俞等穴。

第四节 针灸配穴处方

针灸配穴处方是在分析病因病机、明确辨证立法的基础上,选择适当的腧穴和刺灸补泻方法组合而成的方案,是针灸治病的关键环节。腧穴的选取是否恰当,处方的组成是否合理,直接关系到治疗效果。因此,针灸配穴处方必须在中医学基本理论和针灸治疗原则的指导下,根据经脉的循行分布、交叉交会和腧穴的分布、功能及特异性,结合疾病涉及的脏腑、病情的标本缓急进行组合,做到有法有方,配穴精练,酌情加减,灵活多变。从临床实际情况出发,择优选用一种或多种配穴方法组成处方。

一、选穴原则

选穴原则是指选取腧穴的基本法则,它是配穴的基础、前提和先决条件。一般有局部近取、邻近选穴、循经远取和辨证选穴四种选穴方法。

(一)局部近取

局部近取的选穴原则即围绕病变所在的肢体、脏腑、组织、器官就近取穴。这是根据每一个腧穴都能治疗局部病证这一作用,制订的一种基本选穴方案,体现了"腧穴所在,主治所在"的规律。多用于治疗病变部位比较明确、局限的病证以及某些器质性病变。例如,头痛选百会或太阳,鼻病选素髎或迎香,面瘫选颊车或地仓,脱肛选会阴或长强等。此法在大多数情况下都应作为选穴的主要依据,尤其对那些针感不明显的患者,从加强局部的刺激作用来看,更加适宜。例如,临床上对各种关节疼痛、痿证,以及扭伤、皮肤病、腱鞘囊肿、甲状腺肿大等在局部选穴,用围刺法施针,其疗效就比较理想。

(二)邻近选穴

邻近选穴是在距离病变部位比较近的范围内选穴。例如,目疾、耳病取风池,牙痛取太阳或上关,鼻病取上星或通天,痔疮取次髎或秩边等穴。

(三)循经远取

循经远取即在距离病变部位较远的部位选穴,《内经》中称之为"远道刺"。这种选穴方法紧密结合经脉的循行,体现了"经脉所通,主治所及"的治疗规律。

特别适用于在四肢肘、膝关节以下选穴,用于治疗头面、五官、躯干、内脏病证,在针灸临床上应用十分广泛。《灵枢·终始》中所说的"病在上者下取之,病在下者高取之,病在头者取之足,病在腰者取之腘"即属此类。

在具体选穴方面,属上病下取者,如前额疼痛选内庭,虚火牙痛取涌泉,口眼㖞斜取太冲,痔疮、便血取承山等。属于下病上取者,如小腿关节扭伤针阳池,子宫下垂灸百会,下肢痛痹取次髎,腰骶疼痛刺龈交等。《伤寒论》中所说的"少阴病,下利……当温其上"也是少阴病虚寒下痢上取百会穴灸治的实例。

以上局部近取、邻近选穴和循经远取都是以病变部位作为依据的分部选穴法。临床应用时,既可以按照经络的联系选取十四经穴,也可以根据各种阳性反应点选取经外奇穴或阿是穴。

(四)辨证选穴

临床上有许多病证,如发热、昏迷、虚脱、癫狂、失眠、健忘、嗜睡、多梦、高血压、月经不调等属于全身性病证,因无法辨位,故不能应用上述分部选穴的方法取穴。此时,就必须根据病证的性质,进行辨证分析,将病证归属于某一脏腑或经脉,然后按经选穴。例如,失眠若属心肾不交者,归心、肾两经,在心、肾两经选穴;属心胆气虚者归心、胆两经,则在心、胆两经选穴;若属肝胃不和者则归肝、胃两经,应在肝、胃两经选穴。再如月经不调,若因肝气郁结引起者,归肝经,在肝经、任脉选穴;若因脾气虚弱引起者,归属脾经,在脾经、任脉选穴。

对于个别突出的症状,也可以结合临床经验选穴。例如,发热者选大椎或曲池,痰多者选丰隆或中脘,贫血者选膈俞或足三里,低血压者选素髎或内关等。由于这种选穴法都是长期临床经验的结晶,疗效较好,因此人们又将其称为经验用穴。

临床常见症状的对症选穴举例见表1-1。

表1-1　常见症状对症选穴举例

症状	选穴
发热	大椎、曲池、合谷、外关
惊厥	水沟、承浆、合谷、太冲、筋缩、阳陵泉
昏迷	水沟、十宣、十二井穴、涌泉
泄泻	关元、天枢、足三里、上巨虚、下巨虚
便秘	内关、支沟、天枢、足三里

续表1-1

症状	选穴
脱肛	气海、百会、长强、足三里
虚脱	气海、关元、神阙、百会、足三里
咳嗽	列缺、身柱、肺俞、太渊
气喘	天突、膻中、肺俞、定喘
痰多	中脘、丰隆、足三里
多汗	合谷、复溜
盗汗	阴郄、后溪、照海
头晕	百会、太阳、太冲、风池
失眠、多梦	内关、神门、太溪、心俞、肾俞、三阴交
心悸	内关、阴郄、郄门
心痛	内关、中脘、足三里
胃痛	中脘、梁丘、足三里、胃俞
恶心、呕吐	内关、中脘、足三里
呃逆	内关、中脘、天突、膻中、翳风、足三里、膈俞
黄疸	至阳、太冲、阳陵泉、足三里
胆绞痛	日月、太冲、阳陵泉、胆俞
腹胀、腹痛	中脘、内关、公孙、足三里、上巨虚、下巨虚
遗尿	关元、三阴交、肾俞、足三里
尿闭	中极、三阴交、合谷、阴陵泉
肾绞痛	京门、水泉、肾俞、三阴交
痛经	关元、地机、三阴交、足三里
胸闷、胸痛	内关、郄门、膻中
胁痛	支沟、阴陵泉、大包、章门
项强	大椎、天柱、后溪、昆仑
皮肤瘙痒	血海、曲池、合谷、太冲、三阴交、风市
目赤肿痛	印堂、攒竹、丝竹空、太阳、行间

症状	选穴
鼻塞、流涕	迎香、印堂、上星、通天、风池
耳鸣、耳聋	中渚、外关、足临泣、悬钟、风池
口臭	大陵、劳宫、合谷
牙痛	颊车、下关、合谷
牙关紧闭	颊车、下关、合谷、承浆
咽喉肿痛	少商、内关、合谷
失语	廉泉、合谷、哑门、内关、通里

二、配穴方法

配穴是在选穴的基础上,将两个或两个以上主治作用相似的腧穴配伍应用。其目的在于加强腧穴之间的协同作用,相辅相成,提高疗效。具体配穴方法多种多样,从大的方面来讲,主要有按部配穴和按经配穴两大类。

(一)按部配穴

按部配穴是结合身体的一定部位进行配穴的一种形式,具体可分上下配穴法、前后配穴法、左右配穴法、三部配穴法等。

上下配穴法 上下配穴法在针灸临床上应用最广。"上"指上肢或腰部以上,"下"指下肢或腰部以下。将《灵枢·终始》中所说的"病在上者下取之,病在下者高取之,病在头者取之足,病在腰者取之腘"结合在一起综合应用,即为上下配穴。例如,风火牙痛,上取合谷,下配内庭;胸腹满闷,上取内关,下配公孙;头项强痛,上取大椎,下配昆仑;子宫脱垂,上取百会,下配气海等。

前后配穴法 前后配穴法又称"腹背阴阳配穴法",是以身体前后部位所在腧穴相互配伍的方法。《内经》中称"偶刺"。例如,迎风流泪者,前取睛明、承泣,后配风池、翳明;胃脘疼痛者,前取中脘、梁门,后配胃俞、筋缩;咳嗽、气喘者,前取天突、膻中,后配肺俞、定喘;中风失语者,前取廉泉、承浆,后配风府、哑门;脊柱强痛者,前取水沟、龈交,后配脊中、身柱;肛门脱出者,前取气海、关元,后配长强、次髎。凡此种种,均属于前后配穴法。

左右配穴法 由于十二经脉的循行是左右对称的,有的还具有左右交叉的特点,故《素问·阴阳应象大论》中又提出了"以右治左,以左治右"的配穴方法。

与《灵枢·官针》中所记的"巨刺""缪刺"相类似,故又称"交经缪刺法"。

经络在人体呈左右对称分布,保持着相对的平衡。在病理情况下,如果一侧虚而不足,另一侧就显得实而有余。反之,如果一侧实而有余,另一侧就显得虚而不足。这就可以用左右配穴法来补虚泻实。《标幽赋》中云:"交经缪刺,左有病而右畔取。"左右配穴法既可以左右交叉取(左病取右或右病取左),也可以左右对称取(左右同取)。此法对于治疗头痛、牙痛、风湿痹痛、扭伤以及面瘫、半身不遂常有独到之处。疼痛发作针对侧,痿证后期刺健侧,以调节左右气血,促使经络平衡。左右交叉配穴法多用于治疗头面疾患。如左侧面瘫,取同侧地仓、颊车,配右侧合谷、手三里;右侧偏头痛,取同侧太阳、头维,配左侧外关、足临泣。左右对称配穴法多用于治疗内脏疾患,如胃痛取双侧梁门、足三里;咳喘取双侧肺俞、膏肓等。

三部配穴法　三部配穴是在病变的局部、邻近和远端同时选穴,配伍成方,临床应用极为广泛。例如,眼病以局部的睛明,邻近的风池,远端的光明相配;失语以颔下的廉泉,项部的哑门,上肢的通里相配;痔疮以局部的长强,尻部的次髎,下肢的承山相配;肩周炎以局部的肩髃,邻近的曲池,远端的阳陵泉相配;肝病以肝区的期门,背部的肝俞,远端的太冲相配;胃病以腹部的中脘、梁门,背部的胃俞,四肢的内关、足三里相配等。

(二)按经配穴

按经配穴即按经脉的理论和经脉之间的联系配穴,常见的有本经配穴法、表里经配穴法、同名经配穴法、子母经配穴法、交会经配穴法五种方法。

本经配穴法　当某一脏腑、经脉发生病变而未涉及其他脏腑、经脉时,即遵循"不盛不虚,以经取之"的治疗法则,选取本脏腑、经脉的腧穴配伍成方。例如,肺病咳嗽,以中府、列缺、太渊、尺泽相配;少阳头痛,以率谷、风池、足临泣、足窍阴相配等。

表里经配穴法　表里经配穴法是以脏腑、经脉的阴阳表里关系为依据的配穴方法,是根据《素问·阴阳应象大论》中"从阴引阳,从阳引阴"(即《难经·六十七难》中所言:"阴病引阳,阳病引阴。")的理论制订的。具体方法是某一脏腑、经脉有病,除选取本经腧穴以外,同时配以表里经有关腧穴。例如,心绞痛以内关配外关(可采取透穴形式);肝病以期门、太冲配阳陵泉;胃痛以梁门、足三里配公孙;遗尿以委中、肾俞配太溪等。《灵枢·五邪》中所记的"邪在肾则病骨痛……取之涌泉、昆仑。"也是病邪在肾,而以足少阴经和足太阳经腧穴配伍应用的实例。

同名经配穴法 同名经配穴法是在同名经"同气相通"理论的指导下,以手、足同名经腧穴相配。例如,牙痛、面瘫、阳明经头痛取手阳明经的合谷配足阳明经的内庭;落枕、急性腰扭伤、太阳经头痛取手太阳经的后溪配足太阳经的昆仑;偏头痛、胸胁痛以手少阳经的支沟配足少阳经的阳陵泉等。

子母经配穴法 子母经配穴法是参照五脏六腑、十二经脉的五行属性,根据"虚则补其母,实则泻其子"的治疗原则制订的配穴方案。例如,虚劳咳嗽症见体弱羸瘦者,除取手太阴肺经腧穴及肺的背俞穴外,根据"土生金,虚则补其母经"的原则,另配以足太阴脾经、足阳明胃经腧穴及背俞穴,如血海、三阴交、足三里、脾俞、胃俞,以培土生金;若伴有阴虚火旺者,则根据"金生水,实则泻其子经"的原则,另配以足少阴肾经的太溪、复溜、照海、涌泉等穴,以滋阴降火、补水润肺。

交会经配穴法 交会经配穴法即按经脉的交叉、交会情况来配穴。某一病变部位有数条经脉交会或某一疾病与数条交会经脉有关,都可按此法配穴。例如,髀枢部有足太阳经、足少阳经交会,故髀枢部疼痛可取环跳配秩边、承扶、阳陵泉、承山等穴;泌尿生殖系统疾患和妇科病,多与任脉、冲脉以及足三阴经病理变化相关,故常取气海、关元、中极配太冲、太溪、三阴交治之。

三、处方的组成

处方的组成是选穴、配穴、针灸措施和补泻方法的结合。在针灸处方中,有主穴(即起主导作用的腧穴),有辅穴(即起辅助作用的腧穴),对每一个腧穴都要标明是一侧还是双侧,是左侧还是右侧,是用针法还是用灸法,是用补法还是用泻法。针法又有三棱针、皮肤针、电针、穴位注射等的不同。灸法也有艾条灸、艾炷灸、温和灸、隔物灸、瘢痕灸的区别。此外,对每个腧穴的针刺深浅、总体留针时间、刺血疗法的出血量要求、艾炷灸的方法及壮数、电针的波形选择及穴位注射的药物剂量等,均应在针灸处方中明确标示出来。

在针灸处方中,符号应直接写在腧穴后面。例如,合谷⊥(泻法),足三里 T(补法),少商↓(点刺出血),曲池↑(温针灸),关元△5(艾炷灸 5 壮),三阴交 T△(补法、艾条灸),肾俞∣○(平补平泻法,加拔罐),阿是穴↓○(三棱针刺血、拔罐)等。

四、特定穴的临床应用

机体有病,可能会在特定腧穴上出现各种不同的病理反应,而刺灸这些腧穴,往往会收到刺灸一般腧穴所达不到的效果。特定穴分为五输穴、原穴、络穴、俞穴、募穴、下合穴、郄穴、八会穴、八脉交会穴和交会穴,共计十大类,为古代医家临床实践经验的总结。

(一)五输穴的临床应用

五输穴是指十二经脉的井、荥、输、经、合五组穴位(表1-2、表1-3)。五输穴除用于治疗局部病证外,对经脉循行远端部位(头面、躯干、内脏)乃至全身性疾病,均有较好的治疗作用。

关于五输穴的主病,《内经》中总结了一些经验,如"治脏者治其输,治腑者治其合""荥输治外经,合治内府""病在阳之阴者,刺阳之荥输"。总结最为全面的是《灵枢·顺气一日分为四时》,即"病在脏者,取之井;病变于色者,取之荥;病时间时甚者,取之输;病变于音者,取之经;经满而血者,病在胃及以饮食不节得病者,取之于合。"《难经·六十八难》根据《内经》的经旨,又结合经脉的生理、病理特点,进一步总结出"井主心下满,荥主身热,输主体重节痛,经主喘咳寒热,合主逆气而泄"的治病范围。

表1-2　阴经五输穴

六阴经	井(木)	荥(火)	输(土)	经(金)	合(水)
足厥阴肝经(木)	大敦	行间	太冲	中封	曲泉
手少阴心经(火)	少冲	少府	神门	灵道	少海
手厥阴心包经(相火)	中冲	劳宫	大陵	间使	曲泽
足太阴脾经(土)	隐白	大都	太白	商丘	阴陵泉
手太阴肺经(金)	少商	鱼际	太渊	经渠	尺泽
足少阴肾经(水)	涌泉	然谷	太溪	复溜	阴谷

表1-3　阳经五输穴

六阳经	井(金)	荥(水)	输(木)	经(火)	合(土)
足少阳胆经(木)	足窍阴	侠溪	足临泣	阳辅	阳陵泉
足阳明胃经(土)	厉兑	内庭	陷谷	解溪	足三里
手少阳三焦经(相火)	关冲	液门	中渚	支沟	天井
手阳明大肠经(金)	商阳	二间	三间	阳溪	曲池
手太阳小肠经(火)	少泽	前谷	后溪	阳谷	小海
足太阳膀胱经(水)	至阴	足通谷	束骨	昆仑	委中

子母补泻法是根据疾病的虚实性质,结合脏腑、经脉和五输穴的五行属性,虚则补其母穴,实则泻其子穴。临床应用分本经取穴和异经取穴两种方式。

本经取穴法 病在某经,就在本经选取子母穴。例如,肺(经)五行属金,经渠五行属金故为其本穴,太渊五行属土而为其母穴,尺泽五行属水则为其子穴,故肺的虚证宜补太渊,肺的实证应泻尺泽。胃(经)五行属土,足三里属土为其本穴,解溪属火为其母穴,厉兑属金为其子穴,故胃的虚证宜补解溪,胃的实证应泻厉兑。

异经取穴法 病在某经,就在其母经或子经上取穴。例如,肺的虚证宜补足太阴经的太白(母经本穴),肺的实证应泻足少阴经的阴谷(子经本穴)。胃的虚证宜补手太阳经的阳谷(母经本穴),胃的实证应泻手阳明经的商阳(子经本穴)。五输穴子母补泻的具体应用见表1-4。

表1-4 五输穴子母补泻取穴法

五行	金		水		木		君火		相火		土	
脏腑	肺	大肠	肾	膀胱	肝	胆	心	小肠	心包	三焦	脾	胃
母穴	太渊	曲池	复溜	至阴	曲泉	侠溪	少冲	后溪	中冲	中渚	大都	解溪
子穴	尺泽	二间	涌泉	束骨	行间	阳辅	神门	小海	大陵	天井	商丘	厉兑

《难经·七十四难》中说:"春刺井,夏刺荥,季夏刺输,秋刺经,冬刺合。"其是结合四季应用五输穴的方法。春夏之季,阳气在上,人体之气也行于浅表,故应浅刺井荥;秋冬之季,阳气在下,人体之气也深伏于里,故宜深刺经合。

此外,子午流注针法也是以五输穴为取穴依据的。

(二)原穴和络穴的临床应用

原穴与三焦密切相关。三焦为原气之别使,同源于脐下"肾间动气",关系着整个机体的气化功能,特别是对促进五脏六腑的生理活动有着很重要的意义。在十二经脉中,阳经有单独的原穴,阴经没有单独的原穴,而是以输代原。

《灵枢·九针十二原》中说:"五脏有疾也,应出十二原……十二原者,主治五脏六腑之有疾者也。"说明原穴可以直接反映脏腑的病变,具有一定的诊断价值。刺灸原穴,可以和内调外,宣上导下,通达一身之原气,调节脏腑的各种功能,促使阴阳平衡。总而言之,原穴对本脏腑、本经脉的急、慢、虚、实证均有较好的调治作用。

络穴在表里经脉之间起着联络、纽带的作用。络穴共有16个,除十二经脉各有1个络穴外,还另有任脉的鸠尾,督脉的长强,脾之大络大包及胃之大络虚里

(乳根)。络穴的主治特点,在于治疗表里两经的病变。例如,手太阴肺经络穴列缺,既用于治疗本经的咳嗽、气喘,又用于治疗手阳明经的头项强痛、牙痛、面瘫。足太阴脾经络穴公孙,既用于治疗本经的腹胀、泄泻,也用于治疗足阳明胃经的胃脘疼痛。

　　针灸临床上,原穴和络穴常常配合使用,用于治疗表里两经的病变,这称为"原络配穴法"或"主客配穴法",是表里经配穴法的代表。例如,肝郁化火而致胆之相火亢盛出现烦躁、口苦、胸胁苦满等郁火证,则选肝经原穴太冲配胆经络穴光明,以疏泄肝胆之郁火。十二经原穴与络穴见表1-5。

表1-5　十二经原穴与络穴

阴经	原穴	络穴	阳经	原穴	络穴
肺经	太渊	列缺	大肠经	合谷	偏历
心经	神门	通里	小肠经	腕骨	支正
心包经	大陵	内关	三焦经	阳池	外关
脾经	太白	公孙	胃经	冲阳	丰隆
肾经	太溪	大钟	膀胱经	京骨	飞扬
肝经	太冲	蠡沟	胆经	丘墟	光明

(三)俞穴和募穴的临床应用

　　俞穴全部位于腰背部足太阳经夹脊第一侧线上,故通常又称之为"背俞穴"。《灵枢·背俞》中说:"则欲得而验之,按其处,应在中而痛解,乃其俞也。"说明背俞穴往往是内脏疾患的病理反应点。其表现可有压痛、敏感、迟钝、麻木、皮下组织变异等,并具有较高的诊断价值和很好的调治内脏疾病的作用。背俞穴的作用,一是治疗相应脏腑的病证,如肝俞用于治疗肝疾,肾俞用于治疗肾疾,心俞、肺俞用于调理心肺,脾俞、胃俞用于调理脾胃;二是主治五脏所主组织、器官的病证,如肝主筋,开窍于目,肝俞即可用于治疗筋病和目疾;肾主骨,开窍于耳和前后二阴,肾俞用于治疗骨病和耳疾、前后二阴病变。

　　募穴位于胸腹部,与相应脏腑的位置接近。如果某一脏腑发生病变,常常会有多种不同形式的阳性反应从所属募穴上表现出来。例如,肺结核患者可在中府出现压痛,膀胱结石患者可在中极触及结节或条索状反应物等。募穴偏于治疗相应脏腑的急性、疼痛性病证。

　　针灸临床上,同一脏腑的背俞穴和募穴常常配合使用,称"俞募配穴法"。寓

"阴病引阳，阳病引阴"之义，为前后配穴法的代表。例如，咳喘前取中府，后取肺俞；胃病前取中脘，后取胃俞等。《素问·奇病论》中说："胆虚气上溢而口为之苦，治之以胆募俞。"这正是俞募配穴法的早期应用。十二经的俞、募穴见表1-6。

表1-6　十二经俞、募穴

阴经	背俞穴	募穴	阴经	背俞穴	募穴
肺经	肺俞	中府	大肠经	大肠俞	天枢
心经	心俞	巨阙	小肠经	小肠俞	关元
心包经	厥阴俞	膻中	三焦经	三焦俞	石门
脾经	脾俞	章门	胃经	胃俞	中脘
肾经	肾俞	京门	膀胱经	膀胱俞	中极
肝经	肝俞	期门	胆经	胆俞	日月

(四)下合穴的临床应用

下合穴是指大肠下合于足阳明经之上巨虚，小肠下合于足阳明经之下巨虚，三焦下合于足太阳经之委阳，胃下合于本经的足三里，胆下合于本经的阳陵泉，膀胱下合于本经的委中。

《灵枢·邪气脏腑病形》中说："合治内腑。"《素问·咳论》中也说："治腑者，治其合。"这些指出下合穴主要用于治疗六腑病变。

(五)郄穴的临床应用

郄穴在生理上为气血深聚之处，在病理上也是脏腑、经脉病证的反应点。例如，心绞痛、胸膜炎患者往往在患侧手厥阴经郄门穴出现压痛；月经不调、痛经患者常常在足太阴经地机穴有压痛，具有诊断和治疗的双重作用。

郄穴主要用于治疗本经脉、本脏腑的急性、发作性病证。例如，哮喘急性发作取孔最；急性胃痉挛疼痛取梁丘等。各经脉郄穴见表1-7。

表1-7　各经脉郄穴

经脉	郄穴	经脉	郄穴
肺经	孔最	大肠经	温溜
心经	阴郄	小肠经	养老
心包经	郄门	三焦经	会宗
脾经	地机	胃经	梁丘

经脉	郄穴	经脉	郄穴
肾经	水泉	膀胱经	金门
肝经	中都	胆经	外丘
阴维脉	筑宾	阴蹻脉	交信
阳维脉	阳交	阳蹻脉	跗阳

(六)八会穴的临床应用

八会穴是指人体脏、腑、气、血、筋、脉、骨、髓等精气汇聚的八个穴位,即脏会章门,腑会中脘,气会膻中,血会膈俞,筋会阳陵泉,脉会太渊,骨会大杼,髓会悬钟(绝骨),分别主治其所会的有关病变。例如,胸闷气短的病证可取用膻中,筋脉拘急可取用阳陵泉,余依此类推。

(七)八脉交会穴的临床应用

八脉交会穴是十二经脉与奇经八脉发生互通关系的八个腧穴,它们是列缺、后溪、公孙、足临泣、照海、申脉、内关、外关。八穴的主治范围比较广泛,不仅主治本经脉循行所过的四肢躯干(包括内脏)、头面五官的病变,也主治奇经八脉的有关病变,且为治疗各自相通奇经疾病的首选腧穴。例如,后溪主治脊柱强痛、角弓反张的督脉病证,公孙主治胸腹气逆而拘急、气上冲心的冲脉病证。

为增强疗效,针灸临床上常将八穴分为四组,配成四对简易处方,即列缺与照海相配,后溪与申脉相配,公孙与内关相配,足临泣与外关相配。一个上肢穴配一个下肢穴,为上下配穴的代表。八脉交会穴的配伍及主治病证见表1-8。

表 1-8 八脉交会穴配伍及主治

经属	八穴	通八脉	会合部位
脾经	公孙	冲脉	胃、心、胸
心包经	内关	阴维脉	
胆经	足临泣	带脉	目外眦、颊、颈、耳后、肩
三焦经	外关	阳维脉	
小肠经	后溪	督脉	目内眦、项、耳、肩胛
膀胱经	申脉	阳蹻脉	
肺经	列缺	任脉	胸、肺、膈、喉咙
肾经	照海	阴蹻脉	

(八)交会穴的临床应用

交会穴指两条或两条以上经脉相交会的腧穴。人体全身的交会穴约有100个。其中,有的是在体表交会,有的则在体内贯通。其主要用于治疗交会经脉及所属脏腑的病变。例如,大椎为诸阳经之交会穴,能通一身之阳;头维是足阳明经、足少阳经两经的交会穴,可同时治疗阳明、少阳两型头痛;三阴交为足三阴经交会穴,调理脾、肝、肾有独到之处;关元、中极为任脉与足三阴经交会穴,故能广泛用于治疗属于任脉、足三阴经的消化系统、泌尿系统、生殖系统病变。

第五节　毫针刺法及针刺安全

一、针灸医患沟通

医患沟通是对医学理解的一种信息传递过程,是为患者的健康需要而进行的,使医患双方能充分、有效地表达对医疗活动的理解、意愿和要求。医患沟通是双向性的,医患沟通中的互动、互补和互谅是和谐医患沟通的前提条件,也是保证针灸治疗的一个重要的环节。

良好的医患沟通不仅能让患者更好地配合针灸医疗活动,还能使医生更全面地了解患者的整个病史,做出准确的疾病诊断和及时的治疗,从而使患者得到更满意的服务,达到满足患者健康需求的目的。因此,良好的医患沟通,不仅有助于医务人员调整自己或患者的医学观念,也有助于医患双方相互正确理解对方,协调关系,保证医疗活动的顺利进行,同时也是医学目的的需要,是医学人文精神的需要,是医学发展的需要;更重要的是,良好的医患沟通是提高医疗服务质量、防范医疗纠纷的保证和基础。综上所述,良好的医患沟通具有重要意义。进行和谐医患沟通的技巧应从以下几个方面出发。

(一)仪表、言谈、行为规范

医生在工作期间应该用一定的行为规范来约束自己,如着装得体,衣服洁净,佩戴胸牌,女士饰物简单,不宜画浓妆,严禁穿拖鞋等不雅的行为;面对自己的工作应抱着热忱的态度,而不应萎靡不振,让患者产生不信任的感觉;医生的诊室应该保持整洁、干净,桌上的各类文书、纸张摆放有序,反之则会给患者留下此医生办事条理不清、很凌乱的印象;医生在与患者交谈时应吐字清晰,语调亲切,用语文明,倾听认真,谈吐高雅,热情耐心等;在诊室就座应端庄大方,站立仪态高雅,行走稳健轻盈;患者来时有迎声,走时有送声,应该站立迎送,多使用礼貌用语,如"您好""请坐,请稍候!""请问您感觉哪儿不舒服?""我将为您做一下身体检查,请您配合一下!""谢谢您的合作!""祝您早日康复!"……在日常工作中应做到接诊每一位患者时主动问候,微笑服务,爱心相助,应用规范的仪表、言谈、行为来沟通。只有这样才能充分诠释医院图标中四个心形的意义:"热心、爱心、真心、关心"。

(二)最初与患者接触的神情

每个人在别人心目中总会有最初的第一印象,决定性的七秒钟就是最初接触的那一刻,可以让不认识你的人马上做出反应。患者来医院一般是带着期盼的心理,或多或少都存在着焦虑和不安的情绪,此时来到医生面前最希望看到的是:医生礼貌而适度热情的迎接,自然轻松的真诚神情,而最忌医生对患者的全身打量、表情淡漠或藐视的神情,此时应该多一些真诚的、发自内心的关心和问候,对患者关注的神情,给患者一种真正被重视的感觉,只有这样才能让患者在最初与你接触的一瞬间对你产生信任感与好感。医生应该时刻想着:患者也是充满感情的人。对于初诊的患者尤其应该注意这一点。当你知道这位患者的姓名后,你应该轻念他(她)的名字,因为对别人来说,他(她)的名字是所有语言中最甜蜜、最重要的声音。记住对方的名字,并把它叫出来,等于给对方一个很巧妙的赞美。也许这个患者下次来医院复诊时,他就会很自然的找到你。因此,如果你要别人喜欢你,请记住这条规则:"牢记他人的名字"。

(三)微笑是最好的语言

英国诗人雪莱曾经说:"微笑是仁爱的象征、快乐的源泉、亲近别人的媒介,有了微笑,人类的感情就沟通了。"微笑是人际交往中的"润滑剂",是人们相互沟通、相互理解、建立感情的重要手段,在医疗服务和医患沟通中是否需要微笑? 答案是肯定的,医患关系是一种人际关系,而且是需要更多关怀的人际关系。

世界上什么样的微笑最甜美呢? 答案是婴儿般的微笑。日本的推销之神原一平在建立起他的销售王国前是一个一事无成的人,他从虚心听取别人的批评,不断改正自己的缺点和不足开始,每日对镜训练自己婴儿般的微笑,逐渐得到别人的信任,最终而成为推销之神。那么在与患者接触之中如何运用好自己的微笑呢? 一些医务人员在患者及其家属面前会有亲切、温馨、可爱的微笑。

总结他们的经验,可以归纳出医患沟通中医者不同的微笑:对于首诊患者,医者会露出表示热情的微笑——轻轻的、和蔼的微笑(与毫无表情的冷漠面孔截然不同);对于受到疾病折磨而痛苦不堪的患者,医者会因为有充满同情、关爱的心态而流露出的温馨的微笑——淡淡的、浅浅的、真诚的微笑;在对疾病进行诊断治疗时,医者会因意识到肩负着崇高的社会职责,掌握着医疗护理的技术而展现出自信的、坚定的微笑,从而鼓励患者在疾病和痛苦面前坚强起来,并与医者积极配合;而对在医疗过程中,患者主动配合治疗和护理,患者身体迅速康复时,医者赞许、鼓励的微笑,无疑是一剂更有效的"良药"。

可见,医疗服务中的微笑完全源于医者健康积极的心态,源于医者的社会责任和价值追求。美国成人教育学家戴尔·卡耐基曾说过这样一句话:"笑容能照亮所有看到它的人,像穿过乌云的太阳,带给人们温暖。"微笑的魅力可见一斑。

(四)具体的告知和耐心的解惑

随着医疗服务理念的进一步发展,患者不再是医疗行为的被动接受者,而成为了医疗活动的共同参与者。因此,尊重患者的权利,完善各种知情同意书,使医患沟通具体化显得尤为重要。在整个医疗行为过程中,医生必须尊重患者的各项权利,让患者明白检查、诊断、治疗、用药预后等的规则和注意事项,如针刺治疗的特点,治疗的疼痛程度,会不会有交叉感染等,让患者消除各种顾虑。尊重患者的选择权,详细提供各种诊疗方案的优、劣点及所需费用,允许患者做适当的选择。患者毕竟不是医学工作者,他们对于医学知识的认识和理解可能不全面,对于医疗过程中要进行的比较复杂的治疗或检查,是很陌生的。因此,医生在向他们讲解相关检查和治疗的目的或注意事项时,应用准确、通俗和容易让患者接受的语言,不宜闪烁其词,避免不恰当的解释让患者感到害怕而退缩;也不宜过于轻描淡写,造成患者对特殊治疗或检查过于轻视,而致发生不良反应后抱怨医生。对患者提出的每一个疑问应本着实事求是、科学、认真的态度耐心、细致地解释,让患者做出正确的认知和选择,为此,医疗机构中必须履行各种知情同意书(特殊检查、特殊用药同意书,输血同意书,麻醉、术前谈话记录,病危通知书等),执行谈话签字。患者自动放弃治疗要求出院或拒绝抢救等均应在详细写明后果的前提下要求患方签字。这些知情同意书及谈话签字制度,是医患沟通的一种文件形式,一方面可使患者行使自己的知情权、选择权,另一方面也可使医护人员的医疗行为得到有效保护。

总之,医患沟通是医疗安全的需要,也是医疗市场的需要,良好的医患沟通可确保医疗安全,减少医疗纠纷,同时也有助于医院的经营管理,为医院带来最大化的社会效益和经济效益。沟通其实很简单,一点微笑的面容、一丝关注的神情、几句平等的对话、几点从患者出发的考虑,都会让医生的工作变得更自然、更顺畅。

二、毫针刺法及操作

(一)操作方法及步骤

1. 选择针具

根据腧穴所处的部位选择不同长短、粗细及质量好的针具。

2. 选穴定位

按规范要求,取穴正确,定位准确。

3. 选择体位

患者感觉舒适、安全,并能适应持久留针。医者能在此体位的基础上准确定位,便于操作。

4. 常规消毒

①医者的手指术前以肥皂水洗净,然后用酒精棉球消毒。

②以镊子夹住酒精棉球在所选腧穴部位处由中心点向外绕圈消毒。

5. 进针

单手进针法 用右手拇指、食指夹持针柄,中指指端靠近穴位,指腹抵住针尖和针身下端,当拇指、食指向下用力时,中指随之屈曲,针尖迅速刺入腧穴。

双手进针法 具体如下。

①指切进针法:以左手拇指、食指或中指的指甲切按在腧穴位置上,右手持针,紧靠左指甲面将针刺入腧穴。此法适用于短针的进针。

②夹持进针法:用押手的拇指、食指二指夹持消毒干棉球并夹住针身下端,露出针尖,将针尖固定在所刺腧穴的皮肤表面,刺手持针柄,使针身垂直,在刺手指力下压时,押手拇指、食指同时用力,两手协同将针刺入腧穴。此法适用于长针的进针。

③提捏进针法:左手拇指和食指将所刺腧穴的皮肤捏起,右手持针,从捏起部的上端刺入。此法适用于皮肉浅薄部位的进针。

④舒张进针法:用左手拇指和食指或食指和中指将所刺腧穴部位的皮肤向

两侧撑开,使皮肤绷紧,右手持针,使针从左手拇指和食指或食指和中指的中间刺入,此法适用于皮肤松弛部位腧穴的进针。

6. 针刺的角度

直刺 直刺是指针身与皮肤表面呈 90°垂直刺入。此法适用于人体大部分腧穴。

斜刺 斜刺指针身与皮肤表面呈 45°左右倾斜刺入。此法适用于皮薄肉少部位的腧穴。

平刺 平刺是指针身与皮肤表面呈 15°左右或沿皮肤以更小的角度刺入。此法适用于肌肉浅薄处或内有重要脏器而不宜直刺、深刺的腧穴。

7. 行针手法

基本手法 ①提插法:将针刺入腧穴一定深度后,施以上提下插的操作手法。

②捻转法:将针刺入腧穴一定深度后,将针左右来回旋转捻动的操作手法。

辅助手法 ①循法:医者用手指沿针刺腧穴所属经脉循行径路,在腧穴的上、下轻柔地循按或叩打的方法。

②刮柄法:以拇指或食指的指腹抵住针尾,用拇指、食指或中指指甲从下而上或由上而下频频刮动针柄的方法。

③弹柄法:将针刺入腧穴一定深度后,用手指轻弹针柄,使针体微微振动的方法。

④搓柄法:将针刺入腧穴一定深度后,将针或内或外如搓线之状单向捻转的方法。

⑤摇柄法:将针刺入腧穴一定深度后,手持针柄进行摇动,如摇橹或摇辘轳之状的方法。

⑥振颤法:右手持针柄,进行小幅度、快频率提插捻转动作的方法。

补泻手法 补泻是根据《灵枢·经脉》中所说的"盛则泻之,虚则补之,热则疾之,寒则留之,陷下则灸之"这一针灸治病的基本原则而确立的不同的治疗方法。临床常见的几种单式手法如下。

①捻转补泻:针下得气后,捻转角度小、用力轻、频率慢、操作时间短的方法为补法。捻转角度大,用力重,频率快,操作时间长的方法为泻法。拇指捻转时,补法须以拇指向前,食指向后,左转用力为主。泻法须以拇指向后,食指向前,右转用力为主。

②提插补泻:针下得气后,先浅后深,重插轻提,提插幅度小,频率慢,操作时间短,以下插用力为主者为补法;先深后浅,轻插重提,提插幅度大,频率快,

操作时间长,以上提用力为主者为泻法。

③疾徐补泻:进针时徐徐刺入,少捻转,快速出针者为补法;反之,进针时快速刺入,多捻转,徐徐出针者为泻法。

④迎随补泻:进针时针尖顺着经脉循行的方向刺入为补法;针尖逆着经脉循行的方向刺入为泻法。

⑤呼吸补泻:患者呼气时进针,吸气时出针为补;吸气时进针,呼气时出针为泻。

⑥开阖补泻:出针后迅速按压针孔为补法;出针时摇大针孔而不按压为泻法。

⑦平补平泻:进针得气后施行均匀的提插捻转手法,即为平补平泻法。

8. 异常情况的处理与预防

(1)晕针

【处理】

将已经刺入的针全部迅速拔出,让患者平卧,头部放低,松开衣带,注意保暖。轻者静卧片刻,饮温开水或糖水后可渐渐恢复。重者在进行上述处理后可选水沟、内关、合谷、太冲、足三里等穴指压,亦可灸百会、气海、关元等穴,即可恢复。

【预防】

对于晕针,主要根据其发生的原因加以预防。

(2)滞针

【处理】

由精神紧张或肌肉痉挛引起的滞针,医者用手指在邻近部位进行循按或弹动针柄,或在附近再刺一针以缓解痉挛。由单向捻转而致者,须向相反方向将针捻回。

【预防】

对初诊患者和精神紧张者,要做好解释工作。进针时应避开肌腱,手法宜轻巧,不可捻转角度过大或单向捻转。

(3)弯针

【处理】

若针身轻度弯曲,可将针慢慢地退出。若针身弯曲度较大,应顺着弯曲方向将针退出。如果针身有数处弯曲,则视针身扭转倾斜的方向逐渐分段退出。如果患者体位改变,则嘱患者恢复原来的体位,使局部肌肉放松后再退针。

【预防】

医者手法要熟练,指力要轻巧。患者的体位要舒适。留针期间患者不得改变体位,针刺部位和针柄不得受外物碰、压。

(4)断针

【处理】

若折断处针身尚有部分露于皮肤之外,可用镊子钳出。若折断针身的残端与皮肤相平或稍低,可用左手拇指、食指在针旁按压皮肤,使残端露出皮肤之外,随即用右手持镊子将针拔出。若折断部分全部没入皮下,则须在 X 线下定位,行外科手术取出。

【预防】

针刺时要留少量针身在外,这样即使发生断针也容易取出。对滞针和弯针应及时处理,不可强行硬拔。

(5)血肿

【处理】

若局部肿胀,疼痛较剧,影响活动功能时,可先做冷敷止血,再做热敷。

【预防】

仔细检查针具,避开血管进行针刺。手法不宜过重,切忌强力捣针,患者不可随便改变体位。出针时用消毒干棉球按压针孔。

(二)针刺时的注意事项

①患者在过于饥饿、疲劳,精神过度紧张时,不宜立即进行针刺。对身体瘦弱、气虚血亏的患者,进行针刺时手法不宜过重,并应尽量选用卧位。

②妇女怀孕三个月以下者,不宜针刺小腹部的腧穴。怀孕三个月以上者,腹部、腰骶部腧穴也不宜针刺。另外,对于三阴交、合谷、昆仑、至阴等一些具有通经活血作用的腧穴,在怀孕期亦应禁刺。妇女行经时,若非为了调经,亦不应针刺。

③小儿囟门未合时,头顶部的腧穴不宜针刺。

④自发性出血或损伤后出血不止的患者,不宜针刺。

⑤皮肤有感染、溃疡、瘢痕的部位,不宜针刺。

⑥对胸、胁、腰、背脏腑所内居之处的腧穴,不宜直刺、深刺。对于肝、脾肿大,肺气肿患者更应注意。

⑦针刺眼区和项部的风府、哑门等穴以及脊椎部的腧穴,要注意进针的角

度,且不宜大幅度提插、捻转和长时间留针,以免伤及重要组织器官,导致严重的不良后果。

⑧对尿潴留等患者在针刺小腹部腧穴时,也应掌握适当的针刺方向、角度、深度等,以免误伤膀胱等器官出现意外事故。

三、针刺安全及注意事项

(一)无菌操作

在针刺治疗疾病时,除一次性针具外,采用不消毒或消毒不严格的针具,容易引起交叉感染。因此,针刺操作时要有严格的无菌观念,切实做好消毒工作。消毒包括针具、器械的消毒,医者双手的消毒,患者施术部位的消毒和治疗室内的消毒。

1. 针具、器械的消毒

对于针具、器械的消毒多采用高压蒸汽灭菌消毒法,也可应用药液浸泡消毒法和煮沸消毒法。

高压蒸汽灭菌消毒法　将毫针等针具用布包好,放在密闭的高压蒸汽锅内灭菌。一般在 $1\sim1.4\ kg/cm^2$ 的压力,$115\sim123\ ℃$ 的高温下保持 30 分钟以上,可达到消毒灭菌的要求。

药液浸泡消毒法　将针具放入 75％ 的乙醇内浸泡 $30\sim60$ 分钟,取出后用消毒巾或消毒棉球擦干后使用。也可将针具置于一般器械消毒液内浸泡,如 84 消毒液,可按规定浓度和时间进行浸泡消毒。直接与毫针接触的针盘、针管、针盒、镊子等,可用 2％戊二醛溶液浸泡 $15\sim20$ 分钟,以达到消毒的目的。经过消毒的毫针,必须放在消毒过的针盘内,外用消毒巾或消毒纱布遮盖。

煮沸消毒法　煮沸消毒法仅用于针具及可行煮沸的用品。将毫针等器具用纱布包好,放入盛有清水的消毒煮锅内煮沸。一般在水沸后再煮 $15\sim20$ 分钟,即可达到消毒的目的。如在水中加入碳酸氢钠使成 2％溶液,可提高沸点至 $120\ ℃$,且可降低沸水对器械的腐蚀作用。因碳酸氢钠会腐蚀金属用品,故煮后的金属用品最好放在 75％ 的乙醇溶液中浸洗。

已消毒的毫针,应用时只能一针一穴。消毒毫针只能使用一次,不能重复使用。

2. 医者手指的消毒

在进行针刺操作之前,医者应先按照七步洗手法,用肥皂水将手刷洗干净,待干后再用酒精棉球擦拭后,方可持针操作。

3. 针刺部位的消毒

在患者需要针刺的腧穴皮肤上用酒精棉球擦拭消毒,或先用2%的碘伏涂擦,稍干后,再用酒精棉球擦拭脱碘。擦拭应从腧穴部位中心点向外绕圈消毒。腧穴皮肤消毒后,切忌接触污物,保持洁净,防止再次污染。

4. 治疗室内消毒

针灸治疗室内的消毒,包括治疗台上用的床垫、枕巾、毛毯、垫席等物品,要定时换洗晾晒,选用一人一用的消毒垫布、枕巾、垫纸则更好。治疗室也应定期消毒净化,保持空气流通,环境卫生洁净。

(二)预防交叉感染

交叉感染是指在医疗单位内发生于患者之间的感染。其主要发生在医院内,与医院、病室的消毒隔离制度,病房管理制度等密切相关。医院内交叉感染的途径主要有空气、飞沫、接触、注射、输液、针灸等。乙型肝炎、流行性感冒、急性胃肠炎、细菌性痢疾、尿路感染、败血症等疾病较易发生交叉感染。针灸主要是通过针刺、艾灸、拔罐、刺络放血等多种方法解除患者病痛的外治方法。由于针具直接和患者接触,且针刺对机体有一定的创伤,给感染的发生创造了机会,故针刺时,应加强预防感染和交叉感染的意识。

预防交叉感染的措施如下。

①加强针灸室工作人员的职业道德教育与预防医院感染知识的教育,使医务人员从思想上高度重视医院感染的预防控制工作。

②加强患者的教育,使其不随地吐痰。

③针灸前后医务人员必须按照七步洗手法认真清洗双手,必要时消毒双手。

④针灸针选用合格、无菌、一次性的针,这样可避免医务人员在冲洗针的过程中出现被扎伤的情况。

⑤针灸部位用无菌棉签浸润1%碘伏,涂擦针刺部位1遍,作用1分钟后再用酒精棉球擦拭2遍,擦净残余的碘,干燥后,即可进行针灸;或用无菌镊子夹取无菌棉签蘸碘酒、乙醇消毒,注意镊子不可污染,污染后应及时更换,盛放碘酒、乙醇的容器每周灭菌2次。

⑥室内空气每日用紫外线照射消毒1次,每次1~2小时,根据季节注意室内通风换气,一般每日2次,每次30分钟以上。如有特殊情况随时消毒,如对

肝炎患者进行针灸后应及时更换床单送洗衣房另行处理,患者接触过的其他物体表面用 500 mg/L 有效氯消毒液擦拭消毒。

⑦室内其他物体表面用含有效氯 300～500 mg/L 的消毒液擦拭消毒。

⑧地面湿式清扫后用拖布拖擦,每日 1 次,拖布用含有效氯 500 mg/L 的消毒液浸泡 30 分钟,用清水冲洗干净后晾干备用。如地面明显被污染用含有效氯 1 000～2 000 mg/L 的消毒液作用 30 分钟后用拖布拖擦。

⑨加强对医疗废物的管理。棉签、棉球等医疗废物放入黄色塑料袋内密封,一次性针灸针放入专用锐器盒内,每日送至院内医疗废物暂存处做好交接工作,由医院专人交有关部门焚烧。

(三)自身防护

职业安全是近年来医护人员日益关注的重要问题,其与医护人员的身心健康密切相关,由于针灸医师在为患者治疗疾病的过程中侵入性操作多,在治疗过程中需大量使用毫针、三棱针、梅花针、小针刀等锐器,故针灸科医师职业感染防护意识和防护行为不仅关系到患者安全,同时也关系到医生自身的安全。因此,针灸医生的自身防护亦是很有必要。

自身防护措施具体如下。

①针刺操作前后清洗双手,对一位患者执行完针刺操作后,用消毒凝胶消毒双手,再对下一位患者执行操作。

②尽量使用一次性无菌针具,避免整理针具过程中的针刺伤,如条件允许,整理针具时可戴手套。

③治疗患有传染性疾病的患者时,避免血液接触,可使用手套,治疗结束后将治疗使用针废弃处理。

④使用三棱针、梅花针、小针刀等治疗时,不要直接接触患者血液,佩戴无菌手套、口罩。

(四)针具选择

选择针刺针具时应根据患者疾病的需要。一般疾病的针灸治疗选择毫针;需要放血的疾病,如急性腰痛的委中穴放血、带状疱疹的局部放血可选用梅花针叩刺,下肢静脉曲张的放血选用三棱针;颈椎病、腰椎间盘突出症、网球肘、拇指屈肌腱鞘炎等疼痛性疾病可选用小针刀治疗;需要进行局部注射治疗的疾病,如坐骨神经痛可选用多功能空心针灸针治疗。

针具的选择应注意以下几点。

①针尖要端正不偏,光滑,尖中带圆,圆而不钝,形如"松针",锐利适度,使进针阻力小而不易钝涩、钩毛。

②针身要光滑挺直,圆正均匀,坚韧而富有弹性。

③针根要牢固,无剥脱、伤痕。

④针身的长短、粗细要适中,便于持针、运针。

(五)部位操作安全

1. 头面颈部

头部腧穴 头发覆盖部位的腧穴,可直刺 0.1～0.2 寸。大多用平刺法,深 0.5～0.8 寸。小儿囟门未闭时禁刺。

眼部腧穴 针刺承泣、睛明、球后等穴时应做到:进针前,嘱患者闭目,左手将眼球推开并固定,以充分暴露针刺部位;进针时,针沿眶骨边缘缓慢刺入 0.3～0.7 寸,最深不可超过 1.5 寸;进针后,一般不做提、插、捻、转;出针时,动作要轻柔,慢慢出针;出针后用消毒干棉球按压针孔 2～3 分钟,以防出血。

耳部腧穴 耳门、听宫、听会三穴,均需张口针刺,针尖由前外向后内刺入 0.5～1.0 寸;完骨斜刺 0.5～0.8 寸;翳风直刺 0.8～1.0 寸,或从后外向内下方刺 0.5～1.0 寸。

面部腧穴 四白直刺或向下斜刺 0.2～0.5 寸。额及颞部腧穴一般平刺 0.3～1.0 寸。面部其他腧穴一般直刺或斜刺 0.3～0.8 寸。

项部腧穴 一般向下方斜刺 0.5～1.0 寸。哑门、风府两穴针刺不可过深,切忌超过 1.5 寸或向上斜刺,否则针可以通过寰枕后膜、硬脊膜等深层结构而刺伤延髓。风池内部是寰枕关节,关节囊比较松弛。在关节囊的内侧是延髓的起始部,关节囊外侧有椎动脉通过。延髓与椎动脉距皮肤一般为 1.5 寸以上,故针刺深度以不超过 1.2 寸较为安全。进针方向、角度稍偏,就可能造成不良后果。为安全起见,可向鼻尖方向缓慢刺入 0.5～1.0 寸。

颈部腧穴 一般应避开颈部血管缓慢刺入 0.3～0.8 寸。针刺天突时应先直刺 0.2～0.3 寸,再将针尖转向下方,沿胸骨柄后缘、气管前缘缓慢刺入 0.5～1.0 寸。针刺人迎前,左手扪住搏动的颈总动脉,进针时在指尖的指导下,于动脉内侧缓慢刺入 0.2～0.5 寸,最深可达 1.0 寸。此穴深部偏外侧有颈总动脉、颈内静脉、迷走神经。

2. 胸腹部腧穴

胸部腧穴 一般斜刺或平刺 0.5～0.8 寸。

胁部腧穴 胁部内有肝、脾等脏器,故章门、京门等不宜深刺、直刺,尤不可向上斜刺,应向下斜刺0.5~0.8寸,对肝、脾大者更应注意。

腹部腧穴 大多可直刺0.5~1.5寸。

3. 腰骶部

督脉腧穴 胸椎棘突下的腧穴均应向上斜刺0.5~1.0寸。

膀胱经腧穴 背两侧有肺,故不可直刺、深刺。

骶部腧穴 上髎针尖向内下刺1.0~1.5寸。

尾骶部腧穴 长强、腰俞均向上斜刺0.5~1.0寸。

4. 四肢部腧穴

上肢部腧穴 肩腋部腧穴:肩井不可深刺,孕妇慎用;刺极泉时应避开腋动脉。上臂部腧穴:均可直刺0.8~1.5寸。前臂部腧穴:除位于骨缘的腧穴,余可直刺0.5~1.2寸。

下肢部腧穴 大腿部腧穴:气冲、冲门等穴应避开股动脉针刺。小腿部腧穴:犊鼻应从外稍向内、向关节腔刺。足部腧穴:针刺冲阳应避开足背动脉,针刺照海不宜偏向后侧,足部井穴、八风等亦可点刺出血。

(六)预防针刺意外

针刺意外包括晕针、滞针、弯针、断针、血肿、气胸、感染、刺伤神经、刺伤内脏等情况。

1. 晕针

初诊患者体质虚弱,精神过于紧张,或当劳累、空腹、大泻、大出汗、大出血后,或针刺手法过重,体位不当等均可引起晕针发生。晕针时,患者突然出现头晕眼花、出冷汗、胸闷、恶心、心慌、面色苍白等症状,严重者可有晕厥、四肢厥冷、血压下降、脉细欲绝等症状。

发生晕针反应后,应立即出针,让患者平卧,头部稍低,给予温开水或糖水,一般静卧片刻即能恢复。严重者刺人中、涌泉、足三里、内关等穴,灸百会、关元等穴,必要时配合其他急救措施。

为了预防晕针反应,医生对初诊者要解除其顾虑,防止其精神过度紧张,选穴不宜过多,手法不宜过重,并尽量采取卧位针刺。对劳累、体弱、病后患者,应使其先休息片刻再行针刺。针刺过程中,医生应随时观察患者的表情及面色,发现晕针先兆,及时处理。

2. 滞针

滞针常由患者精神过度紧张而致肌肉强烈收缩,行针时捻动幅度过大,肌纤维缠绕针身所致。滞针表现为针身在体内捻、转、提、插滞涩、困难,甚至不能出针。医生用手指在滞针部位轻轻叩打,使紧张的皮肤和肌肉松弛,或在滞针的针身上施灸,或在滞针附近的穴位另刺一针,即可缓解滞针现象。如因单向捻动幅度过大所致,可将针向相反方向捻转,待针体松动后即可出针。

对初诊患者针刺前应做好解释工作,同时针刺手法要轻巧,捻转幅度不要太大,更不要单向捻转过紧。

3. 弯针

弯针是由患者在留针过程中,突然变动体位,或医者操作手法不熟练,用力过猛所致。因针身弯曲在患者体内,或针柄改变了原来的刺入方向,故捻转和出针均感到困难,患者感觉疼痛。

医生在处理弯针现象时,要顺着弯针方向,边捻转边将针取出,不可用力拔针。若是由于患者体位变动造成的弯针,令患者恢复原来的体位即可将针取出。

一般要让患者采取舒适的体位后再针刺;针刺时手法轻柔,指力均匀;刺后嘱患者不要变动体位,就可有效预防弯针的发生。

4. 断针

断针最易发生在针的根部。如果针具的质量欠佳,或针体被腐蚀生锈,或针刺手法过重,患者因强刺激而肌肉突然收缩等,均可引起断针。

断针时,如果针身残端露于皮肤之外,应嘱患者不要变动体位,用镊子下压残针周围皮肤,使针体暴露,再用镊子夹出。如残针完全没入皮肤,针尖到达对侧皮下,可揉按断端针孔,使针从另一端透出皮肤,随之拔出。如采用以上方法均不能取出者,应采取手术方法,将针取出。

针刺前,医生对针具应仔细检查,针刺时手法宜轻柔,针身不可全部刺入体内,入针后嘱咐患者不要变动体位,即可有效预防断针的发生。

5. 血肿

血肿是指针刺部位出现皮下出血而引起肿痛的现象。

【处理】

若由微量的皮下出血而致局部出现小块青紫时,一般不必处理,可自行消退。若局部肿胀、疼痛较剧烈,青紫面积大而影响到功能、活动时,可先冷敷止血,再做热敷或在局部轻轻揉按,以促进局部瘀血消散、吸收。

【预防】

仔细检查针具,熟悉人体解剖结构,避开血管针刺,出针后立即用无菌干棉球按压针孔。

6. 气胸

气胸是指刺穿了胸腔且伤及肺组织,气体积聚于胸腔,患者出现呼吸困难等的现象。

【处理】

一旦发生气胸,应立即出针,嘱患者取半卧位卧床休息,要求患者心情平静,切勿恐惧而翻转体位,尽量减小呼吸的幅度。一般漏气量少者,可自然吸收。同时要密切观察,随时对症处理,如给予镇咳、消炎药物,以防止肺组织上的创孔因咳嗽扩大,加重漏气和感染。对严重病例,如出现呼吸困难、发绀、休克等现象的患者需组织抢救,如采取胸腔排气、少量慢速输氧、抗休克等措施。

【预防】

进行针刺治疗时,医者必须思想集中,选好适当体位,根据患者体型,掌握进针深浅,施行提插手法幅度不宜过大。对胸部、背部等部位的腧穴,最好平刺或斜刺,且不宜太深,一般避免直刺,留针时间不宜过长,更不可用粗针深刺。

7. 感染

感染是由于无菌操作不严格导致,针刺穴位出现红、肿、热、痛的炎症现象。

【处理】

轻者,消毒针眼,吃消炎药可缓解;重者,需注射破伤风疫苗,进行输液治疗。

【预防】

做好无菌工作,使用一次性无菌针灸针。

8. 刺伤神经

神经系统包括中枢神经系统和周围神经系统。

(1)刺伤中枢神经系统 刺伤中枢神经系统即刺伤脑、脊髓,是指针刺项背部腧穴时,刺入过深,针具刺入脑、脊髓,引起头痛、恶心等现象。

【处理】

出针。轻者,安静休息,经过一段时间,可自行恢复。重者,应配合有关科室,如神经外科及时抢救。

【预防】

针刺督脉腧穴及华佗夹脊穴时,都要认真掌握进针深度和进针方向。风府、哑门,不可向上斜刺,也不可刺入过深。悬枢以上的督脉穴及华佗夹脊穴均不可深刺。行针中只可用捻、转,尽量避免提、插,更不可行捣刺。

(2)刺伤周围神经 刺伤周围神经是指针刺引起的周围神经损伤,损伤部位出现感觉异常、肌肉萎缩等现象。

【处理】

应在损伤 24 小时内即采取针灸、按摩等治疗措施,并嘱患者加强功能锻炼。

【预防】

在有神经干或其主要分支分布的腧穴上进行操作时要熟练,行针手法不宜过重,刺激时间、留针时间不宜过长。

9. 刺伤重要脏器

在重要脏器体表进针过深可伤及脏器,而导致医疗事故。刺伤胸壁和肺脏,可造成外伤性气胸;刺伤脑脊髓,尤其是延髓(在哑门、风府部位进针过深),可危及生命;刺伤肝、脾、肾可造成肝出血、脾出血、肾出血,甚至导致出血性休克;刺伤胆囊、膀胱、胃、肠,可导致腹膜刺激征和急性腹膜炎;刺伤周围神经根、干,可造成神经炎;刺伤皮下血管,可造成皮下出血等。对上述种种针刺意外,应及时处理。对于危重患者,应请专科医生会诊治疗。

(七)适应证和禁忌证

1. 适应证的选择

骨关节、肌肉系统疾病 颈、肩、腰、腿痛(颈椎病、肩周炎、腰椎间盘突出症、增生性骨关节炎、膝关节痛),风湿,类风湿性关节炎,肌肉劳损,挫伤,网球肘,腱鞘炎。

神经系统疾病 面神经炎(周围性面瘫)、脑中风偏瘫、神经痛(三叉神经痛、枕大神经痛、坐骨神经痛、带状疱疹后遗神经痛)、周围神经麻痹(桡、尺、正中、腓总神经麻痹)、周围神经感觉异常(麻木、蚁行感)、偏头痛、眩晕、神经衰弱、失眠。

消化系统疾病 呃逆、胃肠功能紊乱。

泌尿生殖系统疾病 神经源性膀胱功能障碍(尿潴留、尿失禁)、遗尿、性功能障碍、痛经。

其他 神经性耳鸣、单纯性肥胖、慢性疲劳综合征等。

2. 禁忌证的规避

某阶段不宜用针灸治疗的疾病,如中风中的广泛性大范围梗死或者大面积出血的急性期、支气管哮喘并发阻塞性肺气肿、肺心病等。妇女怀孕三个月内不宜针刺小腹部的腧穴。怀孕三个月以上者,不宜针刺腹部、腰骶部的腧穴。

至于三阴交、合谷、昆仑、至阴等一些具有通经活血作用的腧穴,在怀孕期亦应予禁刺。妇女行经时,若非为了调经,亦应慎用针刺。小儿囟门未闭合时,头顶部的腧穴不宜针刺。常有自发性出血或损伤后出血不止的患者,不宜针刺。皮肤有感染、溃疡、瘢痕、血管瘤或肿瘤的部位,不宜针刺。大怒、大惊、过劳、过饥、过渴、醉酒等情况下禁止针刺。

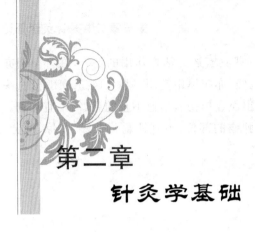

第二章
针灸学基础

第一节　经络部分

(一)手太阴肺经

1.经脉循行

"肺手太阴之脉,起于中焦,下络大肠,还循胃口,上膈属肺。从肺系横出腋下,下循臑内,行少阴、心主之前,下肘中,循臂①内上骨②下廉,入寸口③,上鱼,循鱼际,出大指之端。其支者,从腕后直出次指内廉,出其端。"——《灵枢·经脉》

2.经脉病候

"是动则病,肺胀满,膨膨而喘咳,缺盆中痛,甚则交两手而瞀,此为臂厥,是主肺所生病者。咳,上气,喘喝,烦心,胸满,臑臂内前廉痛厥,掌中热。气盛有余,则肩背痛,风寒汗出中风,小便数而欠;气虚,则肩背痛寒,少气不足以息,溺色变。"——《灵枢·经脉》

---

① 臂:前臂。
② 上骨:桡骨。
③ 寸口:腕后桡动脉搏动处。

(二)手阳明大肠经

1. 经脉循行

"大肠手阳明之脉,起于大指次指之端,循指上廉,出合谷两骨①之间,上入两筋②之间,循臂上廉,入肘外廉,上臑③外前廉,上肩,出髃骨④之前廉,上出于柱骨⑤之会上⑥,下入缺盆,络肺,下膈,属大肠。其支者,从缺盆上颈,贯颊,入下齿中,还出挟口,交人中。左之右,右之左,上挟鼻孔。"——《灵枢·经脉》

2. 经脉病候

"是动则病,齿痛,颈肿。是主津所生病者,目黄、口干、鼽衄、喉痹,肩前臑痛,大指次指痛不用。气有余,则当脉所过者热肿;虚则寒栗不复。"——《灵枢·经脉》

(三)足阳明胃经

1. 经脉循行

"胃足阳明之脉,起于鼻,交頞⑦中,旁纳太阳之脉,下循鼻外,入上齿中,还出挟口,环唇,下交承浆,却循颐⑧后下廉,出大迎,循颊车,上耳前,过客主人⑨,循发际,至额颅。其支者,从大迎前,下人迎,循喉咙,入缺盆,下膈,属胃,络脾。其直者,从缺盆下乳内廉,下挟脐,入气街⑩中。其支者,起于胃下口⑪,循腹里,下至气街中而合。以下髀关⑫,抵伏兔,下膝膑中,下循胫外廉,下足跗,入中指内间⑬。其支者,下廉三寸而别,下入中指外间。其支者,别跗上,入大指间,出其端。"——《灵枢·经脉》

---

① 两骨:第 1、2 掌骨。
② 两筋:拇长伸肌腱和拇短伸肌腱。
③ 臑:音"nào"。
④ 骨:肩峰部。
⑤ 柱骨:颈椎。
⑥ 会上:大椎。
⑦ 頞:音"é",鼻根的凹陷处。
⑧ 颐:音"yí",口角下,下颌部。
⑨ 客主人:上关穴,当耳前颧弓上缘。
⑩ 气街:气冲部,当股动脉搏动处。
⑪ 胃下口:胃之下口,幽门部。
⑫ 髀关:骨外为髀,穴在髂前上棘直下,缝匠肌外侧,约平会阴。
⑬ 中指内间:第 2、3 趾之间。

2. 经脉病候

"是动则病,洒洒振寒,善呻,数欠,颜黑,病至则恶人与火,闻木声则惕然而惊,心欲动,独闭户塞牖而处,甚则欲上高而歌,弃衣而走;贲响腹胀,是为骭厥。是主血所生病者,狂,疟,温淫,汗出,鼽衄,口喎,唇胗,颈肿,喉痹,大腹水肿,膝膑肿痛,循膺、乳、气街、股、伏兔、骭外廉、足跗上皆痛,中指不用。气盛,则身以前皆热,其有余于胃,则消谷善饥,溺色黄;气不足,则身以前皆寒栗,胃中寒则胀满。"——《灵枢·经脉》

(四)足太阴脾经

1. 经脉循行

"脾足太阴之脉,起于大指之端,循指内侧白肉际,过核骨①后,上内踝前廉上端②内,循胫骨后,交出厥阴之前,上膝股内前廉,入腹,属脾,络胃,上膈,挟咽③,连舌本,散舌下。其支者,复从胃别,上膈,注心中。脾之大络,各曰大包,出渊腋下三寸,布胸胁。"——《灵枢·经脉》

2. 经脉病候

"是动则病,舌本强,食则呕,胃脘痛,腹胀,善噫,得后与气,则快然如衰,身体皆重,是主脾所生病者,舌本痛,体不能动摇,食不下,烦心,心下急痛,溏瘕泄,水闭,黄疸,不能卧,强立,股膝内肿,厥,足大指不用。"——《灵枢·经脉》

(五)手少阴心经

1. 经脉循行

"心手少阴之脉,起于心中,出属心系,下膈络小肠。其支者,从心系上挟咽,系目系。其直者,复从心系却上肺,下出腋下,循臑内后廉,行手太阴心主之后,下肘内,循臂内后廉,抵掌后锐骨④之端,入掌内后廉,循小指之内,出其端。"——《灵枢·经脉》

2. 经脉病候

"是动则病,嗌干心痛,渴而欲饮,是为臂厥,是主心所生病者,目黄,胁痛,臑臂内后廉痛、厥,掌中热痛。"——《灵枢·经脉》

---

① 核骨:第1跖骨的头部突起。

② 踹:小腿肚,即腓肠肌部。

③ 咽:食管。

④ 掌后锐骨:豌豆骨。

(六)手太阳小肠经

1. 经脉循行

"小肠手太阳之脉,起于小指之端,循手外侧上腕,出踝①中,直上循臂骨②下廉,出肘内侧两骨之间③,上循臑外后廉,出肩解④,绕肩胛,交肩上,入缺盆,络心,循咽,下膈,抵胃,属小肠。其支者,从缺盆循颈,上颊,至目锐眦⑤,却入耳中。其支者,别颊上䪼⑥,抵鼻,至目内眦(斜络于颧)。"——《灵枢·经脉》

2. 经脉病候

"是动则病,嗌痛,颔肿,不可以顾,肩似拔,臑似折。是主'液'所生病者,耳聋、目黄,颊肿,颈、颔、肩、臑、肘、臂外后廉痛。"——《灵枢·经脉》

(七)足太阳膀胱经

1. 经脉循行

"膀胱足太阳之脉,起于目内眦,上额,交巅⑦。其支者,从巅至耳上角。其直者,从巅入络脑,还出别下项⑧,循肩膊内⑨,挟脊抵腰中,入循膂⑩,络肾,属膀胱。其支者,从腰中,下挟脊,贯臀,入腘中。其支者,从膊内左右别下贯胛,挟脊内,过髀枢⑪,循髀外后廉下合腘中,以下贯踹内,出外踝之后,循京骨⑫,至小指外侧。"——《灵枢·经脉》

2. 经脉病候

"是动则病,冲头痛,目似脱,项如拔,脊痛,腰似折,髀不可以曲,腘如结,踹如裂,是为踝厥。是主筋所生病者,痔,疟,狂,癫疾,头囟项痛,目黄泪出,鼽衄,

---

① 踝:手腕后方的尺骨小头隆起处。
② 臂骨:尺骨。
③ 两骨之间:尺骨鹰嘴与肱骨内上髁之间。
④ 肩解:肩关节。
⑤ 目锐眦:目外角。
⑥ 䪼:眼眶下方颧骨部。
⑦ 交巅:当百会与督脉相交会。
⑧ 还出别下项:原文指经脉从脑后浅出,并从天柱穴分别而下。目前认为足太阳经脉在头顶至后枕部有一外行线。
⑨ 肩膊内:肩胛部。
⑩ 膂:夹脊两旁的肌肉。
⑪ 髀枢:髋关节。
⑫ 京骨:第5跖骨粗隆部。

项、背腰、尻、腘、踹、脚皆痛，小指不用。"——《灵枢·经脉》

(八)足少阴肾经

1. 经脉循行

"肾足少阴之脉，起于小指之下，邪走足心，出于然骨①之下，循内踝之后，别入跟中，以上踹内，出腘内廉，上股内后廉，贯脊属肾，络膀胱。其直者，从肾上贯肝膈，入肺中，循喉咙，挟舌本。其支者，从肺出，络心，注胸中。"——《灵枢·经脉》

2. 经脉病候

"是动则病，饥不欲食，面如漆柴，咳唾则有血，喝喝而喘，坐而欲起，目䀮䀮如无所见，心如悬若饥状，气不足则善恐，心惕惕如人将捕之，是为骨厥。是主肾所生病者，口热，舌干，咽肿，上气，嗌干及痛，烦心，心痛，黄疸，肠澼，脊股内后廉痛，痿厥，嗜卧，足下热而痛。"——《灵枢·经脉》

(九)手厥阴心包经

1. 经脉循行

"心主手厥阴心包络之脉，起于胸中，出属心包，下膈，历络三焦。其支者，循胸出胁，下腋三寸，上抵腋下，循臑内，行太阴、少阴之间，入肘中，下臂，行两筋②之间，入掌中，循中指，出其端。其支者，别掌中，循小指次指③出其端。"——《灵枢·经脉》

2. 经脉病候

"是动则病，手心热，臂肘挛急，腋肿；甚则胸胁支满，心中憺憺大动，面赤，目黄，喜笑不休。是主脉所生病者，烦心，心痛，掌中热。"——《灵枢·经脉》

(十)手少阳三焦经

1. 经脉循行

"三焦手少阳之脉，起于小指次指之端，上出两指之间，循手表腕，出臂外两骨之间④，上贯肘，循臑外上肩，而交出足少阳之后，入缺盆，布膻中，散络心包，下膈，遍属三焦。其支者，从膻中⑤上出缺盆，上项，系耳后，直上出耳上角，以屈

---

① 然骨：舟骨粗隆。
② 两筋：掌长肌腱和桡侧腕屈肌腱。
③ 小指次指：无名指。
④ 臂外两骨之间：前臂伸侧，尺骨和桡骨之间。
⑤ 膻中：胸中两肺之间的部位。

下颊至颅。其支者,从耳后入耳中,出走耳前,过客主人,前交颊,至目锐眦。"——《灵枢·经脉》

2. 经脉病候

"是动则病,耳聋,浑浑焞焞,嗌肿,喉痹,是主气所生病者,汗出,目锐眦痛,颊肿,耳后、肩、臑、肘、臂外皆痛,小指次指不用。"——《灵枢·经脉》

(十一)足少阳胆经

1. 经脉循行

"胆足少阳之脉,起于目锐眦,上抵头角①,下耳后,循颈,行手少阳之前,至肩上,却交出手少阳之后,入缺盆。其支者,从耳后入耳中,出走耳前,至目锐眦后。其支者,别锐眦,下大迎,合手少阳,抵于颅,下加颊车,下颈,合缺盆。以下胸中,贯膈,络肝,属胆,循胁里,出气街,绕毛际,横入髀厌②中。其直者,从缺盆下腋,循胸,过季胁,下合髀厌中。以下循髀阳③,出膝外廉,下外辅骨④之前,直下抵绝骨⑤之端,下出外踝之前,循足跗上,入小指次指之间。其支者,别跗上,入大指之间,循大指歧骨⑥内,出其端;还贯爪甲,出三毛⑦。"——《灵枢·经脉》

2. 经脉病候

"是动则病口苦,善太息,心胁痛,不能转侧,甚则面微有尘,体无膏泽,足外反热,是为阳厥,是主骨所生病者,头痛颔痛,目锐眦痛,缺盆中肿痛,胁下肿,马刀侠瘿,汗出,振寒疟,胸胁、肋、髀、膝外至胫、绝骨、外踝前,及诸节皆痛,小指次指不用。"——《灵枢·经脉》

(十二)足厥阴肝经

1. 经脉循行

"肝足厥阴之脉,起于大指丛毛之际,上循足跗上廉,去内踝一寸,上踝八寸,交出太阴之后,上腘内廉,循股阴⑧,入毛中,环阴器,抵小腹,挟胃,属肝,络

---

① 头角:当额结节处。

② 髀厌:即髀枢,指股骨大转子部,环跳穴在其旁。

③ 髀阳:大腿外侧。

④ 外辅骨:腓骨。

⑤ 绝骨:腓骨下段低凹处。

⑥ 大指歧骨:第1、2跖骨。

⑦ 三毛:足大趾背部短毛。

⑧ 股阴:大腿内侧。

胆,上贯膈,布胁肋,循喉咙之后,上入颃颡①,连目系,上出额,与督脉会于巅。其支者,从目系下颊里,环唇内。其支者,复从肝别,贯膈,上注肺。"——《灵枢·经脉》

2. 经脉病候

"是动则病,腰痛不可以俯仰,丈夫㿉疝,妇人少腹肿,甚则嗌干,面尘脱色。是主肝所生病者,胸满,呕逆,飧泄,狐疝,遗溺,闭癃。"——《灵枢·经脉》

(十三)督脉

1. 经脉循行

"督脉者,起于下极之俞②,并于脊里,上至风府,入属于脑。"——《难经·二十八难》

2. 经脉病候

腰背强痛、脊强反折、头重、癫痫等。

(十四)任脉

1. 经脉循行

"任脉者,起于中极③之下,以上毛际,循腹里,上关元,至咽喉。"——《难经·二十八难》

2. 经脉病候

疝气、带下、腹中结块等。

第二节 腧穴部分

(一)手太阴肺经

1. 中府(Zhōngfǔ,募穴,手、足太阴经交会穴)

(1)定位 在胸外侧部,云门下 1.0 寸,平第一肋间隙处,距前正中线 6.0 寸。

(2)解剖 浅层布有锁骨上中间神经、第 1 肋间神经外侧皮支、头静脉等。深层有胸肩峰动、静脉,胸内、外侧神经。

---

① 颃颡:喉头和鼻咽部。
② 下极之俞:脊柱下端的长强穴。
③ 中极:穴名,在腹正中线脐下 4.0 寸。

(3)主治 咳嗽、气喘、肺胀满、胸痛、肩背痛。

(4)配伍 配尺泽治咳嗽;配肩髎治肩痛。

(5)刺灸法 向外斜刺或平刺0.5～0.8寸,不可向内深刺,以免伤及肺脏。肺虚、肺寒、肺湿则多灸或久留针补之;肺实、肺热、肺燥则急泻之或用水针,莫灸。

2. 云门(Yúnmén)

(1)定位 在胸前壁的外上方,肩胛骨喙突上方,锁骨下窝凹陷处,距前正中线6.0寸。

(2)解剖 浅层布有锁骨上中间神经、头静脉。深部有胸肩峰动、静脉,胸内、外侧神经的分支。

(3)配伍 云门、中府、隐白、期门、肺俞、魂门、大陵,主胸中痛。

(4)主治 咳嗽、气喘、胸痛、肩背痛。

(5)刺灸法 向外斜刺0.5～0.8寸,可灸。寒则补之、灸之或点刺出血,热则泻针出气。

3. 天府(Tiānfǔ)

(1)定位 在臂内侧面,肱二头肌桡侧缘,腋前纹头下3.0寸处。

(2)解剖 位于肱二头肌外侧沟中。布有头静脉及肱动、静脉分支;分布着臂外侧皮神经及肌皮神经。

(3)主治 气喘、鼻衄、臂痛。

(4)配伍 配曲池治疗臂痛。

(5)刺灸法 直刺0.5～1.0寸。寒则补而多灸,热则泻针出气或用水针。

4. 侠白(Xiábái)

(1)定位 在臂内侧面,肱二头肌桡侧缘,腋前纹头下4.0寸处,或在肘横纹上5.0寸处。

(2)解剖 位于肱二头肌外侧沟中;当头静脉及桡动、静脉分支。浅层分布有臂外侧皮神经、头静脉等。深层有肱动、静脉的肌支和肌皮神经的分支。

(3)主治 咳嗽、气喘、干呕、烦满、臑痛。

(4)配伍 配曲池、肩髎治肩臂痛。

(5)刺灸法 直刺0.5～1.0寸。寒则先点刺出血后补而灸之,热则泻针出气或水针。

5. 尺泽(Chǐzé,合穴)

(1)定位 在肘横纹中,肱二头肌腱桡侧凹陷处。

(2)解剖　位于肱二头肌腱之外方,肱桡肌起始部。深层有桡神经,桡侧副动、静脉前支,桡侧返动、静脉等。浅层布有前臂外侧皮神经、头静脉等。

(3)主治　咳嗽、气喘、咳血、潮热、胸部胀满、咽喉肿痛、小儿惊风、吐泻、肘臂挛痛。

(4)配伍　配太渊、经渠治咳嗽、气喘;配孔最治咳血、潮热;配曲池治肘臂挛痛。

(5)刺灸法　直刺0.8~1.2寸,或点刺出血。

6. 孔最(Kǒngzuì,郄穴)

(1)定位　在前臂掌面桡侧,当尺泽与太渊的连线上,腕横纹上7.0寸处。

(2)解剖　位于旋前圆肌上端的外缘,桡侧腕长、短伸肌的内缘。浅层布有头静脉、前臂外侧皮神经。深层布有桡动、静脉,桡神经浅支等。

(3)主治　咳嗽、气喘、咳血、咽喉肿痛、肘臂挛痛。

(4)配伍　配肺俞、尺泽治咳嗽、气喘;配鱼际治咳血。

(5)刺灸法　直刺0.5~1.0寸。

7. 列缺(Lièquē,络穴;八脉交会穴,通于任脉)

(1)定位　在前臂桡侧缘,桡骨茎突上方,腕横纹上1.5寸,当肱桡肌与拇长展肌腱之间。

(2)简便取穴法　两手虎口自然平直交叉,一手食指按在另一手桡骨茎突上,指尖到达的凹陷处即为该穴。

(3)解剖　在肱桡肌腱与拇长展肌腱之间,桡侧腕长伸肌腱内侧。浅层布有头静脉、前臂外侧皮神经和桡神经浅支。深层有桡动、静脉的分支。

(4)主治　伤风、头痛、项强、咳嗽、气喘、咽喉肿痛、口眼㖞斜、齿痛。

(5)配伍　配合谷治伤风、头痛、项强;配肺俞治咳嗽、气喘。

(6)刺灸法　向上斜刺0.3~0.5寸。

8. 经渠(Jīngqú)

(1)定位　在前臂掌面桡侧,桡骨茎突与桡动脉之间的凹陷处,腕横纹上1.0寸。

(2)解剖　位于桡侧腕屈肌腱的外侧。浅层布有前臂外侧皮神经和桡神经浅支。

(3)主治　咳嗽、气喘、胸痛、咽喉肿痛、手腕痛。

(4)配伍　配肺俞、尺泽治咳嗽。

(5)刺灸法　避开桡动脉,直刺0.3~0.5寸。

9. 太渊(Tàiyuān,手太阴经所注为"输",肺经原穴,脉会)

(1)定位　在腕掌侧横纹桡侧,桡动脉搏动处。

(2)解剖　位于桡侧腕屈肌腱的外侧,拇展长肌腱的内侧。浅层布有前臂外侧皮神经和桡神经浅支。深层布有桡动、静脉等。

(3)主治　咳嗽、气喘、咳血、胸痛、咽喉肿痛、腕臂痛、无脉症。

(4)配伍　配尺泽、鱼际、肺俞治咳嗽、咳血、胸痛;配人迎治无脉症。

(5)刺灸法　避开桡动脉,直刺 0.3～0.5 寸。

10. 鱼际(Yújì,荥穴)

(1)定位　在手拇指本节(第 1 掌指关节)后凹陷处,约当第 1 掌骨中点桡侧,赤白肉际处。

(2)解剖　浅层有正中神经掌皮支及桡神经浅支。深层有正中神经肌支和尺神经肌支等。

(3)主治　咳嗽、咳血、咽喉肿痛、失音、发热。

(4)配伍　配孔最、尺泽治咳嗽、咳血;配少商治咽喉肿痛。

(5)刺灸法　直刺 0.5～0.8 寸。

11. 少商(Shàoshāng,井穴)

(1)定位　在手拇指末节桡侧,距指甲角 0.1 寸。

(2)解剖　布有正中神经的指掌侧固有神经之指背支和拇主要动、静脉与由第 1 掌背动、静脉分支所形成的动、静脉网。

(3)主治　咽喉肿痛、咳嗽、鼻衄、发热、昏迷、癫狂。

(4)配伍　三棱针点刺出血。配合谷治咽喉肿痛;配中冲治昏迷、发热。

(5)刺灸法　浅刺 0.1 寸,或点刺出血。

(二)手阳明大肠经

1. 商阳(Shāngyáng,井穴)

(1)定位　在食指末节桡侧,距指甲角 0.1 寸。

(2)主治　咽喉肿痛、牙痛、热病昏迷、食指端麻木、耳聋。

(3)刺灸法　浅刺 0.1 寸,或点刺出血。

2. 二间(Èrjiān,荥穴)

(1)定位　微握拳,在食指本节(第 2 掌指关节)前,桡侧凹陷处。

(2)主治　牙痛、咽喉肿痛、目赤痛、食指关节肿痛。

(3)刺灸法　直刺 0.2～0.3 寸。

3. 三间（Sānjiān，输穴）

(1)定位　微握拳，在食指本节（第2掌指关节）后，桡侧凹陷处。

(2)主治　目痛、齿痛、咽喉肿痛、身热、手背肿痛、手指肿痛。

(3)刺灸法　直刺0.5～0.8寸。

4. 合谷（Hégǔ，原穴）

(1)定位　在手背，第1、2掌骨间，当第2掌骨桡侧的中点处。

(2)主治　头面部一切疾患，如外感头痛、身痛、头晕、目赤肿痛、鼻渊、鼻衄、牙痛、牙关紧闭、耳聋、痄腮、面肿、面瘫、面肌抽搐、咽肿失音等。恶寒、发热、热病无汗、汗出不止。痛经、经闭、滞产。胃痛、腹痛、便秘、泄泻、痢疾。半身不遂、指挛臂痛、小儿惊风、狂躁。疔疮、瘾疹、疥疮。各种疼痛及精神紧张等。

(3)刺灸法　直刺0.5～1.0寸。孕妇不宜针刺。

5. 阳溪（Yángxī，经穴）

(1)定位　在腕背横纹桡侧，手拇指向上翘起时，当拇短伸肌腱与拇长伸肌腱之间的凹陷中。

(2)主治　前头痛、目赤肿痛、牙痛、手腕无力。

(3)刺灸法　直刺0.5～0.8寸。

6. 偏历（Piānlì，络穴）

(1)定位　屈肘，在前臂背面桡侧，当阳溪与曲池的连线上，腕横纹上3.0寸。

(2)主治　龋齿、耳聋、面瘫、水肿、手背酸痛。

(3)刺灸法　直刺或斜刺0.5～0.8寸。

7. 温溜（Wēnliū，郄穴）

(1)定位　屈肘，在前臂背面桡侧，当阳溪与曲池的连线上，腕横纹上5.0寸。

(2)主治　急性腹痛、肠鸣、肩背酸痛、面瘫、面肿。

(3)刺灸法　直刺0.5～1.0寸。

8. 下廉（Xiàlián，经穴）

(1)定位　屈肘，在前臂背面桡侧，当阳溪与曲池的连线上，肘横纹下4.0寸。

(2)主治　腹胀、腹痛、肘臂痛。

(3)刺灸法　直刺0.5～1.0寸。

9. 上廉(Shànglián)

(1)定位　屈肘,在前臂背面桡侧,当阳溪与曲池的连线上,肘横纹下3.0寸。

(2)主治　半身不遂、肩臂酸痛、手臂麻木、腹痛、肠鸣。

(3)刺灸法　直刺0.5~1.0寸。

10. 手三里(Shǒusānlǐ)

(1)定位　屈肘,在前臂背面桡侧,当阳溪与曲池的连线上,肘横纹下2.0寸。

(2)主治　腹痛、腹泻、上肢不遂。另外,弹拨此穴可消除由针刺不当引起的酸胀感。

(3)刺灸法　直刺0.8~1.2寸。

11. 曲池(Qūchí,合穴)

(1)定位　在肘横纹外侧端,屈肘,当尺泽与肱骨外上髁连线的中点。

(2)主治　热病、发热、咽痛、疟疾、半身不遂、肩痛不举、膝关节肿痛、头痛、头晕、目赤肿痛、视物不清、牙痛、月经不调、风疹、湿疹、荨麻疹、丹毒、腹痛吐泻、癫狂、瘰疬。

(3)刺灸法　直刺1.0~1.5寸。治瘰疬针尖平刺上透臂臑穴。

12. 肘髎(Zhǒuliáo)

(1)定位　在臂外侧,屈肘,曲池上方1.0寸,当肱骨边缘处。

(2)主治　肘臂部酸痛、麻木、挛急。

(3)刺灸法　直刺0.5~1.0寸。

13. 手五里(Shǒuwǔlǐ)

(1)定位　在臂外侧,当曲池与肩髃的连线上,曲池上3.0寸处。

(2)主治　肘臂挛痛、瘰疬。

(3)刺灸法　避开动脉,直刺0.5~1.0寸。

14. 臂臑(Bì'nào)

(1)定位　在臂外侧,三角肌止点处,当曲池与肩髃的连线上,曲池上7.0寸。

(2)主治　目疾,如畏光、焦灼感、视力减弱、辨色模糊等及瘰疬、肩臂痛。

(3)刺灸法　直刺或向上斜刺0.8~1.5寸。

15. 肩髃(Jiānyú,手阳明经与阳跷脉的交会穴)

(1)定位　在肩部三角肌上,臂外展或向前平伸时,当肩峰前下方凹陷处。

(2)主治　上肢不遂、肩痛不举、瘰疬、风疹。

(3)刺灸法　直刺或向下斜刺0.8～1.5寸。

16. 巨骨(Jùgǔ)

(1)定位　位于肩上,当锁骨肩峰端与肩胛冈肩峰之间的凹陷处。

(2)主治　肩背、手臂疼痛,不得屈伸,瘰疬,瘿气,吐血。

(3)刺灸法　直刺0.5～1.0寸,不可深刺,以免刺入胸腔造成气胸。

17. 天鼎(Tiāndǐng)

(1)定位　在颈外侧部,胸锁乳突肌后缘,平甲状软骨上切迹与胸锁关节上缘的中点处。

(2)主治　咽喉肿痛、暴喑、瘿气、瘰疬。

(3)刺灸法　直刺0.5～0.8寸。

18. 扶突(Fútū)

(1)定位　在颈外侧部,当胸锁乳突肌前、后缘之间,与甲状软骨喉结相平处。

(2)主治　咳嗽、气喘、咽喉肿痛、暴喑、瘿气、瘰疬。

(3)刺灸法　直刺0.5～0.8寸。

19. 口禾髎(Kǒuhéliáo)

(1)定位　在上唇上外侧,当鼻孔外缘直下,于上唇上1/3与中1/3的交界点取穴。

(2)主治　鼻息肉、鼻衄、鼻塞、鼻流清涕、口㖞、口噤。

(3)刺灸法　直刺0.3～1.0寸。

20. 迎香(Yíngxiāng)

(1)定位　在面部鼻唇沟内的上段,横平鼻翼中部,口禾髎外上方1.0寸处。

(2)主治　鼻塞、鼻衄、鼻渊、口眼㖞斜、面痒、面浮肿、鼻息肉。

(3)刺灸法　斜刺或平刺0.3～0.5寸。

(三)足阳明胃经

1. 承泣(Chéngqì,足阳明经、阳跷脉、任脉的交会穴)

(1)定位　在面部,瞳孔直下,当眼球与眶下缘之间。

(2)解剖　在眶下缘上方,眼轮匝肌中,深层眶内有眼球下直肌、下斜肌。浅层布有眶下神经的分支、面神经的颧支。深层布有动眼神经的分支,眼动、静脉的分支或属支。

(3)主治 目赤肿痛、流泪、夜盲、眼睑眴动、口眼㖞斜。

(4)配伍 配太阳治目赤肿痛;配阳白治口眼㖞斜。

(5)刺灸法 以左手拇指向上轻推眼球,紧靠眶缘缓慢直刺0.5～1.0寸,不宜提插,以防刺破血管引起血肿。

2. 四白(Sìbái)

(1)定位 在面部,目直视,瞳孔直下,当眶下孔凹陷处。

(2)解剖 在眶下孔处,当眼轮匝肌和上唇方肌之间。布有上颌神经的眶下神经,面神经的颊支,面动、静脉和眶下动、静脉分支或属支的吻合支。

(3)主治 目赤痛痒、目翳、眼睑眴动、口眼㖞斜、头痛、眩晕。

(4)配伍 配阳白、地仓、颊车、合谷治口眼㖞斜;配攒竹治眼睑眴动。

(5)刺灸法 直刺或斜刺0.3～0.5寸,不可深刺。

3. 巨髎(Jùliáo,足阳明胃经与阳跷脉的交会穴)

(1)定位 在面部,瞳孔直下,平鼻翼下缘处,当鼻唇沟外侧。

(2)解剖 浅层为提上唇肌,深层为犬齿肌。布有面动、静脉,眶下动、静脉及面神经及眶下神经的分支。

(3)主治 口眼㖞斜、眼睑眴动、鼻衄、齿痛、唇颊肿。

(4)配伍 配合谷治齿痛;配地仓、颊车治口㖞。

(5)刺灸法 斜刺或平刺0.3～0.5寸。

4. 地仓(Dìcāng)

(1)定位 在面部,口角外侧0.4寸,上直对瞳孔。

(2)解剖 在口轮匝肌中,深层为颊肌。布有面动、静脉的分支或属支及三叉神经的颊支和眶下支。

(3)主治 口㖞、流涎、眼睑眴动。

(4)配伍 配颊车、合谷治口㖞、流涎。

(5)刺灸法 斜刺或平刺0.5～0.8寸。

5. 大迎(Dàyíng)

(1)定位 在下颌角前方,咬肌附着部前缘,当面动脉搏动处。

(2)解剖 浅层布有颊神经和面神经的分支。深层布有面动、静脉。

(3)主治 口㖞、口噤、颊肿、齿痛。

(4)配伍 配颊车治齿痛。

(5)刺灸法 避开动脉,斜刺或平刺0.3～0.5寸。

6. 颊车（Jiáchē）

(1)定位　在面颊部,下颌角前上方约1横指（中指）,当咀嚼时咬肌隆起,放松时按之凹陷处。

(2)解剖　布有耳大神经的分支和面神经的分支。

(3)主治　口喝、齿痛、颊肿、口噤不语。

(4)配伍　配地仓治口眼喝斜。

(5)刺灸法　直刺0.3～0.5寸,平刺0.5～1.0寸。

7. 下关（Xiàguān）

(1)定位　在面部耳前方,当颧弓与下颌切迹所形成的凹陷中。

(2)解剖　当颧弓下缘,皮下有腮腺,为咬肌起始部。浅层布有面横动、静脉及耳颞神经的分支、面神经的颧支。深层布有上颌动、静脉及舌神经、下牙槽神经等。

(3)主治　耳聋、耳鸣、聤耳、齿痛、口噤、口眼喝斜。

(4)配伍　配翳风治耳疾。

(5)刺灸法　直刺0.5～1.0寸。

8. 头维（Tóuwéi）

(1)定位　在头侧部,当额角发际上0.5寸,头正中线旁开4.5寸。

(2)解剖　在颞肌上缘帽状腱膜中。布有颞浅动、静脉的额支及耳额神经的分支、面神经的颞颧支。

(3)主治　头痛、目眩、迎风流泪、眼睑瞤动。

(4)配伍　配合谷治头痛;配太冲治目眩。

(5)刺灸法　平刺0.5～0.8寸。《针灸甲乙经》中记有,其不可灸。

9. 人迎（Rényíng）

(1)定位　在颈部,喉结旁,当胸锁乳突肌的前缘,颈总动脉搏动处。

(2)解剖　浅层布有颈皮神经、面神经颈支。深层有甲状腺上动、静脉的分支和属支,舌下神经祥的分支等。

(3)主治　咽喉肿痛、气喘、瘰疬、瘿气、高血压。

(4)配伍　配大椎、太冲治高血压。

(5)刺灸法　避开颈总动脉,直刺0.3～0.8寸,《针灸甲乙经》中记有,其不可灸。

10. 水突（Shuǐtū）

(1)定位　在颈部,胸锁乳突肌的前缘,当人迎与气舍连线的中点。

（2）解剖　位于甲状软骨的外侧,胸锁乳突肌与肩胛舌骨肌上腹的交叉点,外侧为颈总动脉。浅层布有颈皮神经。深层布有交感神经发出的心上神经及交感神经干。

（3）主治　咽喉肿痛、咳嗽、气喘。

（4）配伍　配天突治咳嗽、气喘。

（5）刺灸法　直刺 0.3~0.5 寸。

11. 气舍(Qìshè)

（1）定位　在颈部,当锁骨内侧端的上缘,胸锁乳突肌的胸骨头与锁骨头之间的凹陷处。

（2）解剖　浅层布有锁骨上内侧神经、颈皮神经的分支和面神经颈支。深层布有颈总动脉。

（3）主治　咽喉肿痛、气喘、呃逆、瘿瘤、瘰疬、颈项强痛。

（4）配伍　配水突治瘿瘤。

（5）刺灸法　直刺 0.3~0.5 寸。本穴至乳根诸穴,深部有大动脉及肺、肝等重要脏器,故不可深刺。

12. 缺盆(Quēpén)

（1）定位　在锁骨上窝中央,距前正中线 4.0 寸。

（2）解剖　在锁骨上窝的中点。浅层布有锁骨上中间神经。深层正当臂丛的锁骨上部。

（3）主治　咳嗽、气喘、咽喉肿痛、缺盆中痛、瘰疬。

（4）配伍　配肺俞治咳嗽。

（5）刺灸法　直刺或斜刺 0.3~0.5 寸。孕妇禁针。

13. 气户(Qìhù)

（1）定位　在胸部,当锁骨中点下缘,距前正中线 4.0 寸。

（2）解剖　浅层布有锁骨上中间神经。深层布有腋动脉和它的分支胸肩峰动脉。

（3）主治　咳嗽、气喘、呃逆、胸胁胀满、胸痛。

（4）配伍　配肺俞治咳喘。

（5）刺灸法　斜刺或平刺 0.5~0.8 寸。

14. 库房(Kùfáng)

（1）定位　在胸部,当第 1 肋间隙,距前正中线 4.0 寸。

（2）解剖　浅层布有锁骨上神经、肋间神经的皮支。深层为肋间内、外肌,布有胸肩峰动、静脉及胸内、外侧神经的分支。

(3)主治 咳嗽、气喘、胸胁胀痛。

(4)配伍 配屋翳治胸胁胀痛。

(5)刺灸法 斜刺或平刺 0.5～0.8 寸。

15. 屋翳(Wūyì)

(1)定位 在胸部,当第 2 肋间隙,距前正中线 4.0 寸。

(2)解剖 浅层有第 2 肋间神经外侧皮支。深层有胸肩峰动、静脉的分支或属支,胸内、外侧神经的分支。

(3)主治 咳嗽、气喘、胸胁胀痛、乳痈。

(4)配伍 配天宗治乳痈。

(5)刺灸法 斜刺或平刺 0.5～0.8 寸。

16. 膺窗(Yīngchuāng)

(1)定位 在胸部,当第 3 肋间隙,距前正中线 4.0 寸。

(2)解剖 浅层布有肋间神经的外侧皮支、胸腹壁静脉的属支。深层有胸内、外侧神经,胸肩峰动、静脉的分支或属支等。

(3)主治 咳嗽、气喘、胸胁胀痛、乳痈。

(4)配伍 配屋翳治乳痈。

(5)刺灸法 斜刺或平刺 0.5～0.8 寸。

17. 乳中(Rǔzhōng)

(1)定位 在胸部,当第 4 肋间隙,乳头中央,距前正中线 4.0 寸。

(2)附注 本穴不针不灸,只作为胸腹部腧穴的定位标志。

18. 乳根(Rǔgēn)

(1)定位 在胸部,当乳头直下,乳房根部,当第 5 肋间隙,距前正中线 4.0 寸。

(2)解剖 在第 5 肋间隙,胸大肌下部,深层有肋间内、外肌。浅层布有第 5 肋间神经外侧皮支。深层布有胸外侧动、静脉的分支或属支,胸内、外侧神经的分支等。

(3)主治 咳嗽、气喘、呃逆、胸痛、乳痈、乳汁少。

(4)配伍 配少泽、膻中治乳痈;配少泽、足三里治乳汁少。

(5)刺灸法 斜刺或平刺 0.5～0.8 寸。

19. 不容(Bùróng)

(1)定位 在上腹部,当脐中上 6.0 寸,距前正中线 2.0 寸。

(2)解剖　当腹直肌及其鞘处,深层为腹横肌。

(3)主治　呕吐、胃病、食欲不振、腹胀。

(4)配伍　配中脘治胃病。

(5)刺灸法　直刺 0.5～1.0 寸。

20. 承满(Chéngmǎn)

(1)定位　在上腹部,当脐中上 5.0 寸,距前正中线 2.0 寸。

(2)解剖　当腹直肌及其鞘处,深层为腹横肌。

(3)主治　胃痛、吐血、食欲不振、腹胀。

(4)配伍　配足三里治胃痛。

(5)刺灸法　直刺 0.5～1.0 寸。

21. 梁门(Liángmén)

(1)定位　在上腹部,当脐中上 4.0 寸,距前正中线 2.0 寸。

(2)解剖　当腹直肌及其鞘处,深层为腹横肌。浅层布有第 7 肋间动、静脉分支及腹壁上动、静脉。深层布有第 8 肋间神经分支处(右侧深部当肝下缘,胃幽门部)。

(3)主治　胃痛、呕吐、食欲不振、腹胀、泄泻。

(4)配伍　配梁丘、中脘、足三里治胃痛。

(5)刺灸法　直刺 0.5～1.0 寸。

22. 关门(Guānmén)

(1)定位　在上腹部,当脐中上 3.0 寸,距前正中线 2.0 寸。

(2)解剖　浅层布有第 7、8、9 胸神经前支的外侧皮支和前皮支及腹壁浅静脉。深层有腹壁上动、静脉的分支等。

(3)主治　腹胀、腹痛、肠鸣、泄泻、水肿。

(4)配伍　配足三里、水分治肠鸣、腹泻。

(5)刺灸法　直刺 0.8～1.2 寸。

23. 太乙(Tàiyǐ)

(1)定位　在上腹部,当脐中上 2.0 寸,距前正中线 2.0 寸。

(2)解剖　当腹直肌及其鞘处。浅层布有第 8 肋间动、静脉分支及其腹壁下动、静脉分支。深层布有第 8 肋间神经分支(内部为横结肠)。

(3)主治　胃病、心烦、癫狂。

(4)配伍　配中脘治胃痛。

(5)刺灸法　直刺 0.8～1.2 寸。

24. 滑肉门 (Huáròumén)

(1)定位　在上腹部,当脐中上1.0寸,距前正中线2.0寸。

(2)解剖　当腹直肌及其鞘处。浅层布有第9肋间动、静脉分支。深层布有腹壁下动、静分支及第9肋间神经分支(内部为小肠)。

(3)主治　腹痛、呕吐、癫狂。

(4)配伍　配足三里治胃痛。

(5)刺灸法　直刺0.8~1.2寸。

25. 天枢 (Tiānshū,募穴)

(1)定位　在腹中部,平脐中,距脐中2.0寸。

(2)解剖　当腹直肌及其鞘处。布有第10肋间动、静脉分支,腹壁下动、静脉分支及第10肋间神经分支(内部为小肠)。

(3)主治　腹胀肠鸣、绕脐腹痛、便秘、泄泻、痢疾、月经不调。

(4)配伍　配足三里治腹胀肠鸣;配气海治绕脐腹痛;配上巨虚、下巨虚治便秘、泄泻。

(5)刺灸法　直刺1.0~1.5寸。《千金方》中记,该穴孕妇不可灸。

26. 外陵 (Wàilíng)

(1)定位　在下腹部,当脐中下1.0寸,距前正中线2.0寸。

(2)解剖　当腹直肌及其鞘处。布有第10肋间动、静脉分支,腹壁下动、静脉分支及第10肋间神经分支(内部为小肠)。

(3)主治　腹痛、疝气、痛经。

(4)配伍　配子宫、三阴交治痛经。

(5)刺灸法　直刺1.0~1.5寸。

27. 大巨 (Dàjù)

(1)定位　在下腹部,当脐中下2.0寸,距前正中线2.0寸。

(2)解剖　当腹直肌及其鞘处。布有第11肋间动、静脉分支,腹壁下动、静脉及第11肋间神经(内部为小肠)。

(3)主治　小腹胀满、小便不利、疝气、遗精、早泄。

(4)配伍　配中极、次髎治小便不利。

(5)刺灸法　直刺1.0~1.5寸。

28. 水道 (Shuǐdào)

(1)定位　在下腹部,当脐中下3.0寸,距前正中线2.0寸。

(2)解剖　当腹直肌及其鞘处。布有第12肋间动、静脉分支,腹壁下动、静脉及第 12 肋间神经(内部为小肠)。

(3)主治　小腹胀满、小便不利、痛经、不孕、疝气。

(4)配伍　配三阴交、中极治痛经、不孕。

(5)刺灸法　直刺 1.0～1.5 寸。

29. 归来(Guīlái)

(1)定位　在下腹部,当脐中下 4.0 寸,距前正中线 2.0 寸。

(2)解剖　布有腹壁下动、静脉及髂腹下神经。

(3)主治　腹痛、疝气、月经不调、白带、阴挺。

(4)配伍　配大敦治疝气;配三阴交、中极治月经不调。

(5)刺灸法　直刺 1.0～1.5 寸。

30. 气冲(Qìchōng,冲脉所起)

(1)定位　在腹股沟稍上方,当脐中下 5.0 寸,距前正中线 2.0 寸。

(2)解剖　在耻骨结节外上方,有腹外斜肌腱膜,在腹内斜肌、腹膜肌下部。布有腹壁浅动、静脉及髂腹股沟神经。

(3)主治　肠鸣腹痛、疝气、月经不调、不孕、阳痿、阴肿。

(4)配伍　配气海治肠鸣腹痛。

(5)刺灸法　直刺 0.5～1.0 寸。

31. 髀关(Bìguān)

(1)定位　在大腿前面,当髂前上棘与髌底外侧端的连线上,屈股时,平会阴,居缝匠肌外侧凹陷处。

(2)解剖　在缝匠肌和阔筋膜张肌之间。浅层布有股外侧皮神经。深层有旋股外侧动、静脉的分支。

(3)主治　腰膝冷痛、痿痹、腹痛。

(4)配伍　配伏兔治痿痹。

(5)刺灸法　直刺 1.0～2.0 寸。

32. 伏兔(Fútù)

(1)定位　在大腿前面,当髂前上棘与髌底外侧端的连线上,髌底上 6.0 寸。

(2)解剖　浅层布有股外侧静脉、股神经前皮支及股外侧皮神经。深层有旋股外侧动、静脉的降支,股神经的肌支。

(3)主治　腰膝冷痛、下肢麻痹、疝气、脚气。

(4)配伍　配髀关、阳陵泉治下肢痿痹。

(5)刺灸法　直刺 1.0～2.0 寸。

33. 阴市(Yīnshì)

(1)定位　在大腿前面,当髂前上棘与髌底外侧端的连线上,髌底上3.0寸。

(2)解剖　在股直肌和股外侧肌之间。浅层布有股神经前皮支和股外侧皮神经。深层有旋股外侧动、静脉和股神经肌支。

(3)主治　腿膝痿痹、屈伸不利、疝气、腹胀、腹痛。

(4)配伍　配足三里、阳陵泉治腿膝痿痹。

(5)刺灸法　直刺1.0～1.5寸。

34. 梁丘(Liángqiū,郄穴)

(1)定位　屈膝,大腿前面,当髂前上棘与髌底外侧端的连线上,髌底上2.0寸。

(2)解剖　在股直肌和股外侧肌之间。浅层布有股神经的前皮支和股外侧皮神经。深层布有旋股外侧动、静脉的降支和股神经的肌支。

(3)主治　膝关节肿痛、下肢不遂、胃痛、乳痛。

(4)配伍　配足三里、中脘治胃痛。

(5)刺灸法　直刺1.0～1.2寸。

35. 犊鼻(Dúbí)

(1)定位　屈膝,在膝部,髌骨与髌韧带外侧凹陷中。

(2)解剖　浅层布有腓肠外侧皮神经,股神经前皮支,隐神经的髌下支和膝关节动、静脉网。深层有膝关节腔。

(3)主治　膝痛、下肢麻痹、屈伸不利、脚气。

(4)配伍　配阳陵泉、足三里治膝痛。

(5)刺灸法　向后内斜刺0.5～1.0寸。

36. 足三里(Zúsānlǐ,合穴)

(1)定位　在小腿前外侧,当犊鼻下3.0寸,距胫骨前缘一横指(中指)。

(2)解剖　浅层布有腓肠外侧皮神经及隐神经的皮支。深层布有腓深神经。

(3)主治　胃痛、呕吐、腹胀、泄泻、痢疾、便秘、乳痈、肠痈、下肢痹痛、水肿、癫狂、脚气、虚劳羸瘦。

(4)配伍　配中脘、梁丘治胃痛;配内关治呕吐;配气海治腹胀;配膻中、乳根治乳痈;配阳陵泉、悬钟治下肢痹痛。

(5)刺灸法　直刺1.0～2.0寸。

(6)附注　本穴有强壮作用,为保健要穴。

（7）参考资料　①据报道,针刺健康人和胃病患者的足三里和手三里,观察发现胃弛缓时针刺使胃的收缩加强,胃紧张时变为弛缓,并可解除幽门痉挛。②据报道,针刺单纯性消化不良和中毒性消化不良患儿的足三里、合谷、三阴交,可使原来低下的胃游离酸、总酸度、胃蛋白酶和胃脂肪酶活性迅速升高。③据报道,针刺人及家兔的足三里,发现裂解素(主要是裂解含有大量多糖体的革兰阴性杆菌,也能灭活某些病毒)水平都有升高,人升高17.85单位,兔升高62.1单位,两者均在针刺后12小时升高最明显。④据报道,针刺家兔的"足三里""大椎"可使其调理素水平明显增加,从而促进白细胞吞噬指数上升,增强其免疫能力。

37. 上巨虚（Shàngjùxū,大肠经的下合穴）

（1）定位　在小腿前外侧,当犊鼻下6.0寸,距胫骨前缘一横指(中指)。

（2）解剖　浅层布有腓肠外侧皮神经及隐神经的皮支。深层布有腓深神经和胫前动、静脉。

（3）主治　肠鸣、腹痛、泄泻、便秘、肠痈、下肢痿痹、脚气。

（4）配伍　配足三里、气海治便秘、泄泻。

（5）刺灸法　直刺1.0～1.5寸。

38. 条口（Tiáokǒu）

（1）定位　在小腿前外侧,当犊鼻下8.0寸,距胫骨前缘一横指(中指)。

（2）解剖　浅层布有腓肠外侧皮神经及隐神经的皮支。深层布有胫前动、静脉及腓深神经。

（3）主治　脘腹疼痛、下肢痿痹、转筋、肩臂痛。

（4）配伍　配肩髃、肩髎治肩臂痛。

（5）刺灸法　直刺1.0～1.5寸。

39. 下巨虚（Xiàjùxū,小肠经的下合穴）

（1）定位　在小腿前外侧,当犊鼻下9.0寸,距胫骨前缘一横指(中指)。

（2）解剖　浅层布有腓肠外侧皮神经。深层有胫前动、静脉和腓深神经。

（3）主治　小腹痛、泄泻、痢疾、乳痈、下肢痿痹。

（4）配伍　配天枢、气海治腹痛。

（5）刺灸法　直刺1.0～1.5寸。

40. 丰隆（Fēnglóng,足阳明经的络穴）

（1）定位　在小腿前外侧,当外踝尖上8.0寸,条口外,距胫骨前缘两横指(中指)。

（2）解剖　在趾长伸肌外侧和腓骨短肌之间。浅层布有腓肠外侧皮神经。深层有胫前动、静脉的分支或腓深神经的分支。

（3）主治　头痛、眩晕、痰多、咳嗽、呕吐、便秘、水肿、癫狂、痫证、下肢痿痹。

（4）配伍　配风池治眩晕；配膻中、肺俞治痰多咳嗽。

（5）刺灸法　直刺 1.0～1.5 寸。

41. 解溪（Jiěxī）

（1）定位　在足背与小腿交界处的横纹中央凹陷处，当姆长伸肌腱与趾长伸肌腱之间。

（2）解剖　在姆长伸肌腱与趾长伸肌腱之间。浅层布有足背内侧皮神经及足背皮下静脉。深层有腓深神经和胫前动、静脉。

（3）主治　头痛、眩晕、癫狂、腹胀、便秘、下肢痿痹。

（4）配伍　配阳陵泉、悬钟治下肢痿痹。

（5）刺灸法　直刺 0.5～1.0 寸。

42. 冲阳（Chōngyáng，原穴）

（1）定位　在足背最高处，当姆长伸肌腱与趾长伸肌腱之间，足背动脉搏动处。

（2）解剖　在姆长伸肌腱与趾长伸肌腱之间。浅层布有足背内侧皮神经、足背静脉网。深层布有腓深神经等。

（3）主治　口眼㖞斜、面肿、齿痛、癫狂、胃痛、足痿无力。

（4）配伍　配大椎、丰隆治癫狂。

（5）刺灸法　避开动脉，直刺 0.3～0.5 寸。

43. 陷谷（Xiàngǔ，输穴）

（1）定位　在足背，当第 2、3 跖骨结合部前方凹陷处。

（2）解剖　浅层布有足背静脉网和足背内侧皮神经。深层布有第 2 跖背动、静脉。

（3）主治　面目浮肿、水肿、肠鸣、腹痛、足背肿痛。

（4）配伍　配陷谷、上星、囟会、前顶、公孙治面肿。

（5）刺灸法　直刺 0.3～0.5 寸，可灸。

44. 内庭（Nèitíng，荥穴）

（1）定位　在足背，当第 2、3 趾间，趾蹼缘后方赤白肉际处。

（2）解剖　浅层布有足背静脉网及足背内侧皮神经的趾背神经。深层有趾背动、静脉。

(3)主治 齿痛、咽喉肿病、口喝、鼻衄、腹胀、泄泻、痢疾、便秘、热病、足背肿痛。

(4)配伍 配合谷治齿痛;配地仓、颊车治口喝。

(5)刺灸法 直刺或斜刺 0.5～0.8 寸。

45. 厉兑(Lìduì,井穴)

(1)定位 在足第 2 趾末节外侧,距趾甲角 0.1 寸。

(2)解剖 布有足背内侧皮神经的趾背神经和趾背动、静脉网。

(3)主治 鼻衄、齿痛、咽喉肿痛、腹胀、热病、多梦、癫狂。

(4)配伍 配内关、神门治多梦。

(5)刺灸法 浅刺 0.1 寸。

(四)足太阴脾经

1. 隐白(Yǐnbái,井穴)

(1)定位 在足大趾末节内侧,距趾甲角 0.1 寸。

(2)解剖 布有足背内侧皮神经的分支,趾背动、静脉。

(3)主治 腹胀、便血、尿血、月经过多、崩漏、癫狂、多梦、惊风。

(4)配伍 配地机、三阴交治疗出血证。

(5)刺灸法 浅刺 0.1 寸。

2. 大都(Dàdū,荥穴)

(1)定位 在足内侧缘,当足大趾本节(第 1 跖趾关节)前下方赤白肉际凹陷处。

(2)解剖 布有足底内侧神经的趾足底固有神经,浅静脉网,足底内侧动、静脉的分支。

(3)主治 腹胀、胃痛、呕吐、泄泻、便秘、热病。

(4)配伍 配足三里治腹胀。

(5)刺灸法 直刺 0.3～0.5 寸。

3. 太白(Tàibái,输穴,原穴)

(1)定位 在足内侧缘,当足大趾本节(第 1 跖骨关节)后下方赤白肉际凹陷处。

(2)解剖 浅层布有隐神经、浅静脉网等。深层布有足底内侧动、静脉的分支和足底内侧神经的分支。

(3)主治 胃痛、腹胀、肠鸣、泄泻、便秘、脚气。

(4)配伍　配中脘、足三里治胃痛。

(5)刺灸法　直刺 0.5～0.8 寸。

4. 公孙(Gōngsūn,络穴;八脉交会穴,通于冲脉)

(1)定位　在足内侧缘,当第 1 跖骨基底部的前下方。

(2)解剖　在跗展肌中。浅层布有隐神经的足内缘支、足背静脉弓的属支。深层布有足底内侧动、静脉的分支等。

(3)主治　胃痛、呕吐、腹痛、泄泻、痢疾。

(4)配伍　配中脘、内关治胃酸过多、胃痛。

(5)刺灸法　直刺 0.6～1.2 寸。

(6)参考资料　①据报道,对消化性溃疡患者进行 X 线胃肠检查时,观察到针刺内关、足三里对胃蠕动多有增强作用,尤以针刺足三里为明显,而针刺公孙则胃蠕动多减弱。②据报道,针刺公孙、内关、梁丘等穴有抑制胃酸分泌的作用。

5. 商丘(Shāngqiū,经穴)

(1)定位　在足内踝前下方凹陷中,当舟骨结节与内踝尖连线的中点处。

(2)解剖　浅层布有隐神经、大隐静脉。深层有内踝前动、静脉的分支。

(3)主治　腹胀、泄泻、便秘、黄疸、足踝痛。

(4)配伍　配气海、足三里治肠鸣、腹胀。

(5)刺灸法　直刺 0.3～0.5 寸。

6. 三阴交(Sānyīnjiāo,足太阴经、足少阴经、足厥阴经的交会穴)

(1)定位　在小腿内侧,当足内踝尖上 3.0 寸,胫骨内侧缘后方。

(2)解剖　在胫骨后缘和比目鱼肌之间。浅层布有隐神经的小腿内侧皮支、大隐静脉的属支。深层布有胫神经和胫后动、静脉。

(3)主治　肠鸣、腹胀、泄泻、月经不调、带下、阴挺、不孕、滞产、遗精、阳痿、遗尿、疝气、失眠、下肢痿痹、脚气。

(4)配伍　配足三里治肠鸣、泄泻;配中极治月经不调;配子宫治阴挺;配大敦治疝气;配内关、神门治失眠。

(5)刺灸法　直刺 1.0～1.5 寸。孕妇禁针。

7. 漏谷(Lòugǔ)

(1)定位　在小腿内侧,当内踝尖与阴陵泉的连线上,距内踝尖 6.0 寸,胫骨内侧缘后方。

(2)解剖　在胫骨后缘与比目鱼肌之间。浅层布有隐神经的小腿内侧皮支和大隐静脉。深层布有胫神经和胫后动、静脉。

（3）主治　腹胀、肠鸣、小便不利、遗精、下肢痿痹。

（4）配伍　配足三里治腹胀、肠鸣。

（5）刺灸法　直刺1.0～1.5寸。

8. 地机（Dìjī，郄穴）

（1）定位　在小腿内侧，当内踝尖与阴陵泉的连线上，阴陵泉下3.0寸。

（2）解剖　在胫骨后缘与比目鱼肌之间。浅层布有隐神经的小腿内侧皮支和大隐静脉。深层布有胫神经和胫后动、静脉。

（3）主治　腹痛、泄泻、小便不利、水肿、月经不调、痛经、遗精。

（4）配伍　配三阴交治痛经；配隐白治崩漏。

（5）刺灸法　直刺1.0～1.5寸。

9. 阴陵泉（Yīnlíngquán，合穴）

（1）定位　在小腿内侧，当胫骨内侧踝后下方凹陷处。

（2）解剖　浅层布有隐神经的小腿内侧皮支、大隐静脉和膝降动脉分支。深层布有膝下内侧动、静脉。

（3）主治　腹胀、泄泻、水肿、黄疸、小便不利或失禁、膝痛。

（4）配伍　配肝俞、至阳治黄疸；配阳陵泉治膝痛。

（5）刺灸法　直刺1.0～2.0寸。

10. 血海（Xuèhǎi）

（1）定位　屈膝，在大腿内侧，髌底内侧端上2.0寸，当股四头肌内侧头的隆起处。

（2）简便取穴法　令患者屈膝，医者以左手掌心按于患者右膝髌骨上缘，二至五指向上伸直，拇指约呈45°斜置，拇指尖下是该穴。对侧穴位取法仿此。

（3）解剖　在股骨内上髁上缘，股内侧肌中间。浅层布有股神经前皮支、大隐静脉的属支。深层布有股动、静脉的肌支。

（4）主治　月经不调、崩漏、经闭、瘾疹、湿疹、丹毒。

（5）配伍　配三阴交治月经不调；配曲池治瘾疹。

（6）刺灸法　直刺1.0～1.5寸。

11. 箕门（Jīmén）

（1）定位　在大腿内侧，当血海与冲门的连线上，血海上6.0寸。

（2）解剖　在缝匠肌内侧缘。浅层布有股神经前皮支、大隐静脉的属支。深层布有股动、静脉，隐神经和股神经肌支。

（3）主治　小便不利、遗尿、腹股沟肿痛。

（4）配伍　配太冲治腹股沟肿痛。

（5）刺灸法　避开动脉,直刺 0.5～1.0 寸。

12. 冲门（Chōngmén,足太阴经、足厥阴经的交会穴）

（1）定位　在腹股沟外侧,距耻骨联合上缘中点 3.5 寸,当髂外动脉搏动处的外侧。

（2）解剖　在腹股沟韧带中点外侧的上方,在腹外斜肌腱膜及内斜肌的下部。

（3）主治　腹痛、疝气、崩漏、带下。

（4）配伍　配大敦治疝气。

（5）刺灸法　避开动脉,直刺 0.5～1.0 寸。

13. 府舍（Fǔshě,足太阴经、足厥阴经与阴维脉的交会穴）

（1）定位　在下腹部,当脐中下 4.3 寸,冲门上方 0.7 寸,距前正中线 4.0 寸。

（2）解剖　在腹股沟韧带上方外侧,腹外斜肌腱膜及腹内斜肌下部,深层为腹横肌下部。布有腹壁浅动脉,肋间动、静脉及髂腹股沟神经（右当盲肠下部,左当乙状结肠下部）。

（3）主治　腹痛、疝气。

（4）配伍　配气海治腹痛。

（5）刺灸法　直刺 1.0～1.5 寸。

14. 腹结（Fùjié）

（1）定位　在下腹部,大横下 1.3 寸,距前正中线 4.0 寸。

（2）解剖　在腹内、外斜肌及腹横肌肌部。布有第 11 肋间动、静脉及第 11 肋间神经。

（3）主治　腹痛、泄泻、疝气。

（4）配伍　配气海、天枢治腹痛。

（5）刺灸法　直刺 1.0～1.5 寸。

15. 大横（Dàhéng,足太阴经与阴维脉的交会穴）

（1）定位　在腹中部,距脐中 4.0 寸。

（2）解剖　在腹外斜肌肌部及腹横肌肌部。布有第 10 肋间动、静脉及第 10 肋间神经。

（3）主治　泄泻、便秘、腹痛。

（4）配伍　配天枢、足三里治腹痛。

（5）刺灸法　直刺 1.0～1.5 寸。

16. 腹哀(Fùāi,足太阴经与阴维脉的交会穴)

（1）定位　在上腹部,当脐中上 3.0 寸,距前正中线 4.0 寸。

（2）解剖　在腹内外斜肌及腹横肌肌部。布有第 8 肋间动、静脉及第 8 肋间神经。

（3）主治　消化不良、腹痛、便秘、痢疾。

（4）配伍　配气海治肠鸣。

（5）刺灸法　直刺 1.0～1.5 寸。

17. 食窦(Shídòu)

（1）定位　在胸外侧部,当第 5 肋间隙,距前正中线 6.0 寸。

（2）解剖　在第 5 肋间隙前锯肌中。浅层布有第 5 肋间神经外侧支和胸腹壁静脉。深层布有胸长神经的分支,第 5 肋间神经和第 5 肋间后动、静脉。

（3）主治　胸胁胀痛、反胃、腹胀、水肿。

（4）配伍　配膻中治胸胁胀痛。

（5）刺灸法　斜刺或向外平刺 0.5～0.8 寸。不可深刺。

18. 天溪(Tiānxī)

（1）定位　在胸外侧部,当第 4 肋间隙,距前正中线 6.0 寸。

（2）解剖　在第 4 肋间隙,胸大肌外下缘,下层为前锯肌,深层为肋间内、外肌。布有胸外侧动、静脉分支,胸腹壁动、静脉,第 4 肋间动、静脉及第 4 肋间神经。

（3）主治　胸胁疼痛、咳嗽、乳痛、乳汁少。

（4）配伍　配膻中治胸胁疼痛。

（5）刺灸法　斜刺或向外平刺 0.5～0.8 寸。

19. 胸乡(Xiōngxiāng)

（1）定位　在胸外侧部,当第 3 肋间隙,距前正中线 6.0 寸。

（2）解剖　在第 3 肋间隙,胸大肌、胸小肌外缘,前锯肌中,下层为肋间内、外肌。布有胸外侧动、静脉,第 3 肋间动、静脉及第 3 肋间神经。

（3）主治　胸胁胀痛。

（4）配伍　配膻中治胸胁胀痛。

（5）刺灸法　斜刺或向外平刺 0.5～0.8 寸。

20. 周荣(Zhōuróng)

（1）定位　在胸外侧部,当第 2 肋间隙,距前正中线 6.0 寸。

(2)解剖　在第2肋间隙,胸大肌中,下层为胸小肌,肋间内、外肌。布有胸外侧动、静脉,第2肋间动、静脉及胸前神经分支。

(3)主治　咳嗽、气逆、胸胁胀满。

(4)配伍　配膻中治胸胁胀满。

(5)刺灸法　斜刺或向外平刺0.5~0.8寸。

21. 大包(Dàbāo,脾之大络)

(1)定位　在侧胸部,腋中线上,当第6肋间隙处。

(2)解剖　在第6肋间隙,前锯肌中。布有胸背动、静脉,第6肋间动、静脉及第6肋间神经。

(3)主治　气喘、全身疼痛、四肢无力。

(4)配伍　配足三里治四肢无力。

(5)刺灸法　斜刺或向后平刺0.5~0.8寸。

(五)手少阴心经

1. 极泉(Jíquán)

(1)定位　在腋窝顶点,腋动脉搏动处。

(2)解剖　在胸大肌的外下缘,深层为喙肱肌。布有尺神经、正中神经、前臂内侧皮神经及臂内侧皮神经。

(3)主治　心痛、胁肋疼痛、瘰疬、肩臂疼痛。

(4)配伍　配肩髃、曲池治肩臂疼痛。

(5)刺灸法　避开腋动脉,直刺或斜刺0.3~0.5寸。

2. 青灵(Qīnglíng)

(1)定位　在臂内侧,当极泉与少海的连线上,肘横纹上3.0寸,肱二头肌的内侧沟中。

(2)解剖　布有贵要静脉,尺侧上副动、静脉及前臂内侧皮神经,尺神经。

(3)主治　头痛、目黄、胸胁疼痛、肩臂疼痛。

(4)配伍　配肩髃、曲池治肩臂疼痛。

(5)刺灸法　直刺0.5~1.0寸。

3. 少海(Shàohǎi,合穴)

(1)定位　屈肘,当肘横纹内侧端与肱骨内上髁连线的中点处。

(2)解剖　布有贵要静脉,尺侧下副动、静脉,尺侧返动、静脉及前臂内侧皮神经,正中神经。

(3)主治 心痛、肘臂挛痛、瘰疬、头颈痛、腋胁痛。

(4)配伍 配曲池治肘臂挛痛。

(5)刺灸法 直刺 0.5～1.0 寸。

4. 灵道（Língdào，经穴）

(1)定位 在前臂掌侧,当尺侧腕屈肌腱的桡侧缘,腕横纹上 1.5 寸。

(2)解剖 在尺侧腕屈肌与指浅屈肌之间,深层为指深屈肌。布有尺动、静脉及前臂内侧皮神经。

(3)主治 心痛、暴喑、肘臂挛痛。

(4)配伍 配心俞治心痛。

(5)刺灸法 直刺 0.3～0.5 寸。

5. 通里（Tōnglǐ，络穴）

(1)定位 在前臂掌侧,当尺侧腕屈肌腱的桡侧缘,腕横纹上 1.0 寸。

(2)解剖 在尺侧腕屈肌与指浅屈肌之间,深层为指深屈肌。布有尺动、静脉及前臂内侧皮神经、尺神经。

(3)主治 心悸、暴喑、舌强不语、腕臂痛。

(4)配伍 配廉泉、哑门治不语。

(5)刺灸法 直刺 0.3～0.5 寸。

6. 阴郄（Yīnxì，郄穴）

(1)定位 在前臂掌侧,当尺侧腕屈肌腱的桡侧缘,腕横纹上 0.5 寸。

(2)解剖 在尺侧腕屈肌与指浅屈肌之间,深层为指深屈肌。布有尺动、静脉及前臂内侧皮神经、尺神经。

(3)主治 心痛、惊悸、骨蒸盗汗、吐血、衄血、暴喑。

(4)配伍 配心俞、巨阙治心痛;配大椎治阴虚盗汗。

(5)刺灸法 直刺 0.3～0.5 寸。

7. 神门（Shénmén，输穴,原穴）

(1)定位 在腕部,腕掌侧横纹尺侧端,尺侧腕屈肌腱的桡侧凹陷处。

(2)解剖 在尺侧腕屈肌与指浅屈肌之间,深层为指深屈肌。布有尺动、静脉及前臂内侧皮神经、尺神经。

(3)主治 心烦、惊悸、健忘、失眠、癫狂、痫证、胸胁疼痛。

(4)配伍 配内关、心俞治心痛;配内关、三阴交治健忘、失眠。

(5)刺灸法 直刺 0.3～0.5 寸。

8. 少府（Shàofǔ，荥穴）

（1）定位　在手掌面，第 4、5 掌骨之间，握拳时，当小指尖处。

（2）解剖　在第 4、5 掌骨间，有第 4 蚓状肌，指浅、深屈肌腱，深部为骨间肌。布有指掌侧总动、静脉及第 4 指掌侧固有神经。

（3）主治　心悸、胸痛、小便不利、遗尿、阴痒痛、小指挛痛。

（4）配伍　配内关治心悸。

（5）刺灸法　直刺 0.3～0.5 寸。

9. 少冲（Shàochōng，井穴）

（1）定位　在手小指末节桡侧，距指甲角 0.1 寸。

（2）解剖　布有指掌侧固有动、静脉所形成的动、静脉网及指掌侧固有神经。

（3）主治　心悸、心痛、胸胁痛、癫狂、热病、昏迷。

（4）配伍　配太冲、中冲、大椎治热病、昏迷。

（5）刺灸法　浅刺 0.1 寸，或点刺出血。

（六）手太阳小肠经

1. 少泽（Shàozé，井穴）

（1）定位　在手小指末节尺侧，距指甲角 0.1 寸。

（2）解剖　布有尺神经指掌侧固有神经的指背支和小指尺掌侧动、静脉指背支形成的动、静脉网。

（3）主治　头痛、目翳、咽喉肿痛、乳痈、乳汁少、昏迷、热病。

（4）配伍　配膻中、乳根治乳汁少、乳痈。

（5）刺灸法　浅刺 0.1 寸，或点刺出血。

2. 前谷（Qiángǔ，荥穴）

（1）定位　在手掌尺侧，微握拳，当小指本节（第 5 指掌关节）前的掌指横纹头赤白肉际。

（2）解剖　浅层布有尺神经的指背神经、尺神经的指掌侧固有神经和小指尺掌侧动、静脉。

（3）主治　头痛、目痛、耳鸣、咽喉肿痛、乳汁少、热病。

（4）配伍　配耳门、翳风治耳鸣。

（5）刺灸法　直刺 0.3～0.5 寸。

3. 后溪（Hòuxī，输穴；八脉交会穴，通于督脉）

（1）定位　在手掌尺侧，微握拳，当小指本节（第 5 指掌关节）后的远侧掌横纹头赤白肉际。

(2)解剖　在小指尺侧,第5掌骨小头后方,当小指展肌起点外缘。浅层布有尺神经手背支、尺神经掌支和下浅静脉等。深层布有小指尺掌侧固有动、静脉和指掌侧固有神经。

(3)主治　头项强痛、目赤、耳聋、咽喉肿痛、腰背痛、癫狂、痫证、疟疾、手指及肘臂挛痛。

(4)配伍　配列缺、悬钟治头项强痛;配人中治急性腰扭伤。

(5)刺灸法　直刺0.5~1.0寸。

4. 腕骨(Wàngǔ,原穴)

(1)定位　在手掌尺侧,当第5掌骨基底与三角骨之间的凹陷处赤白肉际。

(2)解剖　在手背尺侧,小指展肌起点外缘。浅层布有前臂内侧皮神经、尺神经掌支、尺神经手背支和浅静脉等。深层有尺动、静脉的分支。

(3)主治　头项强痛、耳鸣、目翳、黄疸、热病、疟疾、指挛腕痛。

(4)配伍　配阳陵泉、肝俞、胆俞治黄疸。

(5)刺灸法　直刺0.3~0.5寸。

5. 阳谷(Yánggǔ,经穴)

(1)定位　在手腕尺侧,当尺骨茎突与三角骨之间的凹陷处。

(2)解剖　当尺侧腕伸肌腱的尺侧缘。浅层布有尺神经手背支、贵要静脉等分支。深层布有尺动脉的腕背支。

(3)主治　头痛、目眩、耳鸣、耳聋、热病、癫狂、痫证、腕痛。

(4)配伍　配阳池治腕痛。

(5)刺灸法　直刺0.3~0.5寸。

6. 养老(Yǎnglǎo,郄穴)

(1)定位　在前臂背面尺侧,当尺骨小头近端桡侧凹缘中。

(2)解剖　左尺骨背面,尺骨茎突上方,尺侧腕伸肌腱和小指固有伸肌腱之间。浅层布有前臂内侧皮神经、前臂后皮神经、尺神经手背支和贵要静脉属支。深层布有腕背动、静脉网。

(3)主治　目视不明,肩、背、肘、臂酸痛。

(4)刺灸法　直刺或斜刺0.5~0.8寸。

7. 支正(Zhīzhèng,络穴)

(1)定位　在前臂背面尺侧,当阳谷与小海的连线上,腕背横纹上5.0寸。

(2)解剖　在尺骨背面,尺侧腕伸肌的尺侧缘。浅层布有前臂内侧皮神经、贵要静脉属支。深层布有尺动、静脉和尺神经。

(3)主治　头痛、目眩、热病、癫狂、项强、肘臂酸痛。

(4)配伍　配合谷治头痛。

(5)刺灸法　直刺或斜刺 0.5～0.8 寸。

8. 小海(Xiǎohǎi，合穴)

(1)定位　在肘内侧，当尺骨鹰嘴与肱骨内上髁之间的凹陷处。

(2)解剖　尺神经沟中，为尺侧腕屈肌的起始部。布有尺侧上副动、静脉，尺侧返动、静脉及前臂内侧皮神经、尺神经本干。

(3)主治　肘臂疼痛、癫痫。

(4)配伍　配手三里治肘臂疼痛。

(5)刺灸法　直刺 0.3～0.5 寸。

9. 肩贞(Jiānzhēn)

(1)定位　在肩关节后下方，臂内收时，腋后纹头上 1.0 寸。

(2)解剖　在肩关节后下方，肩胛骨外侧缘，三角肌后缘，下层是大圆肌。浅层布有第 2 肋间神经的外侧皮支和臂外侧上皮神经。深层布有桡神经。

(3)主治　肩臂疼痛、瘰疬、耳鸣。

(4)配伍　配肩髃、肩髎治疗肩周炎；配肩髎、曲池、肩井、手三里、合谷治上肢不遂。

(5)刺灸法　直刺 1.0～1.5 寸。

10. 臑俞(Nàoshū，手太阳经、足太阳经、阳维脉与阳跷脉的交会穴)

(1)定位　在肩部，当腋后纹头直上，肩胛冈下缘凹陷中。

(2)解剖　在肩胛骨关节窝后方三角肌中，深层为冈下肌。浅层布有锁骨上外侧神经。深层布有肩胛上动、静脉的分支，旋肱后动、静脉的分支。

(3)主治　肩臂疼痛、瘰疬。

(4)配伍　配肩髃、曲池治肩臂疼痛。

(5)刺灸法　直刺或斜刺 0.5～1.5 寸。

11. 天宗(Tiānzōng)

(1)定位　在肩胛部，当冈下窝中央凹陷处，与第 4 胸椎相平。

(2)解剖　在冈下窝中央的冈下肌中。浅层布有第 4 胸神经后支的皮支和伴行的动、静脉。深层布有旋肩胛动、静脉及肩胛上神经。

(3)主治　肩胛疼痛、气喘、乳痈。

(4)配伍　配肩外俞治肩胛痛；配膻中、足三里治乳痈。

(5)刺灸法　直刺或斜刺 0.5～1.0 寸。

12. 秉风(Bǐngfēng,手阳明经、手太阳经、手少阳经与足少阳经的交会穴)

(1)定位　在肩胛部,冈上窝中央,天宗直上,举臂有凹陷处。

(2)解剖　在肩胛冈上缘中央,表层为斜方肌,向下为冈上肌。浅层布有第 2 胸神经后支的皮支和伴行的动、静脉。深层布有肩胛上神经的分支和肩胛上动、静脉的分支。

(3)主治　肩胛疼痛、上肢酸麻。

(4)配伍　配天宗治肩胛疼痛。

(5)刺灸法　直刺或斜刺 0.5～1.0 寸。

13. 曲垣(Qūyuán)

(1)定位　在肩胛部,冈上窝内侧端,当臑俞与第 2 胸椎棘突连线的中点处。

(2)解剖　在肩胛冈上缘,斜方肌和冈上肌中。浅层布有第 2、3 胸神经后支的皮支和伴行的动、静脉。深层布有肩胛上神经的肌支和肩胛上动、静脉等。

(3)主治　肩胛疼痛。

(4)配伍　配天宗、秉风治肩胛疼痛。

(5)刺灸法　直刺或斜刺 0.5～1.0 寸。

14. 肩外俞(Jiānwàishū)

(1)定位　在背部,当第 1 胸椎棘突下,旁开 3.0 寸。

(2)解剖　在肩胛骨内侧角边缘,表层为斜方肌,深层为菱形肌。浅层布有第 1、2 胸神经后支的皮支和伴行的动、静脉。深层布有颈横动、静脉的分支和肩胛背神经的肌支。

(3)主治　肩背疼痛、颈项强急。

(4)配伍　配肩中俞、大椎、列缺治肩背疼痛。

(5)刺灸法　斜刺 0.5～0.8 寸。

15. 肩中俞(Jiānzhōngshū)

(1)定位　在背部,当第 7 颈椎棘突下,旁开 2.0 寸。

(2)解剖　在第 1 胸椎横突端,在肩胛骨内侧角边缘,表层为斜方肌,深层为菱形肌。浅层布有第 8 颈神经后支、第 1 胸神经后支的皮支。深层布有副神经、肩胛背神经和颈横动、静脉。

(3)主治　咳嗽、气喘、肩背疼痛、目视不明。

(4)配伍　配肩外俞、大椎治肩背疼痛。

(5)刺灸法　斜刺 0.5～0.8 寸。

16. 天窗(Tiānchuāng)

(1)定位　在颈外侧部,胸锁乳突肌的后缘,扶突后,与喉结相平。

(2)解剖　在斜方肌前缘,肩胛提肌后缘,深层为头夹肌。浅层布有耳大神经、枕小神经和颈外静脉。深层布有颈升动、静脉的分支。

(3)主治　耳鸣、耳聋、咽喉肿痛、颈项强痛、暴喑。

(4)配伍　配列缺治颈项强痛。

(5)刺灸法　直刺 0.5～1.0 寸。

17. 天容(Tiānróng)

(1)定位　在颈外侧部,当下颌角的后方,胸锁乳突肌的前缘凹陷中。

(2)解剖　在下颌角后方,胸锁乳突肌停止部前缘,二腹肌后腹的下缘。前方有颈外浅静脉,颈内动、静脉。浅层布有耳大神经的前支,面神经的颈支、副神经,其深层为交感神经干的颈上神经节。

(3)主治　耳鸣、耳聋、咽喉肿痛、颈项强痛。

(4)配伍　配列缺治颈项强痛。

(5)刺灸法　直刺 0.5～1.0 寸。

18. 颧髎(Quánliáo,手少阳经和手太阳经的交会穴)

(1)定位　在面部,当目外眦直下,颧骨下缘凹陷处。

(2)解剖　在颧骨下颌突的后下缘稍后,咬肌的起始部,颧肌中。浅层布有面横动、静脉的分支和面神经的分支。深层布有三叉神经的下颌神经分支。

(3)主治　口眼㖞斜、眼睑瞤动、齿痛、颊肿。

(4)配伍　配地仓、颊车治口㖞;配合谷治齿痛。

(5)刺灸法　直刺 0.3～0.5 寸,斜刺或平刺 0.5～1.0 寸。《类经图翼》中记,该穴禁灸。

19. 听宫(Tīnggōng)

(1)定位　在面部,耳屏前,下颌骨髁状突的后方,张口时呈凹陷处。

(2)解剖　布有颞浅动、静脉的耳前支及面神经,耳颞神经。

(3)主治　耳鸣、耳聋、聤耳、齿痛、癫狂、痫证。

(4)配伍　配翳风、中渚治耳鸣、耳聋。

(5)刺灸法　张口,直刺 0.5～1.0 寸。

(七)足太阳膀胱经

1. 睛明(Jīngmíng,手太阳经、足太阳经与足阳明经的交会穴)

（1）定位　在面部,目内眦角上方凹陷处。

（2）主治　结膜炎、泪囊炎、屈光不正、视神经炎、视神经萎缩、视网膜炎、白内障、青光眼。

（3）刺灸法　嘱患者闭目,针沿眶内侧壁边缘直刺 0.3～0.5 寸,禁提、插、捻、转,出针后压迫止血,避免损伤血管、神经。

2. 通天（Tōngtiān）

（1）定位　在头部,当前发际正中直上 4.0 寸,旁开 1.5 寸。

（2）主治　头顶痛、眩晕、面神经炎、鼻炎、鼻窦炎。

（3）刺灸法　平刺或斜刺 0.3～0.5 寸。

3. 天柱（Tiānzhù）

（1）定位　在项部,斜方肌外缘之后发际凹陷中,约当后发际正中旁开 1.3 寸。

（2）主治　头痛、项强、眩晕、目赤肿痛、鼻塞、咽喉肿痛、肩背痛、神经衰弱、惊厥、热病。

（3）刺灸法　向内直刺 0.5～1.0 寸。

4. 大杼（Dàzhù,骨会,足太阳经与手太阳经的交会穴）

（1）定位　在背部,第 1 胸椎棘突下,旁开 1.5 寸。

（2）主治　头痛、鼻塞、发热、咽喉肿痛、颈项强痛、肩背酸痛。

（3）刺灸法　向内斜刺 0.5～1.0 寸。

5. 风门（Fēngmén）

（1）定位　在背部,第 2 胸椎棘突下,旁开 1.5 寸。

（2）主治　头痛项强、感冒、咳嗽、哮喘、胸背疼痛、荨麻疹、身热。

（3）刺灸法　向内斜刺 0.5～1.0 寸。

6. 肺俞（Fèishū）

（1）定位　在背部,第 3 胸椎棘突下,旁开 1.5 寸。

（2）主治　支气管炎、支气管哮喘、肺炎、肺结核、胸膜炎、感冒、荨麻疹、肩背痛。

（3）刺灸法　向内斜刺 0.5～1.0 寸。

7. 厥阴俞（Juéyīnshū）

（1）定位　在背部,第 4 胸椎棘突下,旁开 1.5 寸。

（2）主治　胸胁痛、胸闷、心绞痛、心悸、咳嗽、呕吐、神经衰弱。

（3）刺灸法　向内斜刺 0.5～1.0 寸。

8. 心俞(Xīnshū)

(1)定位　在背部,第5胸椎棘突下,旁开1.5寸。

(2)主治　心绞痛、心悸、心律失常、神经衰弱、癔症、癫痫、精神病、咳嗽、哮喘、胸背痛。

(3)刺灸法　向内斜刺0.5～1.0寸。

9. 督俞(Dūshū)

(1)定位　在背部,第6胸椎棘突下,旁开1.5寸。

(2)主治　心绞痛、心悸、胸闷、呃逆、胃痛。

(3)刺灸法　向内斜刺0.5～1.0寸。

10. 膈俞(Géshū)

(1)定位　在背部,第7胸椎棘突下,旁开1.5寸。

(2)主治　吐血、鼻出血、便血、尿血、瘀血、贫血、食欲不振、胃脘胀痛、呃逆、呕吐、咳嗽、哮喘、潮热、盗汗。

(3)刺灸法　向内斜刺0.5～1.0寸。

11. 肝俞(Gānshū)

(1)定位　在背部,第9胸椎棘突下,旁开1.5寸。

(2)主治　肝胆疾病、胃病、眼病、神经衰弱、肋间神经痛、癫狂。

(3)刺灸法　向内斜刺0.5～1.0寸。

12. 胆俞(Dǎnshū)

(1)定位　在背部,第10胸椎棘突下,旁开1.5寸。

(2)主治　肝胆疾病、胃痛、呕吐、胸胁痛。

(3)刺灸法　向内斜刺0.5～1.0寸。

13. 脾俞(Píshū)

(1)定位　在背部,第11胸椎棘突下,旁开1.5寸。

(2)主治　胃炎、消化不良、胃十二指肠溃疡、肝炎、肠炎、痢疾、慢性出血性疾病、功能性子宫出血、水肿、荨麻疹。

(3)刺灸法　向内斜刺0.5～1.0寸。

14. 胃俞(Wèishū)

(1)定位　在背部,第12胸椎棘突下,旁开1.5寸。

(2)主治　胃痛、肠鸣、腹胀、呕吐、消化不良、胃下垂、胸胁痛。

(3)刺灸法　向内斜刺0.5～1.0寸。

15. 三焦俞（Sānjiāoshū）

(1)定位　在腰部,第1腰椎棘突下,旁开1.5寸。

(2)主治　腹胀、肠鸣、消化不良、呕吐、腹泻、小便不利、肾炎、腰背痛。

(3)刺灸法　直刺0.8～1.5寸。

16. 肾俞（Shènshū）

(1)定位　在腰部,第2腰椎棘突下,旁开1.5寸。

(2)主治　遗精、阳痿、早泄、遗尿、月经不调、痛经、慢性盆腔炎、肾炎、腰膝酸软、头晕目眩、耳鸣、耳聋。

(3)刺灸法　直刺0.8～1.5寸。

17. 气海俞（Qìhǎishū）

(1)定位　在腰部,第3腰椎棘突下,旁开1.5寸。

(2)主治　腰痛、腰膝酸软、月经不调、痛经、痔疮。

(3)刺灸法　直刺0.8～1.5寸。

18. 大肠俞（Dàchángshū）

(1)定位　在腰部,第4腰椎棘突下,旁开1.5寸。

(2)主治　腹胀、肠鸣、腹痛、腹泻、便秘、痢疾、腰痛。

(3)刺灸法　直刺0.8～1.5寸。

19. 关元俞（Guānyuánshū）

(1)定位　在腰部,第5腰椎棘突下,旁开1.5寸。

(2)主治　腹胀、腹泻、小便不利、遗尿、尿路感染、腰腿痛。

(3)刺灸法　直刺0.8～1.5寸。

20. 小肠俞（Xiǎochángshū）

(1)定位　在骶部,当骶正中崤旁1.5寸,平第1骶后孔。

(2)主治　遗精、遗尿、尿血、腹胀、痢疾、腰腿痛。

(3)刺灸法　直刺0.8～1.5寸。

21. 膀胱俞（Pángguāngshū）

(1)定位　在骶部,当骶正中崤旁1.5寸,平第2骶后孔。

(2)主治　尿路感染、阳痿、遗精、遗尿、小便不利、腹泻、便秘、腰骶痛。

(3)刺灸法　直刺0.8～1.5寸。

22. 上髎（Shàngliáo）

(1)定位　在骶部,当髂后上棘与后正中线之间,适对第1骶后孔处。

(2)主治　遗精、阳痿、月经不调、子宫脱垂、阴痒、腰痛、二便不利、痔疮。

(3)刺灸法　直刺 0.8～1.2 寸。

23. 次髎(Cìliáo)

(1)定位　在骶部,当髂后上棘内下方,适对第 2 骶后孔处。

(2)主治　月经不调、痛经、带下、小便不利、遗尿、遗精、阳痿。

(3)刺灸法　直刺 0.8～1.2 寸。

24. 中髎(Zhōngliáo)

(1)定位　在骶部,当次髎下内方,适对第 3 骶后孔处。

(2)主治　月经不调、带下、小便不利、便秘、腹泻。

(3)刺灸法　直刺 0.8～1.2 寸。

25. 下髎(Xiàliáo)

(1)定位　在骶部,当中髎下内方,适对第 4 骶后孔处。

(2)主治　小腹痛、腰骶痛、小便不利、带下、便秘。

(3)刺灸法　直刺 0.8～1.2 寸。

26. 承扶(Chéngfú)

(1)定位　在大腿后面,臀下横纹的中点。

(2)主治　坐骨神经痛、阴痛、痔疮、下肢瘫痪。

(3)刺灸法　直刺 1.0～2.0 寸。

27. 殷门(Yīnmén)

(1)定位　在大腿后面,承扶下 6.0 寸。

(2)主治　腰腿痛,坐骨神经痛,下肢痿痹。

(3)刺法　直刺 1.0～2.0 寸。

28. 委中(Wěizhōng)

(1)定位　在腘横纹中点,当股二头肌腱与半腱肌肌腱的中间。

(2)主治　腰背痛、坐骨神经痛、膝关节肿痛、腹痛、吐泻、自汗、盗汗、丹毒。

(3)刺灸法　直刺 1.0～1.5 寸,或用三棱针点刺腘静脉出血;可灸。

29. 附分(Fùfēn,手太阳经与足太阳经的交会穴)

(1)定位　在背部,第 2 胸椎棘突下,旁开 3.0 寸。

(2)主治　颈项强痛、肋间神经痛。

(3)刺灸法　斜刺 0.5～0.8 寸。

30. 膏肓(Gāohuāng)

(1)定位　在背部,第 4 胸椎棘突下,旁开 3.0 寸。

(2)主治　肺结核、胸膜炎、咳嗽、哮喘、神经衰弱、久病体虚。

(3)刺灸法　斜刺 0.5～0.8 寸。

31. 志室(Zhìshì)

(1)定位　在腰部,第 2 腰椎棘突下,旁开 3.0 寸。

(2)主治　阳痿、遗精、前列腺炎、前列腺增生症、小便不利、水肿、腰背痛。

(3)刺灸法　斜刺 0.5～0.8 寸。

32. 秩边(Zhìbiān)

(1)定位　在臀部,平第 4 骶后孔,骶正中嵴旁开 3.0 寸。

(2)主治　腰骶痛、二便不利、坐骨神经痛、下肢麻木、痔疮。

(3)刺灸法　直刺 1.0～2.0 寸。

33. 承山(Chéngshān)

(1)定位　在小腿后面正中,当伸直小腿或足跟上提时,腓肠肌肌腹下出现尖角的凹陷处。

(2)主治　腰背痛、小腿痛、腓肠肌痉挛、下肢痿痹、脱肛、痔疮、疝气、腹痛。

(3)刺灸法　直刺 1.0～2.0 寸。

34. 昆仑(Kūnlún)

(1)定位　在足部,外踝后方,当外踝尖与跟腱之间的凹陷处。

(2)主治　头痛、眩晕、项强、腰背痛、坐骨神经痛、足跟痛、下肢瘫痪、鼻出血、癫痫、疟疾、难产。

(3)刺灸法　直刺 0.5～1.0 寸。

35. 申脉(Shēnmài)

(1)定位　在足外侧部,外踝直下方凹陷中。

(2)主治　头痛、眩晕、癔症、癫痫、腰腿痛、踝关节痛、项强。

(3)刺灸法　直刺 0.3～0.5 寸。

36. 至阴(Zhìyīn)

(1)定位　在足小趾末节外侧,距趾甲角 0.1 寸。

(2)主治　胎位不正、难产、胎衣不下、头痛、眩晕、目痛、鼻塞、鼻衄。

(3)刺灸法　浅刺 0.1 寸,或点刺出血。

(八)足少阴肾经

1. 涌泉(Yǒngquán,井穴)

(1)定位　在足底部,卷足时足前部凹陷处,约当第 2、3 趾趾缝纹头端与足跟连线的前 1/3 与后 2/3 的交点上。

（2）解剖　浅层布有足底内侧神经的分支。深层布有第 2 趾足底总神经和第 2 趾足底总动、静脉。

（3）主治　头顶痛、头晕、眼花、咽喉痛、舌干、失音、小便不利、小儿惊风、足心热、昏厥。

（4）配伍　配然谷治喉痹；配水沟、照海治癫痫；配太冲、百会治头颈痛。

（5）刺灸法　直刺 0.5～0.8 寸；可灸。

2. 然谷(Rángǔ，荥穴)

（1）定位　在足内侧缘，足舟骨粗隆下方，赤白肉际处。

（2）解剖　浅层布有隐神经的小腿内侧皮支、足底内侧神经皮支和足背静脉网的属支。深层布有足底内侧神经和足底内侧动、静脉。

（3）主治　月经不调、阴挺、阴痒、遗精、阳痿、小便不利、泄泻、胸胁胀痛、咳血、小儿脐风、口噤、消渴、黄疸、下肢痿痹、足跗痛。

（4）配伍　配承山治转筋；配气冲、四满治石水；配太溪治热病烦心、足寒、多汗。

（5）刺灸法　直刺 0.5～0.8 寸；可灸。

3. 太溪(Tàixī，输穴，原穴)

（1）定位　在足内侧，内踝后下方，当内踝尖与跟腱之间的凹陷处。

（2）解剖　浅层布有隐神经的小腿内侧皮支、大隐静脉的属支。深层布有胫后动、静脉。

（3）主治　头痛、目眩、咽喉肿痛、齿痛、耳聋、耳鸣、咳嗽、气喘、胸痛、咳血、消渴、月经不调、失眠、健忘、遗精、阳痿、小便频数、腰脊痛、下肢厥冷、内踝肿痛。

（4）配伍　配然谷主治热病烦心；配支沟、然谷治心痛。

（5）刺灸法　直刺 0.5～0.8 寸；可灸。

4. 大钟(Dàzhōng，络穴)

（1）定位　在足内侧，内踝后下方，当跟腱附着部的内侧前方凹陷处。

（2）解剖　浅层布有隐神经的小腿内侧皮支、大隐静脉的属支。深层布有胫后动脉的内踝支和跟支构成的动脉网。

（3）主治　咳血、气喘、腰脊强痛、痴呆、嗜卧、足跟痛、二便不利、月经不调。

（4）配伍　配太溪、神门治心肾不交之心悸、失眠；配行间治虚火上炎之易惊善怒；配鱼际治虚火上炎之咽痛。

（5）刺灸法　直刺 0.3～0.5 寸；可灸。

5. 水泉(Shuǐquán,郄穴)

(1)定位　在足内侧,内踝后下方,当太溪直下 1.0 寸,跟骨结节的内侧凹陷处。

(2)解剖　浅层布有隐神经的小腿内侧皮支和大隐静脉的属支。深层布有胫后动、静脉,足底内、外侧神经。

(3)主治　月经不调、痛经、阴挺、小便不利、腹痛。

(4)配伍　配气海、血海、肾俞、三阴交、气海俞治肾绞痛、肾结石;配肾俞、中极、血海治血尿。

(5)刺灸法　直刺 0.3～0.5 寸;可灸。

6. 照海(Zhàohǎi,八脉交会穴,通阴跷脉)

(1)定位　在足内侧,内踝尖下方凹陷处。

(2)解剖　浅层布有隐神经的小腿内侧皮支、大隐静脉的属支。深层布有跗内侧动、静脉的分支。

(3)主治　咽喉干痛、痫证、失眠、嗜卧、惊恐不宁、目赤肿痛、月经不调、痛经、赤白带下、阴挺、阴痒、疝气、小便频数、脚气。

(4)配伍　配列缺、天突、太冲、廉泉治咽喉病;配神门、风池、三阴交治阴虚火旺之失眠症。

(5)刺灸法　直刺 0.5～0.8 寸;可灸。

7. 复溜(Fùliū,经穴)

(1)定位　在小腿内侧,太溪直上 2.0 寸,跟腱的前方。

(2)解剖　在比目鱼肌下端移行于跟腱处之内侧。浅层布有隐神经的小腿内侧皮支、大隐静脉的属支。深层布有胫后动、静脉。

(3)主治　泄泻、肠鸣、水肿、腹胀、腿肿、足痿、盗汗、身热无汗、腰脊强痛。

(4)配伍　配后溪、阴郄治盗汗不止;配中极、阴谷治癃闭。

(5)刺灸法　直刺 0.8～1.0 寸;可灸。

8. 交信(Jiāoxìn,郄穴)

(1)定位　在小腿内侧,当太溪直上 2.0 寸,复溜前 0.5 寸,胫骨内侧缘的后方。

(2)解剖　在趾长屈肌中。浅层布有隐神经的小腿内侧皮支、大隐静脉的属支。深层布有胫后动、静脉。

(3)主治　月经不调、崩漏、阴挺、泄泻、睾丸肿痛、疝气、阴痒、泻痢赤白。

(4)配伍　配关元、三阴交治月经不调;配太冲、血海、地机治崩漏;配中都治疝气;配中极治癃闭;配关元治阴挺。

（5）刺灸法　直刺 0.5～1.0 寸;可灸。

9. 筑宾(Zhùbīn,郄穴)

（1）定位　在小腿内侧,当太溪与阴谷的连线上,太溪上 5.0 寸,腓肠肌肌腹的内下方。

（2）解剖　在腓肠肌和趾长屈肌之间。浅层布有隐神经的小腿内侧皮支和浅静脉。深层布有胫后动、静脉。

（3）主治　癫狂、痫证、呕吐、小儿脐疝、小腿内侧痛。

（4）配伍　配肾俞、关元治水肿;配大敦、归来治疝气;配承山、合阳、阳陵泉治小腿痿痹;配水沟、百会治癫狂、痫证。

（5）刺灸法　直刺 0.5～0.8 寸;可灸。

10. 阴谷(Yīngǔ,合穴)

（1）定位　在腘窝内侧,屈膝时,当半腱肌肌腱与半膜肌肌腱之间。

（2）解剖　在半腱肌肌腱和半膜肌肌腱之间。浅层布有股后皮神经和皮下静脉。深层布有膝上内侧动、静脉。

（3）主治　阳痿、疝痛、月经不调、崩漏、癫狂、膝股内侧痛。

（4）配伍　配照海、中极治癃闭;配大赫、曲骨、命门治寒疝、阳痿、早泄、月经不调、崩漏。

（5）刺灸法　直刺 0.8～1.2 寸。

11. 横骨(Hénggǔ,冲脉、足少阴经的交会穴)

（1）定位　在下腹部,当脐中下 5.0 寸,前正中线旁开 0.5 寸。

（2）解剖　布有腹内、外斜肌腱膜,腹横肌腱膜及腹直肌;布有腹壁下动、静脉及阴部外动脉。浅层布有髂腹下神经的分支。深层布有腹壁下动、静脉的分支等。

（3）主治　阴痛、少腹胀痛、遗精、阳痿、遗尿、小便不利、疝气。

（4）配伍　配中极、三阴交治癃闭;配关元、肾俞、志室、大赫治阳痿、遗精、崩漏、月经不调。

（5）刺灸法　直刺 0.8～1.2 寸;可灸。

12. 大赫(Dàhè,冲脉、足少阴经的交会穴)

（1）定位　在下腹部,当脐中下 4.0 寸,前正中线旁开 0.5 寸。

（2）解剖　浅层布有腹壁浅动、静脉的分支或属支,第 11、12 胸神经等。深层布有腹壁下动、静脉。

（3）主治　阴痛、子宫脱垂、遗精、带下、月经不调、痛经、泄泻、痢疾。

（4）配伍　配命门、肾俞、志室、中极、关元治不育症等。

（5）刺灸法　直刺 0.8～1.2 寸；可灸。

13. 气穴（Qìxuè，冲脉、足少阴经的交会穴）

（1）定位　在下腹部，当脐中下 3.0 寸，前正中线旁开 0.5 寸。

（2）解剖　浅层布有腹壁浅动、静脉的分支等。深层布有腹壁下动、静脉的分支。

（3）主治　月经不调、带下、小便不利、泄泻、痢疾、腰脊痛、阳痿。

（4）配伍　配天枢、大肠俞治消化不良；配中极、阴陵泉、膀胱俞治五淋、小便不通；配气海、三阴交、肾俞、血海治月经不调、血崩、宫冷不孕、先兆流产、阳痿、不育症。

（5）刺灸法　直刺或斜刺 0.8～1.2 寸；可灸。

14. 四满（Sìmǎn，冲脉、足少阴经的交会穴）

（1）定位　在下腹部，当脐中下 2.0 寸，前正中线旁开 0.5 寸。

（2）解剖　浅层布有腹壁浅动、静脉的分支等。深层布有腹壁下动、静脉的分支。

（3）主治　月经不调、崩漏、带下、不孕、产后恶露不净、小腹痛、遗精、遗尿、疝气、便秘、水肿。

（4）配伍　配气海、三阴交、大敦、归来治疝气、睾丸肿痛；配气海、三阴交、肾俞、血海治月经不调、带下、遗精等。

（5）刺灸法　直刺 0.8～1.2 寸；可灸。

15. 中注（Zhōngzhù，冲脉、足少阴经的交会穴）

（1）定位　在下腹部，当脐中下 1.0 寸，前正中线旁开 0.5 寸。

（2）解剖　布有腹壁下动、静脉肌支及第 10 肋间神经。

（3）主治　月经不调、腰腹疼痛、大便燥结、泄泻、痢疾。

（4）配伍　配肾俞、委中、气海俞治腰背痛；配血海、肾俞、太冲、三阴交、阴交、中极治月经不调等。

（5）刺灸法　直刺 0.8～1.2 寸；可灸。

16. 肓俞（Huāngshū，冲脉、足少阴经的交会穴）

（1）定位　在中腹部，当脐中旁开 0.5 寸。

（2）解剖　布有腹壁下动、静脉肌支及第 10 肋间神经。

（3）主治　腹痛、呕吐、腹胀、痢疾、泄泻、便秘、疝气、月经不调、腰脊痛。

(4)配伍　配天枢、足三里、大肠俞治便秘、泄泻、痢疾；配中脘、足三里、内庭、天枢治胃痛、腹痛、疝痛、尿道涩痛等。

(5)刺灸法　直刺0.8～1.2寸；可灸。

17. 商曲（Shāngqū，冲脉、足少阴经的交会穴）

(1)定位　在上腹部，当脐中上2.0寸，前正中线旁开0.5寸。

(2)解剖　在腹直肌内缘。布有腹壁上下动、静脉的分支及第9肋间神经。

(3)主治　腹痛、泄泻、便秘、腹中积聚。

(4)配伍　配中脘、大横治腹痛、腹胀；配支沟治便秘；配大肠俞、天枢治泄泻、痢疾。

(5)刺灸法　直刺0.5～0.8寸；可灸。

18. 石关（Shíguān，冲脉、足少阴经的交会穴）

(1)定位　在上腹部，当脐中上3.0寸，前正中线旁开0.5寸。

(2)解剖　在腹直肌内缘。布有腹壁上动、静脉的分支及第9肋间神经。

(3)主治　呕吐、腹痛、便秘、产后腹痛、不孕。

(4)配伍　配中脘、内关治胃痛、呕吐、腹胀；配三阴交、肾俞治先兆流产和不孕等。

(5)刺灸法　直刺0.5～0.8寸；可灸。

19. 阴都（Yīndū，冲脉、足少阴经的交会穴）

(1)定位　在上腹部，当脐中上4.0寸，前正中线旁开0.5寸。

(2)解剖　在腹直肌内缘。布有腹壁上动、静脉的分支及第8肋间神经。

(3)主治　腹胀、肠鸣、腹痛、便秘、不孕、疟疾。

(4)配伍　配巨阙治心中烦满；配三阴交、血海治闭经；配中脘、天枢、足三里、四缝治纳呆及小儿疳积。

(5)刺灸法　直刺0.5～0.8寸；可灸。

20. 腹通谷（Fùtōnggǔ，冲脉、足少阴经的交会穴）

(1)定位　在上腹部，当脐中上5.0寸，前正中线旁开0.5寸。

(2)解剖　在腹直肌内缘。布有腹壁上动、静脉的分支及第8肋间神经。

(3)主治　腹痛、腹胀、呕吐、心痛、心悸、胸痛、暴喑。

(4)配伍　配内关、中脘治胃气上逆；配申脉、照海治癫痫、惊悸；配上脘、足三里治纳呆。

(5)刺灸法　直刺或斜刺0.5～0.8寸；可灸。

21. 幽门（Yōumén，冲脉、足少阴经的交会穴）

(1)定位　在上腹部,当脐中上6.0寸,前正中线旁开0.5寸。

(2)解剖　在腹直肌内缘。布有腹壁上动、静脉的分支及第7肋间神经。

(3)主治　腹痛、呕吐、消化不良、泄泻、痢疾。

(4)配伍　配玉堂治心烦、呕吐;配中脘、建里治胃痛、噎嗝、呕吐;配天枢治腹胀、肠鸣、泄泻。

(5)刺灸法　直刺0.5～0.8寸,不可深刺,以免伤及内脏;可灸。

22. 步廊（Bùláng）

(1)定位　在胸部,当第5肋间隙,前正中线旁开2.0寸。

(2)解剖　布有第5肋间动、静脉及第5肋间神经前皮支。

(3)主治　胸痛、咳嗽、气喘、呕吐、乳痈。

(4)配伍　配定喘、列缺治外感和内伤咳喘;配心俞、内关治胸痹、心悸怔忡。

(5)刺灸法　斜刺或平刺0.5～0.8寸,不可深刺,以免伤及内脏;可灸。

23. 神封（Shénfēng）

(1)定位　在胸部,当第4肋间隙,前正中线旁开2.0寸。

(2)解剖　浅层布有第4肋间神经的前皮支,胸廓内动、静脉的穿支。深层布有胸内、外侧神经的分支。

(3)主治　咳嗽、气喘、胸胁胀满、呕吐、乳痈。

(4)配伍　配阳陵泉、支沟治胸胁胀满。

(5)刺灸法　斜刺或平刺0.5～0.8寸;可灸。

24. 灵墟（Língxū）

(1)定位　在胸部,当第3肋间隙,前正中线旁开2.0寸。

(2)解剖　浅层布有第3肋间神经的前皮支,胸廓内动、静脉的穿支。深层布有胸内、外侧神经的分支。

(3)主治　咳嗽、气喘、痰多、胸胁胀痛、呕吐、乳痈。

(4)配伍　配足三里、中脘、内关治呕吐、纳呆;配神门、神藏治失眠、健忘。

(5)刺灸法　斜刺或平刺0.5～0.8寸;可灸。

25. 神藏（Shéncáng）

(1)定位　在胸部,当第2肋间隙,前正中线旁开2.0寸。

(2)解剖　浅层布有第2肋间神经的前皮支,胸廓内动、静脉的穿支。深层布有胸内、外侧神经的分支。

(3)主治　咳嗽、气喘、胸痛、烦满、呕吐。

(4)配伍　配天突、内关、太冲治梅核气;配心俞、玉堂治胸痹、噎嗝、冠心病、心肌梗死。

(5)刺灸法　斜刺或平刺 0.5～0.8 寸;可灸。

26. 彧中(Yùzhōng)

(1)定位　在胸部,当第 1 肋间隙,前正中线旁开 2.0 寸。

(2)解剖　浅层布有第 1 肋间神经的前皮支,锁骨上内侧神经和胸廓内动、静脉的穿支。深层布有胸内、外侧神经的分支。

(3)主治　咳嗽、气喘、痰壅、胸胁胀满。

(4)配伍　配风门、肺俞治外邪袭肺;配天突、间使、华盖治咽喉肿痛。

(5)刺灸法　斜刺或平刺 0.5～0.8 寸;可灸。

27. 俞府(Shūfǔ)

(1)定位　在胸部,当锁骨下缘,前正中线旁开 2.0 寸。

(2)解剖　在胸大肌中。浅层布有锁骨上内侧神经。深层布有胸内、外侧神经的分支。

(3)主治　咳嗽、气喘、胸痛、呕吐。

(4)配伍　配天突、肺俞、鱼际治咳嗽、咽痛;配足三里、合谷治胃气上逆导致的呕吐、呃逆。

(5)刺灸法　斜刺或平刺 0.5～0.8 寸;可灸。

(九)手厥阴心包经

1. 天池(Tiānchí,手厥阴经、足少阳经的交会穴)

(1)定位　在胸部,当第 4 肋间隙,乳头外 1.0 寸,前正中线旁开 5.0 寸。

(2)解剖　浅层布有第 4 肋间神经外侧皮支、胸腹壁静脉的属支。深层布有胸内、外侧神经,胸外侧动、静脉的分支。

(3)主治　胸闷、心烦、咳嗽、痰多、气喘、胸痛、腋下肿痛、瘰疬、疟疾、乳痈。

(4)配伍　配列缺、丰隆治咳嗽;配内关治心痛;配支沟治胸胁胀痛。

(5)刺灸法　斜刺或平刺 0.5～0.8 寸,本穴正当胸腔,内有心、肺,不宜深刺;可灸。

2. 天泉(Tiānquán)

(1)定位　在臂内侧,当腋前纹头下 2.0 寸,肱二头肌的长、短头之间。

(2)解剖　在肱二头肌的长、短头之间。浅层布有臂内侧皮神经的分支。

深层布有肌皮神经和肱动、静脉肌支。

（3）主治　心痛、胸胁胀满、咳嗽、胸背及上臂内侧痛。

（4）配伍　配内关、通里治心痛、心悸；配肺俞、支沟治咳嗽、胸胁胀痛；配侠白、曲池、外关治上肢痿、痹、瘫、痛。

（5）刺灸法　直刺 0.5～0.8 寸；可灸。

3. 曲泽（Qūzé，合穴）

（1）定位　在肘横纹中，当肱二头肌腱尺侧缘的凹陷中。

（2）解剖　在肱二头肌腱的尺侧。浅层布有肘正中静脉、前臂内侧皮神经等。深层布有肱动、静脉。

（3）主治　心痛、心痛、胃痛、呕吐、转筋、热病、烦躁、肘臂痛、上肢颤动、咳嗽。

（4）配伍　配神门、鱼际治呕血；配内关、大陵治心胸痛；配大陵、心俞、厥阴俞治心悸、心痛；配少商、尺泽、曲池治肘臂挛急、肩臂痛。

（5）刺灸法　直刺 0.8～1.0 寸，或者用三棱针点刺出血；可灸。

4. 郄门（Xìmén，郄穴）

（1）定位　在前臂掌侧，当曲泽与大陵的连线上，腕横纹上 5.0 寸。

（2）解剖　浅层布有前臂外侧皮神经、前臂内侧皮神经分支和前臂正中静脉。深层布有正中神经，正中神经伴行动、静脉等。

（3）主治　心痛、心悸、胸痛、心烦、咳血、呕血、衄血、疔疮、癫狂。

（4）配伍　配大陵治咯血；配曲泽、大陵治心痛；配梁丘、足三里、太冲治神经性呕吐；配内关治急性缺血性心肌损伤。

（5）刺灸法　直刺 0.5～1.0 寸；可灸。

5. 间使（Jiānshǐ，经穴）

（1）定位　在前臂掌侧，当曲泽与大陵的连线上，腕横纹上 3.0 寸，掌长肌腱与桡侧腕屈肌腱之间。

（2）解剖　浅层布有前臂内、外侧皮神经分支和前臂正中静脉。深层有正中神经，正中神经伴行动、静脉等。

（3）主治　心痛、心悸、胃痛、呕吐、热病、烦躁、疟疾、癫狂、痫证、腋肿、肘挛、臂痛。

（4）配伍　配支沟治疟疾；配尺泽治反胃、呕吐、呃逆；配水沟、太冲治癔症；配腰奇治癫痫。

（5）刺灸法　直刺 0.5～1.0 寸；可灸。

6. 内关（Nèiguān,络穴；八脉交会穴,通阴维脉）

（1）定位　在前臂掌侧,当曲泽与大陵的连线上,腕横纹上2.0寸,掌长肌腱与桡侧腕屈肌腱之间。

（2）解剖　浅层布有前臂内侧皮神经、前臂外侧皮神经的分支和前臂正中静脉。深层布有正中神经伴行动、静脉。

（3）主治　心痛、心悸、胸痛、胃痛、呕吐、呃逆、失眠、癫狂、痫证、郁证、眩晕、中风、偏瘫、哮喘、偏头痛、热病、肘臂挛痛。

（4）配伍　配公孙治腹痛；配膈俞治胸胁胀痛；配中脘、足三里治胃脘痛、呕吐、呃逆；配外关、曲池治上肢不遂、手震颤；配患侧悬厘治偏头痛；配建里治胸闷。

（5）刺灸法　直刺0.5～1.0寸；可灸。

7. 大陵（Dàlíng,输穴,原穴）

（1）定位　在腕掌横纹的中点处,当掌长肌腱与桡侧腕屈肌腱之间。

（2）解剖　浅层布有腕掌侧静脉网、前臂内侧皮神经、正中神经掌支。深层布有正中神经本干。

（3）主治　心痛、心悸、胃痛、呕吐、惊悸、癫狂、痫证、胸胁胀痛、腕关节疼痛。

（4）配伍　配劳宫治心绞痛、失眠；配外关、支沟治腹痛、便秘；配水沟、间使、心俞、丰隆治癫狂、惊悸。

（5）刺灸法　直刺0.3～0.5寸；可灸。

8. 劳宫（Láogōng,荥穴）

（1）定位　在手掌心,当第2、3掌骨之间偏于第3掌骨,握拳屈指时中指尖处。

（2）解剖　浅层布有正中神经的掌支和手掌侧静脉网。深层布有指掌侧总动脉、正中神经的指掌侧固有神经。

（3）主治　中风昏迷、中暑、心痛、癫狂、痫证、口疮、口臭、鹅掌风。

（4）配伍　配后溪治黄疸。

（5）刺灸法　直刺0.3～0.5寸；可灸。

9. 中冲（Zhōngchōng,井穴）

（1）定位　在手中指末节尖端中央。

（2）解剖　布有由指掌侧固有动、静脉所形成的动、静脉网及正中神经的指掌侧固有神经。

（3）主治　中风昏迷、舌强不语、中暑、昏厥、小儿惊风、热病、舌下肿痛。

（4）配伍　配内关、水沟治小儿惊风、中暑、中风昏迷等；配金津、玉液、廉泉治舌强不语、舌下肿痛。

（5）刺灸法　浅刺0.1寸，或用三棱针点刺出血。

（十）手少阳三焦经

1. 关冲（Guānchōng，井穴）

（1）定位　在手无名指末节尺侧，距指甲角0.1寸（指寸）。

（2）解剖　布有由指掌固有动、静脉形成的动、静脉网及来自尺神经的指掌侧固有神经。

（3）主治　头痛、目赤、耳聋、耳鸣、喉痹、舌强、热病、心烦。

（4）配伍　配内关、人中治中暑、昏厥。

（5）刺灸法　浅刺0.1寸，或用三棱针点刺出血；可灸。

2. 液门（Yèmén，荥穴）

（1）定位　在手背部，当第4、5间，指蹼缘后方赤白肉际处。

（2）解剖　布有来自尺动脉的指背动脉及来自尺神经的手背支。

（3）主治　头痛、目赤、耳痛、耳鸣、耳聋、喉痹、疟疾、手臂痛。

（4）配伍　配鱼际治喉痛。

（5）刺灸法　直刺0.3～0.5寸；可灸。

3. 中渚（Zhōngzhǔ，输穴）

（1）定位　在手背部，当无名指本节（掌指关节）的后方，第4、5掌骨间凹陷处。

（2）解剖　布有手背静脉网及第4掌背动脉及来自尺神经的手背支。

（3）主治　头痛、目眩、目赤、目痛、耳聋、耳鸣、喉痹、肩背肘臂疼痛、手指不能屈伸、热病。

（4）配伍　配角孙治耳鸣、耳聋；配太白治大便难。

（5）刺灸法　直刺0.3～0.5寸；可灸。

4. 阳池（Yángchí，原穴）

（1）定位　在腕背横纹中，当指伸肌腱的尺侧缘凹陷处。

（2）解剖　布有手背静脉网、第4掌背动脉及尺神经手背支、前臂背侧皮神经末支。

（3）主治　腕痛、肩臂痛、耳聋、疟疾、消渴、口干、喉痹。

(4)配伍　配合谷、尺泽、曲池、中渚治手臂拘挛。

(5)刺灸法　直刺0.3～0.5寸;可灸。

5. 外关(Wàiguān,络穴;八脉交会穴,通阳维脉)

(1)定位　在前臂背侧,当阳池与肘尖的连线上,腕背横纹上2.0寸,尺骨与桡骨之间。

(2)解剖　浅层布有前臂后皮神经、头静脉和贵要静脉的属支。深层布有骨间后动、静脉和骨间后神经。

(3)主治　热病、头痛、颊痛、耳聋、耳鸣、目赤肿痛、胁痛、肩背痛、肘臂屈伸不利、手指疼痛、手颤。

(4)配伍　配足临泣治颈项强痛、肩背痛;配大椎、曲池治外感热病;配阳陵泉治胁痛。

(5)刺灸法　直刺0.5～1.0寸;可灸。

6. 支沟(Zhīgōu,经穴)

(1)定位　在前臂背侧,当阳池与肘尖的连线上,腕背横纹上3.0寸,尺骨与桡骨之间。

(2)解剖　在桡骨与尺骨之间,指总伸肌与拇长伸肌之间,屈肘俯掌时则在指总伸肌的桡侧。浅层布有前臂后皮神经、头静脉和贵要静脉的属支。深层布有骨间后动、静脉和骨间后神经。

(3)主治　暴喑、耳聋、耳鸣、肩背疼痛、胸胁疼痛、呕吐、便秘、热病。

(4)配伍　配天枢治大便秘结。

(5)刺灸法　直刺0.5～1.0寸;可灸。

7. 会宗(Huìzōng,郄穴)

(1)定位　在前臂背侧,当腕背横纹上3.0寸,支沟尺侧,尺骨的桡侧缘。

(2)解剖　尺骨桡侧缘,在小指固有伸肌和尺侧腕伸肌之间。浅层布有前臂后皮神经、贵要静脉的属支等。深层布有前臂骨间后动、静脉的分支或属支,前臂骨间后神经的分支。

(3)主治　耳聋、痫证、上肢痹痛。

(4)配伍　配听会、耳门治耳聋;配大包治上肢肌肉疼痛、软组织挫伤。

(5)刺灸法　直刺0.5～1.0寸;可灸。

8. 三阳络(Sānyángluò)

(1)定位　在前臂背侧,腕背横纹上4.0寸,尺骨与桡骨之间。

(2)解剖　在指总伸肌与拇长展肌起端之间。浅层布有前臂后皮神经、头静脉和贵要静脉的后支。深层为前臂骨间后神经。

（3）主治　暴喑、耳聋、手臂痛、龋齿痛。

（4）配伍　配曲池、合谷、肩井治中风后遗症之上肢不遂。

（5）刺灸法　直刺 0.5～1.0 寸；可灸。

9. 四渎（Sìdú）

（1）定位　在前臂背侧，当阳池与肘尖的连线上，肘尖下 5.0 寸，尺骨与桡骨之间。

（2）解剖　在指总伸肌和尺侧腕伸肌之间。浅层布有前臂后皮神经、头静脉和贵要静脉的属支。深层布有骨间后动、静脉和骨间后神经。

（3）主治　暴喑、暴聋、齿痛、呼吸气短、前臂痛。

（4）配伍　配三阳络、消泺、肩髎、天髎、肩外俞治肩臂痛；配三阳络、阳溪治手指屈伸不利、上肢不遂。

（5）刺灸法　直刺 0.5～1.0 寸；可灸。

10. 天井（Tiānjǐng）

（1）定位　在臂外侧，屈肘时，当肘尖直上 1.0 寸凹陷处。

（2）解剖　在肱骨下端后面的鹰嘴窝中。浅层布有臂后皮神经。深层布有肘关节动、静脉网，桡神经肌支。

（3）主治　偏头痛、肩臂痛、耳聋、瘰疬、瘿气、癫痫。

（4）配伍　配率谷治偏头痛；配天突治瘿气；配巨阙、心俞治精神恍惚。

（5）刺灸法　直刺 0.5～1.0 寸；可灸。

11. 清冷渊（Qīnglěngyuān）

（1）定位　在臂外侧，屈肘时，当肘尖直上 2.0 寸，即天井上 1.0 寸。

（2）解剖　在肱三头肌下部。浅层布有臂后皮神经。深层布有副动、静脉，桡神经肌支等。

（3）主治　头痛、目黄、肩臂痛不能举。

（4）配伍　配肩髎、天髎、臑俞、养老、合谷治上肢痿、痹、瘫、痛。

（5）刺灸法　直刺 0.5～1.0 寸；可灸。

12. 消泺（Xiāoluò）

（1）定位　在臂外侧，当清冷渊与臑会连线的中点处。

（2）解剖　在肱三头肌肌腹的中间。浅层布有臂后皮神经。深层布有中副动、静脉和桡神经肌支。

（3）主治　头痛、颈项强痛、臂痛、齿痛、癫痫。

(4)配伍　配肩髎、肩髃、臑会、清冷渊治肩臂痛、上肢不遂、肩周炎。

(5)刺灸法　直刺 0.8～1.0 寸;可灸。

13. 臑会(Nàohuì)

(1)定位　在臂外侧,当肘尖与肩髎的连线上,肩髎下 3.0 寸,三角肌的后下缘。

(2)解剖　在肱三头肌长头与外侧头之间。浅层布有臂后皮神经。深层布有桡神经,肱深动、静脉。

(3)主治　肩臂痛、瘿气、瘰疬、目疾、肩胛肿痛。

(4)配伍　配肩俞、肩贞治肩周炎;配肘髎、外关治肘臂挛痛。

(5)刺灸法　直刺 0.5～1.0 寸;可灸。

14. 肩髎(Jiānliáo)

(1)定位　在肩部,肩髃后方,当臂外展时,于肩峰后下方出现的凹陷处。

(2)解剖　在三角肌中。浅层布有锁骨上外侧神经。深层布有旋肱后动、静脉。

(3)主治　臂痛、肩重不能举。

(4)配伍　配天宗、曲垣治肩背疼痛;配肩井、天池、养老治上肢不遂、肩周炎。

(5)刺灸法　直刺 0.5～1.0 寸;可灸。

15. 天髎(Tiānliáo)

(1)定位　在肩胛部,肩井与曲垣连线的中点,当肩胛骨上角处。

(2)解剖　浅层布有锁骨上神经和第 1 胸神经后肢外侧皮支。深层布有肩胛背动、静脉的分支,肩胛上动、静脉的分支等结构。

(3)主治　肩臂痛、颈项强痛、胸中烦满。

(4)配伍　配秉风、天宗、清冷渊、臑会治颈肩综合征、上肢不遂。

(5)刺灸法　直刺 0.5～0.8 寸;可灸。

16. 天牖(Tiānyǒu)

(1)定位　在颈侧部,当乳突的后下方,平下颌角,胸锁乳突肌后缘的凹陷中。

(2)解剖　在胸锁乳突肌后缘。浅层布有颈外静脉属支、耳大神经和枕小神经。深层布有枕动、静脉的分支,颈深动、静脉升支。

(3)主治　头晕、头痛、面肿、目昏、暴聋、项强。

(4)配伍　配外关、率谷治偏头痛、耳鸣、耳聋、腮腺炎。

(5)刺灸法　直刺0.8～1.0寸;可灸。

17. 翳风(Yìfēng)

(1)定位　在耳垂后方,当乳突与下颌角之间的凹陷处。

(2)解剖　浅层布有耳大神经和颈外静脉的属支。深层布有颈外动脉的分支耳后动脉、面神经等结构。

(3)主治　耳鸣、耳聋、口眼㖞斜、牙关紧闭、颊肿、瘰疬。

(4)配伍　配地仓、承浆、水沟、合谷治口噤不开。

(5)刺灸法　直刺0.8～1.0寸;可灸,勿直接灸。

18. 瘛脉(Chìmài)

(1)定位　在头部,耳后乳突中央,当角孙与翳风之间,沿耳轮连线的中、下1/3的交点处。

(2)解剖　在耳后肌上。布有耳后动、静脉及耳大神经的耳后支。

(3)主治　头痛、耳聋、耳鸣、小儿惊痫、呕吐、泻痢。

(4)配伍　配翳风、耳门、听宫、听会、百会治耳硬化症,提高听力。

(5)刺灸法　平刺0.3～0.5寸,或点刺出血;可灸。

19. 颅息(Lúxī)

(1)定位　在头部,当角孙与翳风之间,沿耳轮连线的上、中1/3的交点处。

(2)解剖　布有耳后动、静脉及耳大神经和枕小神经的吻合支。

(3)主治　头痛、耳鸣、耳痛、小儿惊痫、呕吐涎沫。

(4)配伍　配太冲治小儿惊痫、呕吐涎沫;配天冲、脑空、风池、太阳治偏头痛、头风病。

(5)刺灸法　平刺0.3～0.5寸;可灸。

20. 角孙(Jiǎosūn)

(1)定位　在头部,折耳郭向前,当耳尖直上入发际处。

(2)解剖　布有颞浅动、静脉的耳前支及颞神经的分支。

(3)主治　耳部肿痛、目赤肿痛、目翳、齿痛、唇燥、项强、头痛。

(4)配伍　配率谷、太阳治偏头痛。

(5)刺灸法　平刺0.3～0.5寸;可灸。

21. 耳门(Ěrmén)

(1)定位　在面部,当耳屏上切迹的前方,下颌骨髁突后缘,张口有凹陷处。

(2)解剖　布有颞浅动、静脉的耳前支及耳颞神经、面神经的分支。

(3)主治　耳聋、耳鸣、聤耳、齿痛、颈颔痛。

(4)配伍　配丝竹空治牙痛;配兑端治上齿龋。

(5)刺灸法　直刺 0.5～1.0 寸;可灸。

22. 耳和髎(Ěrhéliáo,手、足少阳经,手太阳经的交会穴)

(1)定位　在头侧部,当鬓发后缘,平耳郭根的前方,颞浅动脉的后缘。

(2)解剖　布有颞浅动、静脉及耳颞神经的分支、面神经的颞支。

(3)主治　头痛、耳鸣、牙关紧闭、颌肿、口渴。

(4)配伍　配养老、完骨治耳聋。

(5)刺灸法　斜刺 0.3～0.5 寸;可灸。

23. 丝竹空(Sīzhúkōng)

(1)定位　在面部,当眉梢凹陷处。

(2)解剖　布有眶上神经、颧面神经、面神经颞支和颧支,以及颞动、静脉的额支。

(3)主治　头痛、目眩、目赤肿痛、眼睑眴动、齿痛、癫痫。

(4)配伍　配太阳、外关治偏头痛。

(5)刺灸法　平刺 0.5～1.0 寸;不宜灸。

(十一)足少阳胆经

1. 瞳子髎(Tóngzǐliáo,手太阳经、手少阳经、足少阳经的交会穴)

(1)定位　在面部,目外眦旁,当眶外侧缘处。

(2)解剖　浅层布有颧神经的颧面支与颧颞支。深层布有颞深前、后神经和颞深前、后动脉的分支。

(3)主治　头痛、目赤肿痛、怕光羞明、迎风流泪、远视不明、目翳。

(4)配伍　配合谷、足临泣、睛明治目生内障;配少泽治妇人乳肿;配养老、肝俞、光明、太冲治疗视物昏花。

(5)刺灸法　向后刺或斜刺 0.3～0.5 寸,或用三棱针点刺出血。

2. 听会(Tīnghuì)

(1)定位　在面部,当耳屏间切迹的前方,下颌骨髁突的后缘,张口有凹陷处。

(2)解剖　浅层布有耳颞神经和耳大神经。深层布有颞浅动、静脉和面神经丛等。

(3)主治　耳鸣、耳聋、齿痛、下颌脱臼、口眼㖞斜、面痛、头痛

(4)配伍　配颊车、地仓治中风导致的口眼㖞斜;配耳门、听宫治下颌关

节炎。

（5）刺灸法　直刺 0.5 寸;可灸。

3. 上关(Shàngguān,手少阳经、足阳明经的交会穴)

（1）定位　在耳前,下关直上,当颧弓的上缘凹陷处。

（2）解剖　在颞肌中。浅层布有耳颞神经,面神经颞支和颞浅动、静脉。深层布有颞深前、后神经的分支。

（3）主治　头痛、耳鸣、耳聋、聤耳、口眼㖞斜、面痛、齿痛、惊痫、瘛疭。

（4）配伍　配肾俞、翳风、太溪、听会治老年人肾虚导致的耳鸣、耳聋;配耳门、合谷、颊车治下颌关节炎、牙关紧闭。

（5）刺灸法　直刺 0.5～0.8 寸;可灸。

4. 颔厌(Hànyàn,手少阳经、足阳明经的交会穴)

（1）定位　在头部鬓发上,当头维与曲鬓弧形连线的上 1/4 与下 3/4 交点处。

（2）解剖　在颞肌中。浅层布有颞浅动、静脉的顶支及耳颞神经。深层布有颞深前、后神经的分支。

（3）主治　头痛、眩晕、目外眦痛、齿痛、耳鸣、惊痫。

（4）配伍　配悬颅治偏头痛;配外关、风池治眩晕。

（5）刺灸法　直刺 0.3～0.4 寸;可灸。

5. 悬颅(Xuánlú)

（1）定位　在头部鬓发上,当头维与曲鬓弧形连线的中点处。

（2）解剖　在颞肌中。浅层布有颞浅动、静脉的顶支及耳颞神经。深层布有颞深前、后神经的分支。

（3）主治　偏头痛、面肿、目外眦痛、齿痛。

（4）配伍　配颔厌治偏头痛;配曲池、合谷治热病头痛。

（5）刺灸法　向后平刺 0.5～0.8 寸;可灸。

6. 悬厘(Xuánlí,手、足少阳经,足阳明经的交会穴)

（1）定位　在头部鬓发上,当头维与曲鬓弧形连线的上 3/4 与下 1/4 交点处。

（2）解剖　在颞肌中。浅层布有颞浅动、静脉的顶支及耳颞神经。深层布有颞深前、后神经的分支。

（3）主治　偏头痛、面肿、目外眦痛、耳鸣、上齿痛。

（4）配伍　配鸠尾治热病、偏头痛;配束骨治癫痫。

(5)刺灸法　向后平刺 0.5～0.8 寸;可灸。

7. 曲鬓(Qūbìn,足太阳经、足少阳经的交会穴)

(1)定位　在头部,当耳前鬓角发际后缘的垂线与耳尖水平线的交点处。

(2)解剖　在颞肌中。布有颞浅动、静脉的顶支及耳颞神经。

(3)主治　偏头痛、额颊肿、牙关紧闭、呕吐、齿痛、目赤肿痛。

(4)配伍　配风池、太冲治目赤肿痛;配下关、合谷、太冲治头痛、口噤不开。

(5)刺灸法　向后平刺 0.5～0.8 寸;可灸。

8. 率谷(Shuàigǔ,足太阳经、足少阳经的交会穴)

(1)定位　在头部,当耳尖直上入发际 1.5 寸,角孙直上方。

(2)解剖　在颞肌中。布有颞浅动、静脉顶支及耳神经和枕大神经会合支。

(3)主治　头痛、眩晕、呕吐、小儿惊风。

(4)配伍　配印堂、太冲、合谷治小儿急、慢惊风,眩晕,耳鸣;配合谷、足三里治流行性腮腺炎。

(5)刺灸法　平刺 0.5～1.0 寸;可灸。

9. 天冲(Tiānchōng,足太阳经、足少阳经的交会穴)

(1)定位　在头部,当耳根后缘直上入发际 2.0 寸,率谷后 0.5 寸处。

(2)解剖　布有耳后动、静脉及耳神经等结构。

(3)主治　头痛、齿龈肿痛、癫痫、惊恐、瘿气。

(4)配伍　配目窗、风池治头痛。

(5)刺灸法　平刺 0.5～1.0 寸;可灸。

10. 浮白(Fúbái,足太阳经、足少阳经的交会穴)

(1)定位　在头部,当耳后乳突的后上方,天冲与完骨的弧形连线的中 1/3 与上 1/3 的交点处。

(2)解剖　布有耳后动、静脉及枕小神经和枕大神经的吻合支。

(3)主治　头痛、颈项强痛、耳鸣、耳聋、齿痛、瘰疬、瘿气、臂痛不举、足痿不行。

(4)配伍　配风池、行间治偏头痛、目赤肿痛;配听会、中渚治耳鸣、耳聋;配肾俞、太溪、耳门治耳鸣、耳聋。

(5)刺灸法　平刺 0.5～0.8 寸;可灸。

11. 头窍阴(Tóuqiàoyīn,足太阳经、足少阳经的交会穴)

(1)定位　在头部,当耳后乳突的后上方,天冲与完骨的弧形连线的中 1/3 与下 1/3 交点处。

（2）解剖　布有耳后动、静脉及枕小神经。

（3）主治　头痛、眩晕、颈项强痛、胸胁疼痛、口苦、耳鸣、耳聋、耳痛。

（4）配伍　配强间治头痛；配支沟、太冲、风池治肝胆火盛导致的偏头痛或巅顶痛。

（5）刺灸法　平刺 0.5～0.8 寸；可灸。

12. 完骨（Wángǔ，足太阳经、足少阳经的交会穴）

（1）定位　在头部，当耳后乳突的后下方凹陷处。

（2）解剖　在胸锁乳突肌附着部上方。浅层布有耳后动、静脉的分支及枕小神经。深层布有颈深动、静脉。

（3）主治　头痛、颈项强痛、颊肿、喉痹、龋齿、口眼㖞斜、癫痫、疟疾。

（4）配伍　配风池、大杼治疟疾；配风池治癫疾；配风池、合谷治风热上犯之喉痹、齿痛、疖腮、口㖞。

（5）刺灸法　斜刺 0.5～0.8 寸；可灸。

13. 本神（Běnshén，足少阳经、阳维脉的交会穴）

（1）定位　在头部，当前发际上 0.5 寸，神庭旁开 3.0 寸，神庭与头维连线的内 2/3 与外 1/3 交点处。

（2）解剖　在额肌中。布有颞浅动、静脉的额支，眶上动、静脉及眶上神经。

（3）主治　头痛、目眩、癫痫、小儿惊风、颈项强痛、胸胁疼痛、半身不遂。

（4）配伍　配前顶、囟会、天柱治小儿惊痫；配水沟、太阳、合谷、大椎、天柱、百会治中风不省人事、小儿惊风。

（5）刺灸法　平刺 0.5～0.8 寸；可灸。

14. 阳白（Yángbái，足少阳经、阳维脉的交会穴）

（1）定位　在前额部，当瞳孔直上，眉上 1.0 寸。

（2）解剖　在额肌中。布有眶上神经外侧支和眶上动、静脉外侧支。

（3）主治　头痛、目眩、目痛、外眦疼痛。

（4）配伍　配太阳、睛明、鱼腰治目赤肿痛、视物昏花、上睑下垂。

（5）刺灸法　平刺 0.5～0.8 寸；可灸。

15. 头临泣（Tóulínqì，足太阳经、足少阳经与阳维脉的交会穴）

（1）定位　在头部，当瞳孔直上入前发际 0.5 寸，神庭与头维连线的中点处。

（2）解剖　在额肌中。布有眶上神经和眶上动、静脉。

（3）主治　头痛、目眩、目赤肿痛、流泪、目翳、鼻塞、鼻渊、耳聋、小儿惊痫、热病。

(4)配伍　配阳谷、腕骨、申脉治目眩;配大椎、腰奇、水沟、十宣治中风昏迷、癫痫;配大椎、间使、胆俞、肝俞治疟疾。

(5)刺灸法　平刺0.5~0.8寸;可灸。

16. 目窗(Mùchuāng,足少阳经、阳维脉的交会穴)

(1)定位　在头部,当前发际上1.5寸,头正中线旁开2.25寸。

(2)解剖　在帽状腱膜中。布有颞浅动、静脉的额支及眶上神经。

(3)主治　头痛、目眩、目赤肿痛、远视、近视、上齿龋肿、小儿惊痫。

(4)配伍　配关冲、风池治头痛;配陷谷治面目水肿。

(5)刺灸法　平刺0.5~0.8寸;可灸。

17. 正营(Zhèngyíng,足少阳经、阳维脉的交会穴)

(1)定位　在头部,当前发际上2.5寸,头正中线旁开2.25寸。

(2)解剖　在帽状腱膜中。布有颞浅动、静脉顶支,枕动、静脉的分支及眶上神经和枕大神经的吻合支。

(3)主治　头痛、头晕、目眩、齿痛。

(4)配伍　配阳白、太冲、风池治头痛、眩晕、目赤肿痛。

(5)刺灸法　平刺0.5~0.8寸;可灸。

18. 承灵(Chénglíng,足少阳经、阳维脉的交会穴)

(1)定位　在头部,当前发际上4.0寸,头正中线旁开2.25寸。

(2)解剖　在帽状腱膜中。布有枕大神经和枕动、静脉的分支。

(3)主治　头晕、眩晕、目痛、鼻渊、鼻衄、鼻窒、多涕。

(4)配伍　配风池、风门、后溪治鼻衄。

(5)刺灸法　平刺0.5~0.8寸;可灸。

19. 脑空(Nǎokōng,足少阳经、阳维脉的交会穴)

(1)定位　在头部,当枕外隆凸的上缘外侧,头正中线旁开2.25寸,平脑户。

(2)解剖　在枕肌中。布有枕动、静脉及枕大神经。

(3)主治　头痛、颈项强痛、目眩、目赤肿痛、耳聋、癫痫、惊悸、热病。

(4)配伍　配大椎、照海、申脉治癫狂、痫证;配风池、印堂、太冲治头痛、目眩;配悬钟、后溪治颈项强痛。

(5)刺灸法　平刺0.5~0.8寸;可灸。

20. 风池(Fēngchí,足少阳经、阳维脉的交会穴)

(1)定位　在项部,当枕骨之下,与风府相平,在胸锁乳突肌与斜方肌上端之间的凹陷处。

(2)解剖　在胸锁乳突肌与斜方肌上端附着部之间的凹陷中,深层为头夹肌。布有枕动、静脉的分支及枕大神经。

(3)主治　头痛、眩晕、颈项强痛、目赤肿痛、鼻渊、鼻衄、耳聋、气闭、中风、口眼㖞斜、疟疾、热病、感冒、瘿气。

(4)配伍　配合谷、丝竹空治偏正头痛;配脑户、玉枕、风府、上星治目痛不能视;配百会、太冲、水沟、足三里、十宣治中风。

(5)刺灸法　针尖微下,向鼻尖方向斜刺0.5～0.8寸,或平刺透风府穴;可灸。

21. 肩井(Jiānjǐng,手少阳经、足少阳经、足阳明经与阳维脉的交会穴)

(1)定位　在肩上,前直乳中,当大椎与肩峰端连线的中点上。

(2)解剖　浅层布有锁骨上神经及颈浅动、静脉的分支。深层布有颈横动、静脉的分支等。

(3)主治　肩背痹痛、手臂不举、颈项强痛、乳痈、中风、瘰疬、难产。

(4)配伍　配足三里、阳陵泉治脚气。

(5)刺灸法　直刺0.5～0.8寸,深部正当肺尖,不可深刺;可灸。

22. 渊腋(Yuānyè)

(1)定位　在侧胸部,举臂,当腋中线上,腋下3.0寸,第4肋间隙中。

(2)解剖　布有胸腹壁静脉,胸外侧动、静脉,第4肋间动、静脉及第4肋间神经外侧皮支、胸长神经的分支。

(3)主治　胸满、胁痛、腋下肿、臂痛不举。

(4)配伍　配大包、支沟治胸胁疼痛、肋间神经痛;配条口透承山、天宗、膈俞治肩关节周围炎。

(5)刺灸法　斜刺0.5～0.8寸。

23. 辄筋(Zhéjīn)

(1)定位　在侧胸部,渊腋前1.0寸,平乳头,第4肋间隙中。

(2)解剖　在胸大肌外缘。布有胸外侧动、静脉及第4肋间神经外侧皮支。

(3)主治　胸胁疼痛、喘息、呕吐、吞酸、腋肿、肩臂痛。

(4)配伍　配肺俞、定喘治胸闷喘息不得卧;配阳陵泉、支沟治胸胁疼痛。

(5)刺灸法　斜刺0.5～0.8寸;可灸。

24. 日月（Rìyuè，足太阴经、足少阳经的交会穴，募穴）

（1）定位　在上腹部，当乳头直下，第7肋间隙，前正中线旁开4.0寸。

（2）解剖　布有肋间动、静脉及第7或第8肋间神经。

（3）主治　胸胁疼痛、胀满、呕吐、吞酸、呃逆、黄疸。

（4）配伍　配胆俞治胆虚；配内关、中脘治呕吐、纳呆；配期门、阳陵泉治胆石症；配支沟、丘墟治胸胁胀痛；配胆俞、腕骨治黄疸。

（5）刺灸法　斜刺0.5~0.8寸；可灸。

25. 京门（Jīngmén，募穴）

（1）定位　在侧腰部，章门后1.8寸，当第12肋游离端的下方。

（2）解剖　布有第11肋间动、静脉及第11肋间神经。

（3）主治　肠鸣、泄泻、腹胀、腰胁疼痛。

（4）配伍　配行间治腰痛不可久立、俯仰。

（5）刺灸法　斜刺0.5~0.8寸；可灸。

26. 带脉（Dàimài，足少阳经、带脉的交会穴）

（1）定位　在侧腹部，章门下1.8寸，当第11肋骨游离端下方垂线与脐水平线的交点上。

（2）解剖　布有第12肋间动、静脉及第12肋间神经。

（3）主治　月经不调、赤白带下、疝气、腰胁疼痛。

（4）配伍　配关元、气海、三阴交、白环俞、间使治赤白带下；配关元、足三里、肾俞、京门、次髎治肾气虚之带下；配中极、次髎、行间、三阴交治湿热下注之带下。

（5）刺灸法　直刺0.5~0.8寸；可灸。

27. 五枢（Wǔshū，足少阳经、带脉的交会穴）

（1）定位　在侧腹部，当髂前上棘的前方，横平脐下3.0寸处。

（2）解剖　布有旋髂深动、静脉及髂腹下神经。

（2）主治　阴挺、赤白带下、月经不调、疝气、少腹痛、便秘、腰胯痛。

（3）配伍　五枢透维道、气海俞、阳陵泉对子宫全切术患者进行针刺麻醉。

（4）刺灸法　直刺0.8~1.5寸；可灸。

28. 维道（Wéidào，足少阳经、带脉的交会穴）

（1）定位　在侧腹部，当髂前上棘的前下方，五枢前下0.5寸。

（2）解剖　布有旋髂深动、静脉及髂腹股沟神经。

（3）主治　腰胯痛、少腹痛、阴挺、疝气、带下、月经不调、水肿。

(4)配伍　配百会、气海、足三里、三阴交治气虚下陷之阴挺或带下症；配五枢、带脉、中极、太冲、三阴交治卵巢囊肿、闭经；配横骨、冲门、气冲、大敦治疝气。

(5)刺灸法　向前下方斜刺0.8～1.5寸；可灸。

29. 居髎(Jūliáo，阳跷脉、足少阳经的交会穴)

(1)定位　在髋部，当髂前上棘与股骨大转子最凸点连线的中点处。

(2)解剖　布有臀上动、静脉的分支及臀上皮神经、臀上神经。

(3)主治　腰腿痹痛，瘫痪，足痿，疝气。

(4)配伍　配环跳、委中治腿风湿痛；配环跳、风市、阳陵泉、条口、悬钟治中风下肢瘫痪、根性坐骨神经痛、腓总神经麻痹。

(5)刺灸法　直刺或斜刺1.5～2.0寸；可灸。

30. 环跳(Huántiào，足少阳经、足太阳经的交会穴)

(1)定位　在股外侧部，侧卧屈股，当股骨大转子最凸点与骶管裂孔连线的外1/3与中1/3交点处。

(2)解剖　在臀大肌、梨状肌的下缘。布有臀下动、静脉及臀上皮神经、坐骨神经、臀下神经等。

(3)主治　腰胯疼痛、半身不遂、下肢痿痹、遍身风疹、挫闪腰痛、膝踝肿痛不能转侧。

(4)配伍　配风市治风痹；配太白、足三里、阳陵泉、丰隆、飞扬治下肢水潴留、静脉炎；配风市、膝阳关、阳陵泉、丘墟治胆经型坐骨神经痛；配居髎、风市、中渎治股外侧皮神经炎；配髀关、伏兔、风市、犊鼻、足三里、阳陵泉、太冲、太溪治小儿麻痹、肌萎缩、中风半身不遂。

(5)刺灸法　直刺2.0～2.5寸；可灸。

31. 风市(Fēngshì)

(1)定位　在大腿外侧部的中线上，当腘横纹上7.0寸，或直立垂手时，中指尖处。

(2)解剖　在阔筋膜下，股外侧肌中。布有旋股外侧动、静脉的肌支及股外侧皮神经、股神经的肌支。

(3)主治　中风半身不遂，下肢痿痹、麻木，遍身瘙痒，脚气。

(4)配伍　配风池、大杼、大椎、命门、关元、腰阳关、十七椎治中心型类风湿。

(5)刺灸法　直刺1.0～1.5寸；可灸。

32. 中渎（Zhōngdú）

（1）定位　在大腿外侧，当风市下 2.0 寸，或腘横纹上 7.0 寸，股外肌与股二头肌之间。

（2）解剖　在阔筋膜下，股外侧肌中。布有旋股外侧动、静脉的肌支及股外侧皮神经、股神经的肌支。

（3）主治　下肢痿痹、麻木，半身不遂。

（4）配伍　配环跳、风市、膝阳关、阳陵泉、足三里治中风后遗症、下肢瘫痪及小儿麻痹症。

（5）刺灸法　直刺 1.0～1.5 寸；可灸。

33. 膝阳关（Xīyángguān）

（1）定位　在膝外侧，当股骨外上髁上方的凹陷处。

（2）解剖　在髂胫束的后方，股二头肌腱的前方。布有膝上外侧动、静脉及股外侧皮神经的末支。

（3）主治　膝膑肿痛、腘筋挛急、小腿麻木。

（4）配伍　配环跳、承筋治胫痹不仁；配血海、膝关、犊鼻、丰隆、曲池、合谷治膝关节炎。

（5）刺灸法　直刺 0.8～1.0 寸；可灸。

34. 阳陵泉（Yánglíngquán，合穴，胆之下合穴，八会穴之筋会）

（1）定位　在小腿外侧，当腓骨小头前下方凹陷处。

（2）解剖　在腓骨长、短肌中。布有膝下外侧动、静脉及腓总神经的分支。

（3）主治　半身不遂，下肢痿痹、麻木，膝肿痛，脚气，胸胁疼痛，口苦，呕吐，黄疸，小儿惊风，破伤风。

（4）配伍　配曲池治半身不遂；配日月、期门、胆俞、至阳治黄疸、胆囊炎、胆结石；配足三里、上廉治胸胁疼痛。

（5）刺灸法　直刺或斜向下刺 1.0～1.5 寸；可灸。

35. 阳交（Yángjiāo，郄穴）

（1）定位　在小腿外侧，当外踝尖上 7.0 寸，腓骨后缘。

（2）解剖　在腓骨长肌附着部。布有腓肠外侧皮神经。

（3）主治　胸胁胀满疼痛、面肿、惊狂、癫疾、瘛疭、膝股痛、下肢痿痹。

（4）配伍　配支沟、相应节段夹脊穴治带状疱疹之神经痛；配阳辅、绝骨、行间、昆仑、丘墟治两足麻木；配环跳、秩边、风市、伏兔、昆仑治风湿性腰腿痛、腰扭伤、坐骨神经痛、中风半身不遂之下肢瘫痪、小儿麻痹症。

（5）刺灸法　直刺 0.5~0.8 寸；可灸。

36. 外丘（Wàiqiū，郄穴）

（1）定位　在小腿外侧，当外踝尖上 7.0 寸，腓骨前缘，平阳交。

（2）解剖　在腓骨长肌和趾总伸肌之间，深层为腓骨短肌。布有胫前动、静脉的肌支及腓浅神经。

（3）主治　颈项强痛、胸胁疼痛、下肢痿痹、癫疾、小儿龟胸。

（4）配伍　配腰奇、间使、丰隆、百会治癫痫；配环跳、伏兔、阳陵泉、阳交治下肢痿、痹、瘫；配足三里、条口、阳陵泉治腓总神经麻痹。

（5）刺灸法　直刺 0.5~0.8 寸；可灸。

37. 光明（Guāngmíng，络穴）

（1）定位　在小腿外侧，当外踝尖上 5.0 寸，腓骨前缘。

（2）解剖　在趾长伸肌和腓骨短肌之间。布有胫前动、静脉的分支及腓浅神经。

（3）主治　目痛、夜盲、乳胀痛、膝痛、下肢痿痹、颊肿。

（4）配伍　配肝俞、肾俞、风池、目窗、睛明、行间治青光眼和早期白内障。

（5）刺灸法　直刺 0.5~0.8 寸；可灸。

38. 阳辅（Yángfǔ，经穴）

（1）定位　在小腿外侧，当外踝尖上 4.0 寸，腓骨前缘稍前方。

（2）解剖　在趾长伸肌和腓骨短肌之间。布有胫前动、静脉的分支及腓浅神经。

（3）主治　偏头痛，目外眦痛，缺盆中痛，腋下痛，瘰疬，胸、胁、下肢外侧痛，疟疾，半身不遂。

（4）配伍　配飞扬、金门治下肢痿、痹、瘫。

（5）刺灸法　直刺 0.5~0.8 寸。

39. 悬钟（Xuánzhōng，八会穴的髓会）

（1）定位　在小腿外侧，当外踝尖上 3.0 寸，腓骨前缘。

（2）解剖　在腓骨短肌与趾长伸肌的分歧处。布有胫前动、静脉的分支及腓浅神经。

（3）主治　半身不遂、颈项强痛、胸腹胀满、胁肋疼痛、膝腿痛、脚气、腋下肿。

（4）配伍　配内庭治胸腹胀满；配昆仑、合谷、肩髃、曲池、足三里治中风、半身不遂；配后溪、列缺治项强、落枕。

（5）刺灸法　直刺 0.5～0.8 寸；可灸。

40. 丘墟（Qiūxū，原穴）

（1）定位　在足外踝的前下方，当趾长伸肌腱的外侧凹陷处。

（2）解剖　在趾短伸肌的起点。布有外踝前动、静脉的分支及足背中间皮神经的分支、腓浅神经的分支。

（3）主治　颈项痛、腋下肿、胸胁疼痛、下肢痿痹、外踝肿痛、疟疾、疝气、目赤肿痛、目生翳膜、中风偏瘫。

（4）配伍　配昆仑、绝骨治踝跟足痛；配中渎治胸胁疼痛；配日月、期门、肝俞、胆俞、阳陵泉、腕骨治黄疸、胆道疾患。

（5）刺灸法　直刺 0.5～0.8 寸；可灸。

41. 足临泣（Zúlínqì，输穴；八脉交会穴，通于带脉）

（1）定位　在足背外侧，当足第 4 趾本节（第 4 跖趾关节）的后方，小趾伸肌腱的外侧凹陷处。

（2）解剖　布有足背静脉网，第 4 趾背侧动、静脉及足背中间皮神经。

（3）主治　头痛、目外眦痛、目眩、乳痈、瘰疬、胸胁疼痛、疟疾、中风偏瘫、痹痛不仁、足跗肿痛。

（4）配伍　配三阴交治痹病；配三阴交、中极治月经不调。

（5）刺灸法　直刺 0.5～0.8 寸；可灸。

42. 地五会（Dìwǔhuì）

（1）定位　在足背外侧，当足第 4 趾本节（第 4 跖趾关节）的后方，第 4、5 趾骨之间，小趾伸肌腱的内侧缘。

（2）解剖　布有足背静脉网，第 4 跖背侧动、静脉及足背中间皮神经。

（3）主治　头痛、目赤疼痛、耳鸣、耳聋、胸满、胁痛、腋肿、乳痈、跗肿。

（4）配伍　配耳门、足三里治耳鸣、腰痛。

（5）刺灸法　直刺或斜刺 0.5～0.8 寸。

43. 侠溪（Xiáxī，荥穴）

（1）定位　在足背外侧，当第 4、5 趾间，趾蹼缘后方赤白肉际处。

（2）解剖　布有趾背动、静脉及足背中间皮神经的趾背神经。

（3）主治　头痛、眩晕、惊悸、耳鸣、耳聋、目外眦痛、颊肿、胸胁疼痛、膝股痛、足跗肿痛、疟疾。

（4）配伍　配太阳、太冲、阳白、风池、头临泣治眩晕、偏头痛、耳鸣、耳聋、目外眦痛。

(5)刺灸法　直刺或斜刺 0.3～0.5 寸;可灸。

44. 足窍阴(Zúqiàoyīn,井穴)

(1)定位　在足第 4 趾末节外侧,距趾甲角 0.1 寸。

(2)解剖　布有足背中间皮神经的趾背神经及由趾背动、静脉和趾底固有动、静脉构成的动、静脉网。

(3)主治　偏头痛、目眩、目赤肿痛、耳聋、耳鸣、喉痹、胸胁疼痛、足跗肿痛、多梦、热病。

(4)配伍　配太冲、太溪、内关、太阳、风池、百会治神经性头痛、高血压、肋间神经痛、胸膜炎、急性传染性结膜炎、神经性耳聋等;配阳陵泉、期门、支沟、太冲治胆道疾患;配水沟、太冲、中冲、百会、风池治中风昏迷。

(5)刺灸法　浅刺 0.1 寸,或点刺出血;可灸。

(十二)足厥阴肝经

1. 大敦(Dàdūn,井穴)

(1)定位　在足大趾末节外侧,距趾甲角 0.1 寸。

(2)解剖　布有趾背动、静脉及腓深神经的背外侧神经。

(3)主治　疝气、缩阴、阴中痛、月经不调、血崩、尿血、癃闭、遗尿、癫狂、痫证、少腹痛。

(4)配伍　配内关、水沟治癫狂、痫证和中风昏仆;配膻中、天突、间使治梅核气。

(5)刺灸法　斜刺 0.1～0.2 寸,或用三棱针点刺出血;可灸。

2. 行间(Xíngjiān,荥穴)

(1)定位　在足背侧,当第 1、2 趾间,趾蹼缘的后方赤白肉际处。

(2)解剖　布有腓深神经的趾背神经和趾背动、静脉。

(3)主治　月经过多、闭经、痛经、阴中痛、遗尿、疝气、胸胁满痛、呃逆、咳嗽、头痛、眩晕、目赤肿痛、青盲、中风、癫痫、瘰疬、失眠、口喝、膝肿、下肢内侧痛、足跗肿痛。

(4)配伍　配睛明治青光眼;配太冲、合谷、风池、百会治肝火上炎、头痛、眩晕、衄血;配中脘、肝俞、胃俞治肝气犯胃之胃痛;配中府、孔最治肝火犯肺之干咳或咳血。

(5)刺灸法　直刺 0.5～0.8 寸;可灸。

3. 太冲(Tàichōng,输穴,原穴)

(1)定位　在足背侧,当第 1、2 跖骨间隙的后方凹陷处。

（2）解剖　浅层布有足背静脉网及足背内侧皮神经等。深层布有腓深神经和第1趾背动、静脉。

（3）主治　头痛、眩晕、疝气、月经不调、癃闭、遗尿、小儿惊风、癫狂、痫证、胁痛、腹胀、黄疸、呕逆、目赤肿痛、膝股内侧痛、足跗肿、下肢痿痹。

（4）配伍　配大敦治疝气；配合谷为开四关，治四肢抽搐；配肝俞、膈俞、太溪、血海治贫血；配间使、鸠尾、心俞、肝俞治癫狂、痫证。

（5）刺灸法　直刺0.5～0.8寸；可灸。

4. 中封（Zhōngfēng，经穴）

（1）定位　在足背侧，当足内踝前，商丘与解溪连线之间，胫骨前肌腱的内侧凹陷处。

（2）解剖　在胫骨前肌腱的内侧。布有足背内侧皮神经的分支及内踝前动脉、足背浅静脉。

（3）主治　疝气、阴茎痛、遗精、小便不利、黄疸、胸腹胀满、腰痛、足冷、内踝肿痛。

（4）配伍　配胆俞、阳陵泉、太冲、内庭泻热疏肝，治黄疸、疟疾；配足三里、阴廉治阴缩入腹、阴茎痛、遗精、淋证、小便不利。

（5）刺灸法　直刺0.5～0.8寸；可灸。

5. 蠡沟（Lígōu，络穴）

（1）定位　在小腿内侧，当足内踝尖上5.0寸，胫骨内侧面的中央。

（2）解剖　在胫骨内侧面下1/3处。布有隐神经的小腿内侧皮支和大隐静脉。

（3）主治　月经不调、赤白带下、阴挺、阴痒、疝气、小便不利、睾丸肿痛、小腹痛、腰背拘急不可俯仰、胫部酸痛。

（4）配伍　配百虫窝、阴陵泉、三阴交治滴虫性阴道炎；配中都、地机、中极、三阴交治月经不调、带下症、睾丸炎；配大敦、气冲治睾肿、赤白带下。

（5）刺灸法　平刺0.5～0.8寸；可灸。

6. 中都（Zhōngdū，郄穴）

（1）定位　在小腿内侧，当足内踝尖上7.0寸，胫骨内侧面的中央。

（2）解剖　在胫骨内侧面的中央。布有隐神经的小腿内侧皮支及大隐静脉。

（3）主治　胁痛、腹胀、泄泻、疝气、小腹痛、崩漏、恶露不尽。

（4）配伍　配血海、三阴交治月经过多、崩漏、产后恶露不绝；配合谷、次髎、三阴交治痛经；配脾俞、阴陵泉治带下病；配足三里、梁丘治肝木乘土之腹胀、泄泻；配太冲治疝气；配三阴交、阴陵泉、膝阳关、膝关、伏兔、箕门治下肢痿、痹、瘫、痛。

（5）刺灸法　平刺0.5～0.8寸；可灸。

7. 膝关（Xīguān）

（1）定位　在小腿内侧，当胫骨内上髁的后下方，阴陵泉后1.0寸，腓肠肌内侧头的上部。

（2）解剖　在胫骨内侧后下方，腓肠肌内侧头的上部。浅层布有隐神经的小腿内侧皮支及大隐静脉的属支。深层布有腘动、静脉，胫神经等。

（3）主治　膝膑肿痛、寒湿走注、历节风痛、下肢痿痹。

（4）配伍　配足三里、血海、阴市、阳陵泉、髀关、伏兔、丰隆治中风之下肢不遂、小儿麻痹等；配委中、足三里治两膝红肿疼痛。

（5）刺灸法　直刺0.8～1.0寸；可灸。

8. 曲泉（Qūquán，合穴）

（1）定位　在膝内侧，屈膝，当膝关节内侧面横纹端，股骨内侧髁的后缘，半腱肌、半膜肌止端的前缘凹陷处。

（2）解剖　在胫骨内髁后缘，半膜肌、半腱肌止点前上方。浅层布有隐神经及大隐静脉。深层布有膝上内侧动、静脉的分支。

（3）主治　月经不调、痛经、阴挺、阴痒、产后腹痛、遗精、阳痿、疝气、小便不利、头痛、目眩、癫狂、膝膑肿痛、下肢痿痹。

（4）配伍　配丘墟、阳陵泉治胆道疾患；配肝俞、肾俞、章门、商丘、太冲治肝炎；配复溜、肾俞、肝俞治肝肾阴虚之眩晕、翳障眼病；配支沟、阳陵泉治乳房胀痛、疝痛；配归来、三阴交治肝郁气滞之痛经、月经不调。

（5）刺灸法　直刺1.0～1.5寸；可灸。

9. 阴包（Yīnbāo）

（1）定位　在大腿内侧，当股骨内上髁上4.0寸，股薄肌与缝匠肌之间。

（2）解剖　在股薄肌与缝匠肌之间。浅层布有闭孔神经的皮支及大隐静脉的属支。深层布有股神经的肌支、隐神经及股动、静脉等结构。

（3）主治　月经不调、遗尿、小便不利、腰骶引小腹痛。

（4）配伍　配交信治月经不调；配关元、肾俞治气虚不固之遗尿；配箕门、足五里、血海治膝股内侧疼痛、小儿麻痹患者的肌萎缩。

（5）刺灸法　直刺0.8～1.0寸；可灸。

10. 足五里（Zúwǔlǐ）

（1）定位　在大腿内侧，当气冲直下 3.0 寸，大腿根部，耻骨结节的下方，长收肌的外缘。

（2）解剖　浅层布有股神经的前皮支及大隐静脉。深层布有闭孔神经的分支及股深动、静脉的肌支等。

（3）主治　少腹胀痛、小便不利、阴挺、睾丸肿痛、嗜卧、四肢倦怠、颈疬。

（4）配伍　配三阳络、天井、历兑、三间治嗜卧。

（5）刺灸法　直刺 0.5～0.8 寸；可灸。

11. 阴廉（Yīnlián）

（1）定位　在大腿内侧，当气冲直下 2.0 寸，大腿根部，耻骨结节的下方，长收肌的外缘。

（2）解剖　布有旋股内侧动、静脉的分支及股神经的前皮支等。

（3）主治　月经不调、赤白带下、少腹疼痛、股内侧痛、下肢挛急。

（4）配伍　配曲骨、次髎、三阴交治湿热下注之月经不调、白带多、阴门搔痒、股癣等；配肾俞、大赫、命门、太溪治妇人不孕、男子不育症；配委中、次髎、膀胱俞治膀胱炎、膀胱结石。

（5）刺灸法　直刺 0.8～1.0 寸；可灸。

12. 急脉（Jímài）

（1）定位　在耻骨结节的外侧，当气冲外下方腹股沟股动脉搏动处，前正中线旁开 2.5 寸。

（2）解剖　浅层布有股神经前皮支及大隐静脉。深层布有阴部外动、静脉，旋股内侧动、静脉的分支等。

（3）主治　疝气、阴挺、阴茎痛、少腹痛、股内侧痛。

（4）配伍　配大敦治疝气、阴挺、阴茎痛、阳痿；配阴包、箕门、曲泉、足五里治下肢痿痹、小儿麻痹。

（5）刺灸法　直刺 0.5～1.0 寸；可灸。

13. 章门（Zhāngmén，募穴，八会穴的脏会）

（1）定位　在侧腹部，当第 11 肋游离端的下方。

（2）解剖　浅层布有第 10、11 胸神经前支的外侧皮支及胸腹壁浅静脉的属支。深层布有第 10、11 胸神经及肋间动、静脉的分支。

（3）主治　腹痛、腹胀、肠鸣、泄泻、呕吐、神疲肢倦、胸胁疼痛、黄疸、小儿疳积、腰脊痛。

(4)配伍 配足三里治荨麻疹;配天枢、脾俞、中脘、足三里治肝脾不和之腹胀、痞块、胸胁疼痛、泄泻、消瘦;配肾俞、肝俞、水道、京门、阴陵泉、三阴交、阳谷、气海治肝硬化腹水、肾炎。

(5)刺灸法 斜刺 0.5~0.8 寸;可灸。

14. 期门(Qīmén,募穴)

(1)定位 在胸部,当乳头直下,第 6 肋间隙,前正中线旁开 4.0 寸。

(2)解剖 浅层布有第 6 肋间神经的外侧皮支及胸腹壁静脉的属支。深层布有第 6 肋间神经和第 6 肋间后动、静脉分支。

(3)主治 胸胁胀痛、呕吐、呃逆、吞酸、腹胀、泄泻、饥不欲食、胸中热、咳喘、疟疾、伤寒热入血室。

(4)配伍 配大敦治疝气;配肝俞、公孙、中脘、太冲、内关治胆囊炎、胆结石及肝气郁结之胁痛、食少、乳少、胃痛、呕吐、呃逆、食不化、泄泻等。

(5)刺灸法 斜刺 0.5~0.8 寸;可灸。

(十三)督脉

1. 长强(Chángqiáng,络穴)

(1)定位 在尾骨端下,当尾骨端与肛门连线的中点处。

(2)作用 镇惊息风,清热利湿,固脱止泻。

(3)主治 泄泻、便血、便秘、痔疾、脱肛、癫狂、痫证。

2. 腰俞(Yāoshū)

(1)定位 在骶部,当后正中线上,适对骶管裂孔。

(2)作用 调经通络,清热利湿。

(3)主治 癫狂、痔疾、腰脊强痛、下肢痿痹、月经不调。

3. 腰阳关(Yāoyángguān)

(1)定位 在腰部,当后正中线上,第 4 腰椎棘突下凹陷中。

(2)作用 强腰补肾,调经通络。

(3)主治 月经不调、遗精、阳痿、腰骶痛、下肢痿痹。

4. 命门(Mìngmén)

(1)定位 在腰部,当后正中线上,第 2 腰椎棘突下凹陷中。

(2)作用 壮阳益肾,强壮腰膝,固精止带,疏经调气。

(3)主治 遗精、阳痿、月经不调、带下、泄泻、腰脊强痛。

5. 悬枢(Xuánshū)

(1)定位 在腰部,当后正中线上,第 1 腰椎棘突下凹陷中。

(2)作用　健脾利湿,益肾强背。

(3)主治　腰脊强痛、泄泻、腹痛。

6. 脊中(Jǐzhōng)

(1)定位　在背部,当后正中线上,第11胸椎棘突下凹陷中。

(2)作用　健脾利湿,益肾强脊。

(3)主治　泄泻、黄疸、痔疾、癫痫。

7. 中枢(Zhōngshū)

(1)定位　在背部,当后正中线上,第10胸椎棘突下凹陷中。

(2)作用　健脾利湿,益肾强脊。

(3)主治　黄疸、呕吐、腹胀满、腰脊强痛。

8. 筋缩(Jīnsuō)

(1)定位　在背部,当后正中线上,第9胸椎棘突下凹陷中。

(2)作用　止痉息风,健脾调中。

(3)主治　癫痫、脊强、胃痛。

9. 至阳(Zhìyáng)

(1)定位　在背部,当后正中线上,第7胸椎棘突下凹陷中。

(2)作用　宽胸理气,清热利湿,健脾调中。

(3)主治　急性胃痛、黄疸、胸胁胀痛、咳嗽、背痛。

10. 灵台(Língtái)

(1)定位　在背部,当后正中线上,第6胸椎棘突下凹陷中。

(2)作用　宣肺止咳,清热解毒。

(3)主治　急性胃痛、疔疮、咳嗽、脊背强痛。

11. 神道(Shéndào)

(1)定位　在背部,当后正中线上,第5胸椎棘突下凹陷中。

(2)作用　养心安神,息风止痉,清热通络。

(3)主治　心悸、心痛、失眠、健忘、咳嗽、噎膈、脊背强痛。

12. 身柱(Shēnzhù)

(1)定位　在背部,当后正中线上,第3胸椎棘突下凹陷中。

(2)作用　祛风退热,宣肺止咳,宁心镇痉。

(3)主治　咳嗽、气喘、癫痫、脊背强痛。

13. 陶道(Táodào,督脉、足太阳经的交会穴)

(1)定位　在背部,当后正中线上,第1胸椎棘突下凹陷中。

(2)作用 宣肺解表,息风止痉,镇惊安神。

(3)主治 热病、疟疾、头痛、脊强。

14. 大椎(Dàzhuī,督脉、手三阳经、足三阳经的交会穴)

(1)定位 在背部,后正中线上,第7颈椎棘突下陷中。

(2)作用 解表清热,疏风散寒,息风止痉,肃肺宁心。

(3)主治 热病、疟疾、骨蒸盗汗、周身畏寒、感冒、目赤肿痛、头项强痛、癫痫、咳喘。

15. 哑门(Yǎmén,督脉、阳维脉的交会穴)

(1)定位 在项部,当后发际正中直上 0.5 寸,第1颈椎棘突下际陷中。

(2)作用 息风止痉,通络开窍,疏风活络。

(3)主治 情志变化引起的精神障碍、乏力、聋哑、中风、舌强不语、暴喑、癫狂、痫证、后头痛、项强、鼻衄。

16. 风府(Fēngfǔ,督脉、阳维脉的交会穴)

(1)定位 在项部,当后发际正中直上 1.0 寸,枕外隆凸直下,两侧斜方肌之间的凹陷中。

(2)作用 疏散风邪,清心开窍,通利机关。

(3)主治 中风不语、半身不遂、癫狂、颈痛项强、眩晕、咽痛。

17. 脑户(Nǎohù,督脉、足太阳经的交会穴)

(1)定位 在头部,后发际正中直上 2.5 寸,风府上 1.5 寸,枕外隆凸的上缘凹陷处。

(2)作用 散风清热,开窍止痉。

(3)主治 头重、头痛、眩晕、项强、癫狂。

18. 强间(Qiángjiān)

(1)定位 在头部,当后发际正中直上 4.0 寸(脑户上 1.5 寸)。

(2)作用 散风通络,宁心安神。

(3)主治 头晕、眩晕、癫狂、痫证、中风偏瘫。

19. 后顶(Hòudǐng)

(1)定位 在头部,当后发际正中直上 5.5 寸(脑户上 3.0 寸)。

(2)作用 散风通络,宁心安神。

(3)主治 头痛、眩晕、癫狂、痫证、中风偏瘫。

20. 百会(Bǎihuì,督脉、足太阳经的交会穴)

(1)定位 在头部,当前发际正中直上 5.0 寸,或两耳尖连线的中点处。

(2)作用　平肝息风,升阳益气,醒脑宁神,清热开窍。

(3)主治　眩晕、头痛、昏厥、中风偏瘫、不语、脱肛、阴挺、癫狂。

21. 前顶(Qiándǐng)

(1)定位　在头部,当前发际正中直上3.5寸(百会前1.5寸)。

(2)作用　平肝潜阳,清热息风。

(3)主治　头痛、眩晕、鼻渊、中风偏瘫、癫痫。

22. 囟会(Xìnhuì)

(1)定位　在头部,当前发际正中直上2.0寸(百会前3.0寸)。

(2)作用　平肝息风,醒神镇惊。

(3)主治　头痛、眩晕、鼻渊、癫痫、小儿惊痫。

23. 上星(Shàngxīng)

(1)定位　在头部,当前发际正中直上1.0寸。

(2)作用　清肝明目,宣通鼻窍。

(3)主治　头痛、目痛、鼻渊、鼻衄、癫狂、中风偏瘫。

24. 神庭(Shéntíng,督脉、足太阳经、足阳明经的交会穴)

(1)定位　在头部,当前发际正中直上0.5寸。

(2)作用　清肝明目,息风止痉,通窍安神。

(3)主治　失眠、惊悸、头痛、眩晕、鼻渊。

25. 素髎(Sùliáo)

(1)定位　在面部,当鼻尖的正中央。

(2)作用　清热宣肺,宣通鼻窍,苏厥救逆。

(3)主治　昏迷、昏厥、新生儿窒息、鼻塞、鼻衄、鼻渊、目胀痛、视物不清、足跟痛。

26. 水沟(Shuǐgōu,督脉、手阳明经、足阳明经的交会穴)

(1)定位　在面部,当人中沟的上1/3与中1/3交点处。

(2)作用　开窍启闭,苏厥救逆,清热化痰,宁神镇痛。

(3)主治　晕厥、中暑、中风昏迷、精神障碍、牙关紧闭、癫狂、痫证、急性腰痛、胃痛不止、口喝面肿。

27. 兑端(Duìduān)

(1)定位　在面部,当上唇的尖端,人中沟下端的皮肤与唇的移行部。

(2)作用　清泻胃热,定惊止痛。

(3)主治　癫狂、牙龈肿痛、口喝。

28. 龈交(Yínjiāo,督脉、足阳明经、任脉的交会穴)

(1)定位 在上唇内,唇系带与上齿龈的相接处。

(2)作用 清热明目,宣通鼻窍。

(3)主治 急性腰痛、痔疮出血、痔疾疼痛、齿龈肿痛、鼻渊、癫狂。

(十四)任脉

1. 会阴(Huìyīn,任脉、督脉、冲脉的交会穴)

(1)定位 在会阴部,男性当阴囊根部与肛门连线的中点,女性当大阴唇后联合与肛门连线的中点。

(2)作用 调经补肾,清利湿热。

(3)主治 二便不利或失禁、痔疾、脱肛、遗精、阳痿、阴部痒、溺水窒息、昏迷、癫狂。

2. 曲骨(Qūgǔ,任脉、足厥阴经的交会穴)

(1)定位 在下腹部,当前正中线上,耻骨联合上缘的中点处。

(2)作用 利肾培元,调经止带,清利湿热。

(3)主治 小便不利、遗溺、遗精、阳痿、月经不调、带下。

3. 中极(Zhōngjí,募穴,任脉、足三阴经的交会穴)

(1)定位 在下腹部,前正中线上,当脐中下 4.0 寸。

(2)作用 补肾培元,通利膀胱,清利湿热,调经止带。

(3)主治 遗溺、小便不利、遗精、阳痿、月经不调、崩漏带下、阴挺、不孕、疝气。

4. 关元(Guānyuán,募穴,任脉与足三阴经的交会穴)

(1)定位 在下腹部,前正中线上,当脐中下 3.0 寸。

(2)作用 温肾益精,回阳补气,调理冲任,理气除寒。

(3)主治 阳痿、遗精、遗溺、小便频数、小便不利、月经不调、崩漏、带下、痛经、阴挺、阴痒、不孕、产后出血、中风脱证、虚劳体弱。本穴有强壮作用,为保健要穴。

5. 石门(Shímén,三焦的募穴)

(1)定位 在下腹部,前正中线上,当脐中下 2.0 寸。

(2)作用 温肾益精,调经止带。

(3)主治 小便不利、水肿、疝气、腹痛、泄泻、经闭、带下、崩漏。

6. 气海(Qihǎi)

(1)定位 在下腹部,前正中线上,当脐中下 1.5 寸。

(2)作用　益肾固精，升阳补气，调理冲任。

(3)主治　腹痛、泄泻、便秘、遗溺、疝气、遗精、阳痿、月经不调、经闭、虚劳体弱。本穴有强壮作用，为保健要穴。

7. 阴交(Yīnjiāo，任脉、冲脉与足少阴经的交会穴)

(1)定位　在下腹部，前正中线上，当脐中下 1.0 寸。

(2)作用　温肾益精，调理冲任。

(3)主治　小便不利、水肿、疝气、月经不调、带下、崩漏、阴痒。

8. 神阙(Shénquè)

(1)定位　在腹中部，脐中央。

(2)作用　培元固本，回阳救逆，补益脾胃，理气和肠。

(3)主治　中风脱证、四肢厥冷、泄泻、偏身出汗、水肿。

9. 水分(Shuǐfēn)

(1)定位　在上腹部，前正中线上，当脐中上 1.0 寸。

(2)作用　健脾化湿，利水消肿。

(3)主治　水肿、小便不通、腹痛、泄泻、反胃吐食。

10. 下脘(Xiàwǎn，任脉与足太阴经的交会穴)

(1)定位　在上腹部，前正中线上，当脐中上 2.0 寸。

(2)作用　健脾和胃，消积化滞。

(3)主治　胃脘痛、腹胀、泄泻、呕吐、呃逆。

11. 建里(Jiànlǐ)

(1)定位　在上腹部，前正中线上，当脐中上 3.0 寸。

(2)作用　健脾和胃，消积化滞。

(3)主治　胃痛、呕吐、食欲不振、腹胀、肠鸣。

12. 中脘(Zhōngwǎn，胃的募穴，八会穴的腑会，任脉、手太阳经、手少阳经与足阳明经的交会穴)

(1)定位　在上腹部，前正中线上，当脐中上 4.0 寸。

(2)作用　健脾和胃，消积化滞，理气止痛。

(3)主治　胃脘痛、呕吐、呃逆、吞酸、腹胀、泄泻、饮食不化、咳喘痰多、黄疸、失眠。

13. 上脘(Shàngwǎn，任脉、足阳明经与手太阳经的交会穴)

(1)定位　在上腹部，前正中线上，当脐中上 5.0 寸。

(2)作用　健脾和胃，和中降逆，理气化湿，宁神定志。

(3)主治　胃痛、呕吐、腹胀、癫痫。

14. 巨阙(Jùquè,心的募穴)

(1)定位　在上腹部,前正中线上,当脐中上6.0寸。

(2)作用　和中降逆,宽胸化痰,宁心安神。

(3)主治　心胸痛、心悸、癫狂、痫证、胃痛、呕吐。

15. 鸠尾(Jiūwěi,任脉络穴)

(1)定位　在上腹部,前正中线上,当剑胸结合下1.0寸。

(2)作用　和中降逆,清心化痰,宽胸宁神。

(3)主治　癫狂、痫证、胸痛、心悸、腹胀。

16. 中庭(Zhōngtíng)

(1)定位　在胸部,当前正中线上,平第5肋间隙,即剑胸结合中点处。

(2)作用　宽胸理气,降逆理中。

(3)主治　胸胁胀满、心痛、呕吐、小儿吐乳。

17. 膻中(Dànzhōng,心包的募穴,八会穴的气会)

(1)定位　在胸部,当前正中线上,平第4肋间隙,两乳头连线的中点。

(2)作用　宽胸理气,宁心安神。

(3)主治　气喘、胸闷、心痛、心悸、乳汁少、呃逆、噎膈。

18. 玉堂(Yùtáng)

(1)定位　在胸部,当前正中线上,平第3肋间隙。

(2)作用　宽胸理气,止咳化痰。

(3)主治　咳嗽、气喘、胸痛、乳痛。

19. 紫宫(Zǐgōng)

(1)定位　在胸部,当前正中线上,平第2肋间隙。

(2)作用　宽胸理气,清肺利咽。

(3)主治　咳嗽、气喘、胸痛。

20. 华盖(Huágài)

(1)定位　在胸部,当前正中线上,平第1肋间隙。

(2)作用　宽胸理气。

(3)主治　咳嗽、气喘、胸胁胀痛。

21. 璇玑(Xuánjī)

(1)定位　在胸部,当前正中线上,天突下1.0寸。

(2)作用　宽胸理气,止咳利咽。

(3)主治 咳嗽、气喘、胸痛、咽喉肿痛。

22. 天突(Tiāntū,任脉、阴维脉的交会穴)

(1)定位 在颈部,当前正中线上,胸骨上窝中央。

(2)作用 宽胸理气,化痰利咽。

(3)主治 咳嗽、气喘、胸痛、咽喉肿痛、暴喑、瘿气、梅核气、噎膈。

23. 廉泉(Liánquán,任脉、阴维脉的交会穴)

(1)定位 在颈部,当前正中线上,喉结上方,舌骨上缘凹陷处。

(2)作用 清热化痰,开窍利喉舌。

(3)主治 舌下肿痛、舌缓流涎、舌强不语、暴喑、吞咽困难。

24. 承浆(Chéngjiāng,足阳明经、任脉的交会穴)

(1)定位 在面部,当颏唇沟的正中凹陷处。

(2)作用 祛风通络,疏调任督。

(3)主治 口眼㖞斜、牙龈肿痛、流涎、癫狂、遗溺。

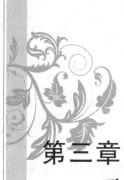

第三章
多功能空心针灸针疗法

第一节　针刺疗法

选用多功能空心针灸针型号:① KXZⅠ0.5 mm×40 mm;②KXZⅡ 0.5 mm×50 mm;③KXZ Ⅲ 0.5 mm×75 mm;④KXZ Ⅳ 0.7 mm×75 mm;⑤KXZⅤ 0.7 mm×100 mm;⑥KXZ Ⅵ 0.8 mm×50 mm;⑦KXZ Ⅶ 0.9 mm×150 mm;⑧KXZ Ⅷ 0.9 mm×90 mm;⑨KXZ Ⅸ 0.9 mm×160 mm。

针刺疗法是以中医理论为指导,运用针刺防治疾病的一种方法。针刺疗法具有适应证广、疗效明显、操作方便、经济安全等优点,深受广大群众和患者的欢迎。

一、针具的选择

针具应具有一定的硬度、弹性和韧性,临床上应用的针多用不锈钢制成。选择针具应根据患者的性别、年龄的大小、形体的胖瘦、体质的强弱、病情的虚实、病变部位的表里浅深和所取腧穴所在的具体部位,选择长短、粗细适宜的针具。对于男性、体壮、形胖,且病变部位较深者,可选稍粗、稍长的空心针灸针;反之对于女性、体弱、形瘦,且病变部位较浅者,就应选用较短、较细的空心针灸针。至于根据腧穴的所在具体部位进行选针,一般是皮薄肉少之处和针刺较浅的腧穴,选针宜短且针身宜细;皮厚肉多而针刺宜深的腧穴宜选用针身稍长、稍粗的空心针灸针。

二、针刺体位的选择

选择合适的针刺体位对腧穴的准确定位,针刺的施术操作,持久的留针以及防止晕针、滞针、弯针,甚至折针等,都有很大影响。如对于病重体弱或精神紧张的患者,采用坐位,易使患者感到疲劳,往往易于发生晕针。又如体位选择不当,在针刺施术时,或留针过程中,患者常因移动体位而造成弯针、滞针,甚至发生折针事故。因此,根据病情选取腧穴的所在部位,选择适当的体位,既有利于腧穴的正确定位,又便于针灸的施术操作和较长时间的留针而不致疲劳。临床上针刺时常用的体位有如下几种。

1. 仰卧位

仰卧位适用于取头、面、胸、腹部的腧穴和上、下肢的部分腧穴。

2. 侧卧位

侧卧位适用于取身体侧面少阳经的腧穴和上、下肢的部分腧穴。

3. 伏卧位

伏卧位适用于取头、项、脊背、腰尻部的腧穴和下肢背侧及上肢的部分腧穴。

4. 仰靠坐位

仰靠坐位适用于取前头、颜面和颈前等部位的腧穴。

5. 俯伏坐位

俯伏坐位适用于取后头和项、背部的腧穴。

6. 侧伏坐位

侧伏坐位适用于取头部的一侧,面颊及耳前后部位的腧穴。

三、消毒

针刺前必须做好消毒工作,包括对针具的消毒、腧穴部位的消毒和医者手指的消毒。

1. 针具消毒

有条件时,可用高压锅消毒针具,或用75%的酒精消毒。后者将针具置于75%的酒精内,浸泡30分钟,取出拭干后使用。置针的用具和镊子等,可用2%来苏儿溶液与1:1000的升汞溶液浸泡2小时后使用。对某些传染病患者用过的针具,必须直接废弃。

多功能空心针灸针为一次性使用医疗器械,经环氧乙烷灭菌消毒,密封包装,无毒、无菌,使用方便。

2. 腧穴部位的消毒

对需要针刺的腧穴部位进行消毒时,用酒精棉球擦拭即可。在擦拭时应由腧穴部位的中心向四周绕圈擦拭。或先用碘酒棉球擦拭,然后再用酒精棉球涂擦消毒。腧穴消毒后,切忌接触污物,以免被污染。

3. 医者手指的消毒

在施术前,医者应先用肥皂水将手洗刷干净,待干后再用酒精棉球擦拭即可。施术时医者应尽量避免用手指直接接触针体,若必须接触针体,可用消毒干棉球作间隔物,以保持针身无菌。

四、针刺操作

进行针刺操作时,一般应双手协同操作,紧密配合。左手爪切按压所刺部位或辅助针身,故称左手为"押手";右手持针操作,主要是以拇、食、中三指夹持针柄,其状如持毛笔,故将右手称为"刺手"。刺手的作用是掌握针具,施行手法操作。

进针时,运指力于针尖,而使针刺入皮肤。常用的进针方法如下。

1. 夹持进针法

夹持进针法又称骈指进针法,是指用左手拇、食二指持捏消毒干棉球,夹住针身下端,将针尖固定在所刺腧穴的皮肤表面位置,右手捻动针柄,将针刺入腧穴的方法。此法适用于长针的进针。

2. 舒张进针法

舒张进针法是指用左手拇、食二指将所刺腧穴部位的皮肤向两侧撑开,使皮肤绷紧;右手持针,使针从左手拇、食二指的中间刺入。此法主要用于皮肤松弛部位腧穴的针刺。

3. 提捏进针法

提捏进针法是指用左手拇、食二指将针刺腧穴部位的皮肤捏起,右手持针,从捏起皮肤的上端将针刺入。此法主要用于皮肉浅薄部位腧穴的进针,如印堂等腧穴的进针。

五、留针

将针刺入腧穴行针施术后,使针留置于穴内,称为留针。留针的目的是加强针刺的作用和便于继续行针施术。一般疾病只要针下得气而施以适当的补泻手法后,即可出针或留针 10～20 分钟;对一些特殊疾病,如急性腹痛、破伤风、角弓反张、顽固性疼痛或痉挛性疾病,可适当延长留针时间,有时留针时间可达数小时,以便在留针过程中做间歇性行针,以增强治疗效果,巩固疗效。

六、出针

在行针施术或留针后即可出针。出针时一般先以左手拇、食指按住针孔周围皮肤,右手持针做轻微捻转,慢慢将针提至皮下,然后将针起出,用消毒干棉球揉按针孔,以防出血。若用徐疾、开阖补泻时,则应按各自的具体操作要求,将针起出。出针后患者休息片刻方可活动,医者应检查针数以防遗漏。

七、禁忌证与注意事项

(一)禁忌证

①患者在过度饥饿、暴饮暴食、醉酒后及精神高度紧张时,禁止针刺。

②孕妇的少腹部、腰骶部、会阴部等部位,以及针刺后会产生较强针感的穴位(如合谷、足三里、风池、环跳、三阴交、血海等),禁止针刺。月经期禁止针刺。

③患有严重过敏性、感染性皮肤病者,以及患有出血性疾病(如血小板减少性紫癜、血友病等)者,禁止针刺。

④小儿囟门未闭时头顶部禁止针刺。

⑤重要脏器所在处,如胁肋部、背部、肾区、肝区不宜直刺、深刺;大血管走行处及皮下静脉所在部位的腧穴如需针刺,则应避开血管,使针斜刺入穴位。

⑥对于儿童,破伤风、癫痫发作期、躁狂型精神分裂症发作期患者等,针刺时不宜留针。

(二)注意事项

在针刺治疗过程中,由于患者心理准备不足等多种原因,可能出现如下异常情况,应及时处理。

1. 晕针

晕针是针刺治疗中较常见的异常情况,主要由于患者心理准备不足,对针刺过度紧张,或者患者在针刺前处于饥饿、劳累等虚弱状态,或患者取姿不舒适,术者针刺手法不熟练等原因导致。如果患者在针刺或留针过程中突然出现头晕、恶心、心慌、面色苍白、出冷汗等表现,此时应立即停止针刺,起出全部留针,令患者平卧,闭目休息,并饮少量温开水,周围环境应避免嘈杂。若患者症状较重,则可针刺人中、内关、足三里、素髎等穴,促其恢复。经上述方法处理后如不见效并出现心跳无力、呼吸微弱、脉搏细弱,则应采取相应急救措施。

为了防止晕针的发生,针刺前应先向患者说明针刺疗法的作用,可能出现的针感,以消除患者的恐惧心理。对于过度饥饿、体质过度虚弱者,应先令其饮少量温水后再行针刺;对于刚从事过重体力劳动者,应令其休息片刻后再行针刺。

2. 滞针

在针刺行针及起针时,术者感觉针下涩滞称滞针。滞针使针体不易被提插、捻转,不易起针。导致滞针的主要原因是针刺手法不当,使患者针刺处发生肌肉强直性收缩,致肌纤维缠裹在针体上。出现滞针后,不要强行行针、起针。应令患者全身放松,并用手按摩针刺部位,使局部肌肉松弛。然后,轻缓地向与初始行针方向相反的方向捻转、提动针体,缓慢将针起出。

为了防止滞针的发生,针刺前应向患者做好解释工作,避免患者在针刺时产生紧张,并在针刺前将针体擦净,不可使用针体不光滑,甚至有锈斑或者弯曲的空心针灸针。针刺时一旦出现局部肌肉挛缩造成体位移动时,应注意术者的手不能离开针柄,此时可用左手按摩针刺部位,缓慢使患者恢复原来的体位,轻捻针体的同时向外起针,不得留针。另外,在行针时应注意不要大幅度单方向捻转针体,避免在行针时发生滞针。

3. 弯针

刺入穴位中的针体,于皮下或皮外发生弯曲,称弯针。在皮外的弯针多是由于留针被其他物体压弯、扭弯。起针时应注意用手或镊子持住弯针曲角以下的针体,缓慢将针起出。发生在皮下的弯针,多在起针时被发现,是由于患者在留针或行针时变动了体位,或肌肉发生了挛缩,致使针刺在关节腔内或骨缝中,两组反向收缩的肌群作用于针体,使其弯曲。另是由于选穴不准确,手法过重、过猛,使针刺在骨组织上也会发生针尖弯曲或针尖弯成钩状。起针时若发现在皮下的弯针,应先令患者将变动的肢体位置缓慢恢复到进针时的位置,并在针刺穴位旁适当按摩,同时用右手捏住针柄做试探性、小幅度捻转,找到针体弯曲的方向后,顺着针体弯曲的方向起针,若针尖部弯曲,应注意一边小幅度捻转,一边慢慢提针,同时按摩针刺部位,减轻疼痛。切忌强行起针,以免钩撕肌肉纤维或发生断针。

为防止弯针的发生,针刺前应先使患者处于舒适的体位,全身放松。留针时,针柄上方不要覆盖过重的衣物,不要碰撞针柄,患者不得变动体位或旋转、屈伸肢体。

4. 断针

针体部分或全部折断在针刺穴位内,称为断针。常见原因是针根部锈蚀,在针刺时折断。如果针自针根部折断时,部分针体仍暴露在皮肤外,可立即用手或镊子起出残针。另一个导致断针的原因是滞针、弯针处理不当或强行起针,造成部分针体断在皮下或肌肉组织中。此时应令患者肢体放松,不得移动体位,对于皮下断针,术者可用左手拇指、食指垂直下压针孔旁的软组织,使皮下断针的残端退出针孔外,用右手持镊子捏住断针残端起出断针。若针体折断在较深的部位时,则需借助于 X 光定位,手术取针。

为了防止断针的发生,应注意在针刺前仔细检查针具,对于针柄松动、针根部有锈斑、针体曾有硬性弯曲的针,应及时剔弃不用。针刺时,切忌用力过猛。留针期间患者不应随意变动体位,当发生滞针、弯针时,应及时、正确处理。

5. 血肿

出针后,在针刺部位出现皮下出血,皮肤隆起,称皮下血肿。出现皮下血肿时,应先持酒精棉球按压在针孔处的血肿上,轻揉片刻。如果血肿不再增大,则不需处理。局部皮肤青紫可逐渐消退。如果经按揉血肿继续增大,可加大按压力度并冷敷,然后加压包扎,48 小时后改为局部热敷,以使瘀血消散。

为了防止血肿的发生,针刺前应仔细检查针具,针尖有钩的针不能使用。针刺时一定要仔细察看患者皮下血管走行,避开血管行针刺。

第二节　电针疗法

常用多功能空心针灸针的型号:①KXZ Ⅰ 0.5 mm×40 mm;②KXZ Ⅱ 0.5 mm×50 mm;③KXZ Ⅲ 0.5 mm×75 mm;④KXZ Ⅳ 0.7 mm×75 mm;⑤KXZ Ⅴ 0.7 mm×100 mm。

电针疗法适用于应用针刺法主治的疾病。器械包括空心针和电针机两部分。毫针一般选用 26～28 号针。有时为了集中在针尖上放电,可在针体上涂一层高强度绝缘漆,将针尖处的漆刮掉后使用。

一、仪器

1. 电针机

现在多使用半导体电针机。因其不受电源种类限制,且具有安全、省电、体积小、质量轻、耐震等优点,故目前在临床上最常用。

2. 使用方法

在使用电针机前,必须先把强度调节旋钮调至零位(无输出),再将电针机上每对输出的两个电极分别连接在两根空心针上。一般将同一对输出电极连接在患者身体的同侧,在胸、背部的穴位上使用电针时,不可将两个电极跨接在身体两侧,更不应让电流从心脏部位穿过。通电时调节旋钮,使电量从无到有,由小到大,切忌由大到小,忽有忽无,忽小忽大。电量的大小因人而异,一般以患者感到舒适为度。临床治疗时,一般持续通电 15 分钟左右,从低频到中频,使患者出现酸、胀、热等感觉或使局部肌肉做节律性的收缩。

单穴使用电针治疗时,可选取有主要神经干通过的穴位(如下肢的环跳穴等),将针刺入后,接在电针机的一个电极上,另一极则接在用水浸湿的纱布上,作为无关电极,固定在同侧经络的皮肤上。如果在互相邻近的一对穴位上进行电针治疗时,两根毫针之间要以干棉球相隔,以免短路,影响疗效,损坏机器。

治疗结束后,应先将电量降至零值,关闭电源,然后从针柄上除去电极夹,并将刺入组织的毫针拔出。术终要清点针数,检查针刺部位,以免发生遗针或继发出血。

二、选穴处方

进行电针治疗时可按传统针灸理论,循经选穴,辨证施治,也可将阿是穴作为电刺激点,还可结合神经的分布选取有神经干通过的穴位及肌肉神经运动点作为刺激点。例如,头面部的听会、翳风(面神经)、下关、阳白、四白;上肢部的天鼎(臂丛神经)、青灵、小海(尺神经)、手五里、曲池(桡神经)、曲泽、郄门(正中神经);下肢部的环跳、殷门(坐骨神经)、委中(胫神经)、阳陵泉(腓总神经)、冲门(股神经);腰骶部的气海俞(腰神经)。在选穴时要注意形成电流回路,做到邻近配对取穴。如在治疗胃痛选足阳明胃经的足三里穴时,亦应取同侧足太阴脾经的公孙穴以配成对。

三、适应证

凡用针灸治疗有效的疾病均可用电针治疗。电针治疗对癫痫、神经症、神经痛、神经麻痹、脑血管意外后遗症、小儿麻痹后遗症、胃肠疾病、心绞痛、高血压等疾病的疗效较好。在针刺麻醉手术中,电针更有独特的优点。

四、疗程介绍

电针方法一般以 5～7 次为 1 个疗程,每天或隔天 1 次。慢性病的疗程可稍长,每 10 天或 10 次为 1 个疗程。急症、新发病的疗程可缩短,以治愈为准,每天可行电针治疗 2 次。2 个疗程之间可休息 3～5 天。多功能空心针灸针电针疗法见图 3-1。

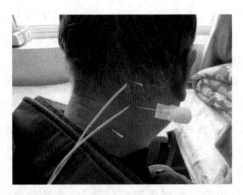

图 3-1　多功能空心针灸针电针疗法

五、注意事项

①每次治疗前,检查电针机输出是否正常。治疗结束后,须先将输出调节钮等全部退至零位,随后关闭电源,撤去导线。

②电针感应强,通电后会引起肌收缩,须事先告诉患者,使其思想上有所准备,配合治疗。

③对患有严重心脏病的患者,治疗时应严加注意,避免电流回路经过心脏。不宜在延髓、心前区附近的穴位施用电针,以免诱发癫痫和引起心跳、呼吸骤停。

④曾作为温针使用过的毫针,其针柄表面往往被氧化,而导电不良;有的毫针针柄由铝丝绕制,并经氧化处理成金黄色,导电性能也不好。这类毫针最好不要用于电针疗法,若必须使用,则将输出电极夹在针身上。

⑤治疗时,如输出电流时断时续,往往是由电针机发生故障或导线断损导致,应修理后再用。

⑥毫针多次使用后,易缺损,在消毒前应加以检查,以防发生断针。

第三节　新型温针疗法

常用多功能空心针灸针的型号：①KXZ Ⅰ 0.5 mm×40 mm；②KXZ Ⅱ 0.5 mm×50 mm；③KXZ Ⅲ 0.5 mm×75 mm；④KXZ Ⅳ 0.7 mm×75 mm；⑤KXZ Ⅴ 0.7 mm×100 mm。

一、概述

传统的温针疗法是在毫针针刺后，在针尾加置艾炷，点燃后使其热力通过针身传至体内，以防治疾病的一种方法。此法始见于东汉时张仲景所著的《伤寒论》。明代杨继洲在其所著的《针灸大成》中，对此法叙述较详："其法针穴上，以香白芷作圆饼，套针上，以艾灸之，多以取效……此法行于山野贫贱之人，经络受风寒者，或有效。"新型的温针疗法是用温热电针综合治疗仪进行温针治疗，温度可控，时间可控，相较于传统温针疗法，不会导致烧伤及火灾的发生。

二、温热电针综合治疗仪的特点

温热电针综合治疗仪是中国现代温针疗法的载体，它是根据传统的温针、艾灸原理，集合现代的计算机技术开发的，将中医无烟艾灸、温针灸、电针灸、温热电针等相结合的产品，产品特点如下。

①温针头的温度可在 30～70 ℃调整。

②治疗时间可在 10～60 分钟任意设定，音乐提示，输出自动停止。

③微电脑控制，液晶显示，四路脉冲和温针输出。

④连续波、疏密波、轻捶波、按摩波等多种波形输出。

三、操作方法

①一切准备工作均同毫针针刺疗法。

②按照针刺疗法将针刺入一定深度，施用手法，待患者出现酸、麻、沉、胀的感觉后，留针不动。

③在使用温热电针综合治疗仪前，必须先把强度调节旋钮调至零位（无输出），再将治疗仪上每对输出的两个电极分别连接在两根毫针上。一般将同一对输出电极连接在患者身体的同侧，在胸、背部的穴位上使用电针时，不可将两个电极跨接在身体两侧，更不应让电流从心脏部位通过。通电时调节旋钮，使

电量从无到有,由小到大,切忌由大到小,或忽有忽无,忽小忽大。电量的大小因人而异,一般以患者感到舒适为度。临床治疗时,一般持续通电15分钟左右,从低频到中频,使患者出现酸、胀、热等感觉或局部肌肉做节律性的收缩。

④治疗结束后,应先将电量降至零值,关闭电源,然后从针柄上除去电极夹,并将刺入组织的毫针拔出。术终要清点针数,检查针刺部位,以免发生遗针或继发出血。

四、适应证

本法适应证较广,以寒、湿、痹、痛为主,如关节酸痛、肢体冷痛,以及形体虚寒、便溏等。

(1)肩周炎,膝、踝关节炎　取关节周围的局部穴位,针刺后施灸。肩部取肩髃、肩髎、肩贞、臂臑,膝部取内膝眼、鹤顶、阳陵泉、足三里,踝部取丘墟、昆仑、商丘等。此外,可循经加取曲池、外关、天宗、阴陵泉、阴市、太溪、三阴交等穴。

(2)肱骨外上髁炎、腱鞘炎　取肘、腕等不同部位的阿是穴,齐刺三针,在三针针柄上各加温针电极夹。可局部加穴针刺。

(3)腰肌劳损　针刺肾俞、气海俞、大肠俞、腰眼、腰阳关,取2～4穴交替加温针电极夹,可加刺委中、昆仑。

(4)痛经　中极、气海、归来、血海、次髎、三阴交。

(5)子宫下垂　百会、子宫、关元、足三里、次髎、三阴交。

(6)慢性泄泻　天枢、上巨虚、气海、足三里。

(7)感冒　大椎、曲池。

(8)三叉神经痛　太阳、翳风、下关、涌泉。

(9)腹泻　第一方:中脘、气海、天枢。第二方:脾俞、胃俞、足三里。第三方:肾俞、太溪。第三方适用于久治不愈的腹泻。操作:直接温针。

(10)小儿麻痹　第一方:肩髃、曲池、合谷、尺泽、内关。第二方:环跳、阳陵泉、丘虚、承扶、委中、承山。第一方用于上肢麻痹,第二方用于下肢麻痹。操作:直接温针。

(11)胃下垂　第一方:中脘、百会、足三里。第二方:胃俞、脾俞、肾俞、膏肓。

(12)股外侧神经麻痹　风市。操作:直接温针。

五、禁忌证

(1)热性病　发热和一切急性感染等,不宜用温针疗法。

(2)高血压　不宜用温针疗法。

(3)其他　凡不能留针的疾病,如抽搐、痉挛、震颤等均不宜用温针疗法。

第四节　穴位注射疗法

常用多功能空心针灸针的型号:①KXZ Ⅰ 0.5 mm×40 mm;②KXZ Ⅱ 0.5 mm×50 mm;③KXZ Ⅲ 0.5 mm×75 mm;④KXZ Ⅳ 0.7 mm×75 mm;⑤KXZ Ⅴ 0.7 mm×100 mm;⑥KXZ Ⅵ 0.8 mm×50 mm。

一、概述

穴位注射疗法是以中医基本理论为指导,以激发经络、穴位的治疗作用为目的,结合近代医药学的药物药理作用和注射方法,而形成的一种独特疗法。使用时,将注射针刺入穴位后,采用提、插手法,使其得气,抽吸无回血后再将药液缓缓注入穴位,从而起到穴位、针刺、药物结合的加成作用。一方面针刺和药物作用直接刺激经络上的穴位,产生一定的疗效;另一方面,穴位注射后,由于药物在穴位处存留的时间较长,故可增强与延长穴位的治疗效能,并使之沿经络循行以疏通经气,直达相应的病理组织器官,充分发挥穴位和药物的共同治疗作用;再者,药物对穴位的作用亦可通过神经系统和神经体液系统作用于机体,激发机体的抗病能力,从而产生较好的疗效。因此,穴位注射疗法不仅为针刺治病提供了多种有效的特异性穴位刺激物,而且也为药物提供了相对特异性的给药途径(经络穴位),能减少用药量,提高疗效,是一种很有前途的治疗方法。穴位注射疗法用极小剂量的药物,即可取得和大剂量肌内注射同样的效果,由于用药量减少,某些药物的毒副作用也降低。一般穴位注射以后,患者即可随意活动,较之针刺留针法缩短了治疗时间。注入的液体量多时刺激范围大,且吸收需要一定的时间,可于穴位维持较长时间的刺激,延长了治疗的时效。

二、穴位选择

①一般可根据针灸治疗时的选方原则进行辨证选穴。

②穴位注射疗法的特点:临床上常结合经络、经穴的触诊法选取阳性反应点进行治疗,即术者用拇指或食指以均匀的力量在患者体表进行按压、触摸、滑动,以检查其有无压痛点、条索或结节等阳性反应物,以及皮肤的凹陷、隆起、色泽的变化等。触诊检查的部位一般是腰背部的背俞穴,四肢部则沿经络循行路线触摸,尤其是原穴、郄穴、合穴等特定穴部位及一些经验穴。有压痛等阳性反应者,将药物注入反应点往往效果较好,反应不明显者,也可取有关俞、募、郄穴进行治疗。

③软组织损伤者可选取最明显的压痛点。较长肌肉的肌腹或肌腱损伤时,可取肌肉的起止点。对于腰椎间盘突出症,可将药液注入神经根附近。

④耳穴:根据耳针疗法中耳穴的探查方法选取有关穴位进行治疗。

三、操作方法

(一)操作程序

根据所选穴位的部位不同及用药剂量的差异,选择合适的注射器和多功能空心针灸针。局部皮肤常规消毒后,按照针刺手法,用无痛快速进针法将针刺入穴位,先行针刺治疗,缓慢推进或上下提插捻转,得气后留针,在做穴位注射时,术者左手固定针体,右手握住针栓帽,先拔出针芯,接上吸好药物的注射器,回抽一下,如无回血,即可将药物推入穴位。

(二)注入药物的速度

对于一般疾病患者,用中等速度推入药液。对于慢性病患者、体弱者,用轻刺激,将药液缓慢、轻轻推入。对于急性病患者、体强者,可用强刺激,快速将药液推入。如需注入较多药液时,可将注射针由深部逐步退出到浅层,边退边推药,或将注射针更换几个方向注射药液。

(三)注射角度与深浅

根据穴位所在部位与病变组织的不同要求,决定针刺角度及注射的深浅。同一穴位可从不同的角度刺入,也可按病情需要决定注射的深浅,如三叉神经痛患者于面部有触痛点,可在皮内注射成一"皮丘";腰肌劳损多在深部,注射时宜适当深刺等。

四、用具及常用药液

1. 用具

注射器和针头均应消毒。根据使用药物剂量的大小及针刺的深度选用不同的注射器和多功能空心针灸针。常用注射器的规格为 2、5、10、20 mL。常用多功能空心针灸针的型号：①KXZ Ⅰ 0.5 mm×40 mm；②KXZ Ⅱ 0.5 mm×50 mm；③KXZ Ⅲ 0.5 mm×75 mm；⑥KXZ Ⅵ 0.8 mm×50 mm。

2. 常用药物

穴位注射法的常用药液有三类，即中草药制剂、维生素类制剂及其他常用药物。

(1)中草药制剂　如复方当归注射液、丹参注射液、川芎嗪注射液、生脉注射液、人参注射液、鱼腥草注射液、银黄注射液、柴胡注射液、板蓝根注射液、威灵仙注射液、夏天无注射液、肿节风注射液、丁公藤注射液、徐长卿注射液、清开灵注射液等。

(2)维生素类制剂　如维生素 B_1 注射液、维生素 B_6 注射液、维生素 B_{12} 注射液、维生素 C 注射液、维生素 K_3 注射液、维丁胶性钙注射液等。

(3)其他常用药物　5%～10%葡萄糖、0.9%生理盐水、注射用水、三磷酸腺苷、辅酶 A、神经生长因子、硫酸阿托品、山莨菪碱、加兰他敏、强的松龙、盐酸普鲁卡因、利多卡因、氯丙嗪、利血平等。

许多供肌肉注射用的药物也可考虑用于小剂量穴位注射。

五、药物剂量

穴位注射的用药剂量取决于注射部位及药物的性质和浓度。头面部和耳穴等处用药量较小，每个穴位一次注入药量为 0.1～0.5 mL；四肢及腰背部肌肉丰厚处用药量较大，每个穴位一次注入药量为 2～5 mL。刺激性较小的药物，如葡萄糖、生理盐水等用量较大，如软组织劳损时，可局部注射葡萄糖液 10～20 mL；刺激性较大的药物（如乙醇）以及特异性药物（如阿托品、抗生素），一般用量较少，即所谓小剂量穴位注射，每次用量多为常规用量的 1/10～1/3。中药注射液的常用量为 1～2 mL。

六、疗程

每日或隔日注射一次，反应强烈者亦可隔 2 或 3 日一次，穴位可左右交替使用。10 次为 1 个疗程,休息 5~7 天再进行下一个疗程的治疗。

七、适用范围

穴位注射疗法的应用范围较广,凡是针灸的适应证大部分都可用本法治疗。

(1)运动系统疾病　痹病(肩周炎、风湿性关节炎)、腰腿痛(腰肌劳损、骨质增生、椎间盘突出)、扭伤等。

(2)神经系统疾病　头痛、不寐、口眼㖞斜、痿证、三叉神经痛、坐骨神经痛、肋间神经痛、癫狂、痫证等。

(3)消化系统疾病　胃痛(胃下垂、溃疡病、胃肠神经症)、腹泻、痢疾等。

(4)呼吸系统疾病　咳嗽(急性支气管炎、慢性支气管炎、上呼吸道感染)、哮喘、肺痨等。

(5)心血管病　心悸(心动过速)、心痛(冠心病、心绞痛)、高血压等。

(6)外科、皮肤科疾病　乳痈、肠痈、腹痛(肠梗阻、胆石症、胆道感染)、淋证(尿路结石)、风疹、痤疮、银屑病等。

(7)五官科疾病　咽喉肿痛、目赤肿痛、中耳炎、鼻炎等。

(8)妇产科、小儿科疾病　阴挺(子宫脱垂)、催产、小儿肺炎、小儿腹泻等。

(9)用于外科手术的麻醉　利用穴位注射施行针刺麻醉在五官科中应用的最多,用穴有体穴、耳穴,用药有生理盐水、维生素 B_{12} 注射液及洋金花注射液等药物制剂。

八、注意事项

①治疗时应对患者说明治疗特点和注射后的正常反应。

②严格遵守无菌操作,以防感染,最好每注射一个穴位换一个针头。使用前应注意药物的有效期,不要使用过期药物,并注意检查药液有无沉淀、变质等情况,如已变质应停止使用。

③注意药物的性能、药理作用、剂量、配伍禁忌、副作用和过敏反应。凡能引起过敏反应的药物(如青霉素、链霉素、盐酸普鲁卡因等)必须先做皮试,皮试阳性者不可应用。副作用较严重的药物,不宜采用。刺激性较强的药物,应谨慎使用。

④一般药液不宜注入关节腔、脊髓腔和血管内。注射时如回抽有血,必须避开血管后再注射。如误入关节腔可引起关节红、肿、热、痛等反应;如误入脊

髓腔,则会损害脊髓,必须注意。

⑤在神经干旁注射时,必须避开神经干,或浅刺以不达神经干所在的深度为度。如神经干所处位置较浅,可超过神经干所处的深度,以避开神经干。如针尖触到神经干,患者有触电感,则必须退针,改换角度,避开神经干后再注射,以免损伤神经,导致不良后果。

⑥躯干部穴位注射不宜过深,以防止刺伤内脏。背部脊柱两侧穴位针尖可斜向脊柱,避免直刺而引起气胸。

⑦年老体弱者,最好取卧位,注射部位不宜过多,用药剂量可酌情减少,以免患者出现晕针。孕妇的下腹、腰骶部和三阴交、合谷等穴禁止针刺,一般不宜做穴位注射,以免引起流产。

九、常见疾病的穴位注射治疗

1. 支气管哮喘

(1)穴位 肺俞、定喘。

(2)常用药物 发作期:鱼腥草注射液、维生素 K_3 注射液。缓解期:胎盘组织液、人参注射液。

2. 脑血管意外后遗症

(1)穴位 曲池、手三里、足三里、阳陵泉。

(2)常用药物 丹参注射液、当归注射液、胞二磷胆碱、ATP、CoA、维生素 B_1 注射液、维生素 B_6 注射液、维生素 B_{12} 注射液、维脑路通注射液。

3. 胃下垂

(1)穴位 脾俞、胃俞、足三里。

(2)常用药物 黄芪注射液、人参注射液。

4. 痢疾

(1)穴位 上巨虚(或足三里)。

(2)常用药物 庆大霉素注射液、黄连素注射液。

5. 阳痿

(1)穴位 关元、八髎。

(2)常用药物 鹿茸精注射液。

6. 多发性神经炎

(1)穴位 上肢:曲池、外关。下肢:足三里、阳陵泉。

(2)常用药物 ATP、CoA、加兰他敏、维生素 B_1 注射液、维生素 B_6 注射液、维生素 B_{12} 注射液。

7. 桡神经麻痹

(1)穴位　肩髃、曲池、手三里。

(2)常用药物　当归注射液、丹参注射液、ATP、CoA、加兰他敏、维生素 B_1 注射液、维生素 B_6 注射液、维生素 B_{12} 注射液。

8. 腓总神经麻痹

(1)穴位　环跳、阳陵泉、足三里、悬钟。

(2)常用药物　当归注射液、丹参注射液、ATP、CoA、加兰他敏、维生素 B_1 注射液、维生素 B_6 注射液、维生素 B_{12} 注射液。

9. 风湿性关节炎

(1)穴位　上肢:肩髃、臂臑、曲池、外关、手三里。下肢:环跳、血海、梁丘、阳陵泉、阿是穴。

(2)常用药物　丁公藤注射液、肿节风注射液、威灵仙注射液、当归注射液。

10. 泌尿系结石

(1)穴位　肾俞、关元、三阴交、阴陵泉。

(2)常用药物　10%葡萄糖 20～40 mL,每穴 2～8 mL。

11. 急性尿潴留

(1)穴位　足三里、三阴交。

(2)常用药物　5%～10%葡萄糖 4～8 mL,每穴 2～4 mL。

12. 肩关节周围炎

(1)穴位　肩髃、肩髎、阿是穴。

(2)常用药物　丁公藤注射液,2%普鲁卡因 2 mL＋强的松龙 1 mL。

13. 腰椎病

(1)穴位　腰夹脊穴。

(2)常用药物　当归注射液、威灵仙注射液、2%普鲁卡因 2 mL＋强的松龙 1 mL。

14. 腰肌劳损

(1)穴位　肾俞、大肠俞、腰眼。

(2)常用药物　当归注射液、威灵仙注射液、2%普鲁卡因 2 mL＋强的松龙 1 mL。

15. 梨状肌损伤

(1)穴位　阿是穴。

（2）常用药物　当归注射液、威灵仙注射液、2％普鲁卡因 2 mL＋强的松龙 1 mL。

16. 荨麻疹

（1）穴位　曲池、合谷、血海。

（2）常用药物　维丁胶性钙注射液。

17. 遗尿

（1）穴位　关元、三阴交。

（2）常用药物　阿托品 0.25 mg。

18. 儿童弱智

（1）穴位　脾俞、肾俞、足三里、曲池、悬钟。

（2）常用药物　乙酰谷酰胺、胎盘组织液、神经生长因子。

19. 小儿麻痹后遗症

（1）穴位　上肢：肩髃、臂臑、手三里、曲池、合谷。下肢：脾俞、肾俞、环跳、髀关、伏兔、足三里、阳陵泉、悬钟。

（2）常用药物　当归注射液、黄芪注射液、胎盘组织液、ATP、CoA、加兰他敏、神经生长因子、维生素 B_1 注射液、维生素 B_{12} 注射液。

20. 子宫脱垂

（1）穴位　子宫、肾俞、关元、维道、三阴交、足三里。

（2）常用药物　当归注射液、黄芪注射液、人参注射液、胎盘组织液。

21. 慢性鼻炎

（1）穴位　迎香、肺俞。

（2）常用药物　辛夷花注射液、0.5％普鲁卡因，每穴 0.5 mL。

22. 过敏性鼻炎

（1）穴位　迎香、肺俞。

（2）常用药物　辛夷花注射液、0.5％普鲁卡因，每穴 0.5 mL。

23. 慢性咽炎

（1）穴位　天突 2 mL，每个肺俞 1.5 mL。针尖向咽喉方向刺入 1.0 寸，不能直刺，以免刺伤肺脏引起气胸。注射完毕后在药物注射处（药物所在的部位）进行按摩。

（2）常用药物　当归注射液 2 mL，用 2 支；2％利多卡因用 1 mL，共计 5 mL。

24. 痔疮

（1）穴位　长强。

（2）常用药物　黄芪注射液。配方：黄芪注射液 15 mL，利多卡因 50 mg，亚甲蓝 3 mg。

（3）治法　于长强穴紧靠尾骨前面斜刺入，深度 1.0 寸左右，缓慢注入药液（切忌刺穿直肠）。局部用高锰酸钾坐浴。

（4）疗效　注射后 2 天内痔核无变化，3 天后痔核缩小并还纳，1 周后应用肛镜检查，痔核平复不显现。

（5）按语　长强位于尾骨尖端下的凹陷中。该穴通任督，具有调肠腑、利湿热的作用，主治泄泻、便血、痔疮、脱肛、便秘、腰脊痛、尾骶部疼痛等。《灵枢·经脉》中有云："循环无端谓之长，健运不息谓之强。"该穴属督脉，为少阴、少阳所结之会。患者一派气虚之象，用黄芪升提举陷，量大味厚，蓄积长强，循尾间，散任脉，循脊而上，其升阳益气摄血之功所当任矣。利多卡因、亚甲蓝取长效麻醉之意，协同黄芪以发挥升阳举陷、益气摄血之功。

25. 皮肤科疾病常用穴位注射疗法

（1）白癜风　气滞血瘀型：取足三里、血海、肾俞三穴，常用人参注射液、丹参注射液、当归注射液。肝郁气结型：取足三里、血海、肝俞三穴，常用丹参注射液、当归注射液。

（2）斑秃　气虚血亏型：取足三里、血海、脾俞或肾俞，常用人参注射液、当归注射液。气阴不足型：取足三里、肾俞，常用生脉注射液、参脉注射液。肝肾亏虚型：取足三里、肾俞、肝俞，常用人参注射液。气滞血瘀型：取足三里、血海、肝俞，常用丹参注射液、当归注射液。

（3）脂溢性脱发　湿热蕴积型：取足三里、血海、曲池、肺俞，常用丹参注射液。肝肾不足型：取足三里、血海、肾俞，常用人参注射液。

（4）痤疮　肺胃血热型：取足三里、曲池、肺俞或胃俞，常用丹参注射液。阴虚内热型：取足三里、血海、肾俞，常用丹参注射液。

（5）黄褐斑　肝郁型：取足三里、血海、肝俞，常用丹参注射液、当归注射液。血虚夹瘀型：取足三里、肾俞，常用人参注射液、当归注射液。

（6）慢性荨麻疹　实证：取足三里、曲池、肺俞、胃俞、大肠俞，常用苦参素注射液、丹参注射液，也可配合使用维丁胶性钙、胎盘组织液。气虚血亏型：取足三里、血海、脾俞、肾俞，常用人参注射液、参脉注射液、当归注射液、胎盘组织液。

（7）皮肤瘙痒　湿热犯表型：取足三里、曲池、肺俞,常用苦参素注射液、丹参注射液。血虚风燥型：取足三里、血海、肾俞、脾俞,常用当归注射液、参脉注射液。

（8）神经性皮炎　肝郁血瘀型：取肾俞、肝俞,常用丹参注射液、维生素 B_{12} 注射液。血虚风燥型：取足三里、血海、脾俞,常用当归注射液、人参注射液、维生素 B_{12} 注射液。

（9）湿疹　湿热型：取足三里、曲池、大肠俞,常用苦参素注射液、丹参注射液,也可用 2% 利多卡因注射液。脾虚型：取足三里、血海、脾俞、肾俞,常用人参注射液、当归注射液。血瘀型：取足三里、血海、肝俞,常用当归注射液。

（10）银屑病　血瘀型：取足三里、血海、肝俞,常用丹参注射液。血热型：取足三里、曲池、外关等穴,常用丹参注射液。湿热型：取足三里、曲池、胃俞、肺俞,常用丹参注射液。气血亏虚型：取足三里、血海、脾俞、肾俞,常用人参注射液、当归注射液。气阴亏虚型：取足三里、血海、肺俞、肾俞,常用人参注射液、参脉注射液。每穴 0.5～1 mL,每隔 2～5 日 1 次,5～10 次为 1 个疗程。

26. 注意事项

①选择药物要注意药物的致敏性,如部分对苦参素注射液过敏的患者不能选用苦参素注射液,出现药物过敏者,轻者按过敏性皮炎处理,严重出现休克者应按过敏性休克诊疗常规处理。

②严格执行无菌操作。

③治疗前应让患者选择自觉舒适的体位,多取坐位、卧位,以避免晕针、弯针、断针等情况的发生。

④年老体弱者选穴宜少,药量酌减,孕妇慎用。

⑤出现晕针时应立即停止针刺,将针起出,让患者平卧,注意保暖,轻者仰卧片刻,给予温开水及糖水后即可恢复正常,重者在进行上述处理的基础上,可针刺百会、素髎、内关、人中、足三里、关元、气海等穴,即可恢复。若患者不省人事、呼吸细微、脉细弱,则要采取急救措施。

⑥对背部腧穴进行注射时,采用斜刺的方式,切勿入针过深,以免造成肺穿孔等,药物剂量不宜太大,应控制在 0.5～1 mL,注射速度宜缓慢。

⑦注射时注意先回抽,若回抽有血,则必须避开血管再注射。一般药物不能注入关节腔、脊髓腔内,以免发生意外。

附:亚甲蓝在疼痛治疗中的应用

亚甲蓝在临床上主要被用于亚硝酸盐及芳香胺类药物(乙酰苯胺、对乙酰氨基酚、非那西丁等)中毒引起的高铁血红蛋白血症的治疗。近年来,临床又发现了不少亚甲蓝的新用途。

1. 治疗三叉神经痛

应用亚甲蓝治疗三叉神痛的具体方法:根据疼痛部位和神经定位常规消毒后,用 7 号针头寻找患支神经孔(有落空感),针尖进入孔内 0.3~0.5 cm 后注入 0.75%布比卡因 1 mL,然后保留针头观察 10~15 分钟,待患者触摸痛区疼痛消失、麻木时注射亚甲蓝 10~20 mg。

2. 用于某些手术后止痛

亚甲蓝作为长效止痛剂可用于肛门手术的止痛。它与神经组织有较强的亲和力,局部注射后作用于神经末梢,损伤末梢神经髓质,而新生的髓鞘大约需30 天修复完毕,故可起到长效止痛的作用。其起效前约有 4 小时的过渡期,此时患者可有疼痛、异物感等,之后逐渐转为麻木、无痛,这是因为先是末梢神经受刺激,继而神经髓质受损。因此,在注射亚甲蓝时一般需加入利多卡因,利多卡因作用速度快,对神经末梢穿透性强,其作用能维持 2~3 小时,这也正是亚甲蓝镇痛的空白期,可起到早期镇痛的作用。两者配伍应用,可使肛周神经末梢传导受阻,肛门轻度松弛,括约肌无痉挛反应,有利于减轻患者痛苦,减少并发症的发生,利于伤口愈合。

将亚甲蓝应用于肛门手术止痛时应注意以下几点。

①亚甲蓝的配伍浓度用 0.1%~0.2%的低浓度。

②注射时以创面基底表浅浸润为宜,切忌注射过深,注射前一定要先回吸,以防将药液直接注入血管。

③注射量以创面呈淡蓝色为最佳(15~20 mL),切忌注射过量。

亚甲蓝和丁哌卡因混合液还可用于开胸术后的镇痛。具体治疗方法:术毕关胸前于侧卧位下,在切口上、下各一肋骨角处做肋间神经阻滞,分别注入亚甲蓝和丁哌卡因混合液 6 mL。

3. 治疗来苏儿中毒

来苏儿即 50%甲酚的肥皂溶液,可导致高铁血红蛋白血症,致死量为 50~100 g。来苏儿中毒无特殊解救药物,但亚甲蓝可治疗高铁血红蛋白血症,对患者的恢复有利。同时,亚甲蓝对休克的治疗亦有明显作用,它可灭活或降低 NO(舒血管因子)的活性,逆转低血压,抑制由炎症介质诱导的 cGMP 水平增高导致的心血管舒缩功能障碍,从而改善心血管功能。

4. 治疗血管瘤

用亚甲蓝治疗血管瘤,瘤体消除快,无明显痛苦,无副作用,疗程短,瘢痕不明显,治愈率极高。具体治疗方法:瘤体部位消毒后用一个自制的可伸缩的金属或塑料辅助环(消毒)套在瘤体上,环内侧距瘤体边界 0.5 cm,适当加压。根据瘤体大小决定亚甲蓝的用量,一般剂量为每次 10~20 mL,药液浓度为 1%。注射器从瘤体中心刺入,向四周放射状均匀注射药物,至瘤体变蓝有张力感即可。退针后用消毒棉球压迫针孔,防止药液外渗,5 分钟后撤去备用环和棉球。每周注射 1 次,4 周为 1 个疗程。不愈者间隔 10 天后再行下一个疗程。

5. 预防手术后肠粘连

肠局部生成的超氧化物、过氧化物和羟基是多饱和脂肪酸的潜在氧化剂,可损伤细胞膜而诱发肠粘连的形成。亚甲蓝可抑制氧自由基的生成,具有拮抗 NO、松弛平滑肌的作用,且可穿透细胞和组织。亚甲蓝和抑肽酶两者联合用药作用更加显著。

具体应用方法:将已制成安培的 1‰亚甲蓝无菌液体,在关腹前按 0.3 mg/kg体重,均匀涂布于肠管表面。

6. 治疗手深度烧伤

在对深度烧伤患者的治疗中,亚甲蓝被用于对坏死组织进行染色。亚甲蓝染色早期削痂后用全层皮移植,可获得创面及时修复和功能重建双重疗效。

应用方法:为了防止术中过多削除健康组织或残留坏死组织,术前 24 小时用亚甲蓝染色,使坏死组织着色,即坏死组织被染成蓝色,而健康组织不着色,以便在术中正确判断削痂深度。

第五节　浮针疗法

常用多功能空心针灸针的型号:①KXZ Ⅰ 0.5 mm×40 mm;②KXZ Ⅱ 0.5 mm×50 mm;③KXZ Ⅵ 0.8 mm×50 mm。

浮针疗法是一种新型的物理治疗方法,它主要以浮针针具为治疗工具,以局部疾病为基准,在病灶周围(而不是在病痛局部)进针,针尖对准病灶,针体沿浅筋膜(皮下疏松结缔组织)行进。相较于传统针刺方法,浮针疗法进针较浅,留针时间长,主要用于治疗局部的疾病。浮针疗法尚无统一的、规范化的命名,因为针刺时不像传统针刺一样深入肌肉层,针仅停留在皮下疏松结缔组织中,像浮在肌肉上一样,故称为"浮针疗法"。

一、探索之路

浮针疗法是传统针灸学和现代医学相结合的产物,是符仲华在腕踝针疗法及前人研究的基础上,不断地对针灸学临床、文献和实验等方面进行思考而创立的新疗法。

(一)临床现象的启发

1. 腕踝针疗法的启发

腕踝针疗法的针刺部位仅局限于腕和踝,临床实践表明,它对四肢远端疼痛的疗效明显,而对远离腕踝关节的疾病效果差。现代医学认为,腕踝部的解剖结构和躯体的其他部位并无特殊的不同,由此而产生疑问:针刺其他部位的皮下组织结构是否也可取得较好的疗效呢? 这是创立浮针疗法的前奏。

2. 推拿、按摩、拔罐的启发

推拿、按摩、拔罐疗法都是通过皮肤、皮下组织等表层组织作用于机体,从而发挥治疗的作用,这说明了表层组织对于疗效的产生起着不可或缺的桥梁作用。因此,符仲华认为,表层组织是一个现代医学还未真正完全了解其机制的独特结构,也许可以以此为切入点,探寻一种新的疗法。

3. 关于"得气"

在传统的针灸理论中,一直很强调"得气"的概念,但进行激光治疗、电磁治疗时并无得气感,也能取得疗效,那么,单纯针刺皮下疏松结缔组织一般不会有"得气"感,是否也能取得疗效?

(二)科学研究

现代关于针刺和经络研究的一些成果是发现浮针疗法的推动力量。在此期间,众多针灸医家的实验研究成果为浮针疗法的形成提供了实验和理论依据;众多实验结果表明,传统针刺和艾灸等疗法之所以能起效,大多是因为各种疗法直接或间接作用于疏松结缔组织。当然,这仅仅是一个假说,尚需要大量的临床实践和动物实验来验证。

(三)文献研究

浮针疗法的最大特点是皮下进针、近部选取进针点和留针时间长,而传统的针灸理论,如十二皮部理论、腧穴的近治作用、以痛为腧的理论等都为浮针疗法的这些特点提供了文献支持。浮针疗法的这些特点在《内经》中也有较多论述。

二、浮针疗法的特点

①根据病变所在的位置和病变部位的大小来决定进针点的位置。

②在病灶周围进针,针尖并不一定要达到病变所在位置,有时甚至可以相隔较远。

③仅仅在皮下浅刺,并不像传统针刺疗法那样深入肌层。

④并不要求患者有酸、胀、重、麻、沉等得气感。

⑤长时间留针,一般为 24 小时。

⑥针尖必须直对病灶,进针部位不能距离病灶太远,且进针部位和病灶一般应在关节的同一侧,尽量不要越过关节。

三、针刺部位

①多数情况下,针刺部位在距离痛点 6～10 cm 处。

②多选择在病灶部位上、下、左、右处,这样便于操作和留针。

③如果病灶在肋间,斜取肋间疗效最佳。

④避开皮肤上的瘢痕、结节、破损等处进针。

⑤尽量避开浅表血管,以免针刺时出血。

⑥进针点与病灶处之间最好不要有关节,否则效果相对较差。

四、针刺方法

术者右手持针,左手拇、食指夹持、辅助针身,使针体与皮肤呈 15°～20°刺入,略达肌层,再退于皮下,放倒针身后沿皮下向前推进,推进时稍稍提起,使针尖勿深入。运针深度为 25～35 mm,进针完毕,抽出针芯,用胶布固定留于皮下的软套管,在进针点处,用干棉球盖住针孔,用胶布贴附,以防感染。

五、机制探讨

疏松结缔组织是人体中重要的组织之一,疏松结缔组织中的基质具有压电特性,由压电效应和反压电效应产生的化学能或机械能可以恢复分子、细胞水平的生理作用而产生疗效。同时,研究者认为浮针疗法可通过神经系统的调节起作用,且不排除体液因素的影响。

浮针疗法是在传统针灸学的基础上,结合现代关于针灸学机制研究的某些成果而发展形成的。到目前为止,浮针疗法主要用于对局限性疼痛的治疗,另外还涉及少量的胀满、麻木等感觉异常病变的治疗。虽然较传统针灸疗法而言,浮针疗法的治疗范围略小,但就疗效而言,对于适宜的疾病,浮针疗法见效快、疗效确切、易学易用,值得广大针灸工作者深入研究。

第六节　火针疗法

常用多功能空心针灸针的型号:①KXZ Ⅰ 0.5 mm×40 mm;②KXZ Ⅱ 0.5 mm×50 mm;③KXZ Ⅵ 0.8 mm×50 mm。

一、概述

火针疗法是用火烧红针尖迅速刺入穴位内,给机体以一定的热性刺激,然后快速将针拔出,从而达到祛病、防病目的的一种针刺方法。由于火针疗法具有操作简便、费用低廉、疗效显著、适应证广的特点,同时火针疗法具有针和灸的双重作用,故受到广大民众欢迎。火针刺激腧穴,可增加人体阳气,激发经气,调节脏腑机能,使经络通、气血行。此外,火针疗法还可起到祛寒除湿、散结解毒、去腐排脓、生肌敛疮、益肾壮阳、升阳举陷、除麻止痒、息风定惊等作用。

火针疗法具有十大功效,具体如下。

(1)止痛　火针能够治疗因为寒、湿或风邪引起的肿痛。炎针对痹病、风湿性关节炎、腰腿疼痛,尤其是对顽固性风湿病有特殊的疗效。

(2)止痒　火针可治疗各种以痒为主要症状的皮肤病,对神经性皮炎、牛皮癣等各种疑难皮肤病都有比较好的疗效。

(3)止麻　火针能引阳达络,助阳化气,使麻木自解。

(4)止挛　面肌及腿部痉挛、神经麻痹的晚期痉挛现象,宜用火针进行治疗。

(5)止泻　火针擅治慢性肠炎所致的腹胀、腹泻等疾病。

(6)止咳、定喘　火针能祛邪引热,宣气通肺,寒去则咳喘自消。

(7)泻火解毒　火针擅治带状疱疹、丹毒、小儿腮腺炎、乳腺炎等各种以红、肿、热、痛为特征的热性病。

(8)祛瘀除腐　火针对外科类疾病,如静脉曲张、血栓性静脉炎、痤疮、痈疮、痔疮等有特殊的疗效。

(9)除节散结　火针可用于治疗疮疖、瘀结,如血管瘤、脂肪瘤、纤维瘤、疣、痣等,也可用于治疗腱鞘囊肿、子宫肌瘤、卵巢囊肿、中风后遗症等。

(10)壮阳补虚　火针可用于治疗子宫下垂、腰膝酸软、阳痿遗精、痛经及由脾胃气虚引起的胃下垂、肌肉麻痹等各种痿证。

从火针的十大功效可以看出,其适应证范围十分广泛。有人对近5年来火针应用的临床状况做过综合统计,发现火针的治疗范围愈加广泛,已向许多疑难症拓展,特别是对内科、妇科某些疾病的治疗,具有良好的疗效。

二、基本内容

(一)分类

1. 按针具的粗细分类

(1)细火针　直径为0.5 mm,主要用于面部穴位的针刺。由面部神经、血管比较丰富,痛觉敏感,使用细火针可以减轻患者的痛苦。

(2)中粗火针　直径约为1.0 mm,适用范围比较广泛,除面部穴位及肌肉较薄部位的穴位外,其他的穴位都可用中粗火针施术,包括四肢、躯干、压痛点和病灶四周的穴位。

(3)粗火针　直径为2.0~2.5 mm,主要用于针刺病灶部位,如窦道、痔漏、瘰疬、痈疽、乳腺炎、腱鞘囊肿、神经性皮炎、各种结节、皮肤肿瘤等的针刺。

2. 按针刺方法分类

(1)经穴刺法　经穴刺法是根据患者的临床症状辨证、辨经,按经取穴,在经络上施火针的方法。通过火针对经穴的刺激,以温通经络,行气活血,从而达到扶正祛邪、平衡阴阳、调整脏腑的作用,多用于治疗内科疾病。

(2)痛点刺法　痛点刺法是在病灶局部或有关穴位处寻找最明显的压痛点,在痛点上施以火针进行治疗的方法。中医认为,压痛点是局部经气不通、气血阻滞的反应点。以火针刺激压痛点,可使局部经气畅通,气血运行,从而达到止痛的目的,主要用于肌肉、关节病变和各种神经痛的治疗。

(3)密刺法　密刺法是用中粗火针密集地刺激病灶局部的一种火针刺法。密集程度取决于病变的轻重,病情重的刺密一点,以每针相隔1 cm为宜。密刺疗法以足够的热力,改变局部气血的运行,促进病损组织的新陈代谢。此法主要适用于增生、角化性皮肤病,如神经性皮炎。

(4)围针法　围针法是用火针围绕病灶行针刺的一种刺法。进针点多落在病灶与正常组织的交界处。在病灶周围施以火针可以温通经脉,改善局部气血循环,促进组织再生。围刺法主要适用于皮肤科、外科疾患。

(5)散刺法　散刺法是以火针分散地刺在病灶部位上的一种火针针刺法。它具有温阳益气、改善局部气血运行的作用,从而达到治麻、止痒、定惊、解痉、止痛的目的。一般每隔 1.5 cm 刺一针。针具最好选用细火针,以浅刺为宜。

3. 按出针的快慢分类

(1)快针法　快针法是进针后迅速出针的一种针刺方法,是常用的火针疗法之一。整个进出针过程只需 1/10 秒的时间。因为火针疗法是借助烧红的针体所带的热来刺激穴位或相关部位,只要针体红,热力足,就可以激发经气,推动气血,温通经络,留针时间长并无太大意义。

(2)慢针法　慢针法与快针法相反。慢针法有其特殊的用途。其特点是火针刺入穴位或相关部位后,在体内停留数分钟,然后出针。留针时间一般为 1~3 分钟。慢针法主要适用于瘰疬、肿物、囊肿等各种坏死组织和异常增生性疾病。

(二)施术

火针疗法的施术可简单归纳为揣、爪、烧、刺、退五个字。揣,即根据病情,沿一定的经络走行进行揣摸,寻找压痛点,"以痛为腧",在揣的过程中要遵循"宁失其穴,勿失其经"的原则。爪,即以爪甲在所取穴位上按压出痕边,然后用龙胆紫进行标记。烧,即烧热针体,亦即加热针体,使之达到治疗所需的温度。刺,即将火针迅速、准确地刺入所标记的腧穴。退,即拔针,要求速进速出,因留之过久会致筋焦骨伤,给患者造成额外的痛苦。

三、临床应用

1. 中风

(1)中脏腑　闭证:取水沟、十二井穴、太冲、丰隆、劳宫,牙关紧闭者配颊车、下关、合谷,两手握拳者配内关、后溪,用快针法。脱证:取关元,汗出不止者加足三里,虚阳浮越者加肾俞、涌泉。

(2)中经络　取太冲,手指拘挛者加八邪,语言謇涩者加廉泉,头痛、眩晕者加风池、太冲。每 3 日 1 次,用快针法,可用 KXZ I 0.5 mm×40 mm 空心针灸针。

2. 面瘫

对面瘫者的治疗,可取风池、翳风、鱼腰、合谷等穴,行快针法用 KXZ I 0.5 mm×40 mm 空心针灸针浅刺。

3. 痹病

对痹病患者的治疗可按疼痛部位取穴,如肩部疼痛取肩髃、肩髎、合谷、外关、后溪;肘部疼痛取曲池、尺泽、外关、合谷;腕部疼痛取阳池、外关、阳溪、腕骨;脊背疼痛取水沟、身柱、命门、腰阳关;踝部疼痛取申脉、照海、昆仑、解溪;行痹取肾俞、命门、关元;着痹取足三里、阳陵泉、商丘;热痹取大椎、曲池。用KXZ I 0.5 mm×40 mm空心针灸针,行快针法。

4. 郁证

治疗郁证时,多取内关、太冲、三阴交等穴。如有瘫痪者加相应穴位,用KXZ I 0.5 mm×40 mm空心针灸针行快针法。

5. 感冒

(1)风寒 取列缺、合谷、风门、风池。

(2)风热 取鱼际、曲池、大椎、外关。

6. 痢疾

治疗痢疾多取合谷、天枢、上巨虚、大肠俞等穴。发热者加大椎、曲池。毒痢者加十宣以泻热。

7. 带状疱疹

对于处在早期的带状疱疹(疱疹刚出时)患者,可选用 KXZ I 0.5 mm×40 mm,KXZ II 0.5 mm×50 mm,KXZ VI 0.8 mm×50 mm 三种空心针灸针,先将针在酒精灯上烧红,点刺在疱疹上,不要太深,刺破疱疹即可(图3-2),然后再局部拔罐,拔出血液及淡黄色血水,疱疹于2~3天后自然干燥,局部疼痛会明显减轻,经过1或2次治疗后,就不会再有新发疱疹出现。经火针治疗后,患者不会遗留神经痛,恢复快,疗效可靠。

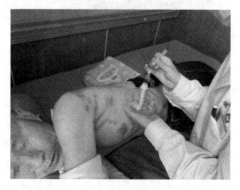

图3-2 应用火针疗法治疗带状疱疹

8. 下肢静脉曲张

下肢静脉曲张是指下肢表浅的静脉曲张成团块状的病变,是一种常见的疾病,主要表现为浅静脉曲张、肿胀和小腿下段营养性病变伴有广泛色素沉着、湿疹或溃疡。本病迁延难愈,影响美观,给患者带来极大痛苦。中医学中将下肢静脉曲张称为"筋瘤"。其多见于长期涉水遇冷、从事繁重劳动或长期站立工作者,血管的重力以及任何增加重力作用的后天性因素(如长期站立工作、重体力劳动、慢性咳嗽等)都可以使瓣膜承受过度的压力而逐渐松弛,使瓣膜正常关闭功能受到损坏,而导致下肢静脉曲张的发生。明代《外科正宗》中有云:"筋瘤者,坚而色紫,垒垒青筋,盘曲甚者结若蚯蚓。"

治疗下肢静脉曲张可选用 KXZ I 0.5 mm×40 mm,KXZ II 0.5 mm×50 mm,KXZ VI 0.8 mm×50 mm 三种空心针灸针,先将针在酒精灯上烧红,点刺浅表曲张静脉血管(图 3-3),放出适量血液,可祛瘀生新,以血调气,再配以火针来增强其温通经络、活血通脉的作用,进而达到通经脉、调气血的目的,从而使疾病得到治疗。本疗法操作简便,患者痛苦小,对轻、中度患者效果良好,轻者治疗 3 次左右可痊愈,中度者治疗 6 次左右可痊愈。治疗后,患者当天应注意休息,可用弹力绷带加压包扎,加强营养,注意保护针眼以防感染,最好抬高患侧下肢,以利于血管恢复。

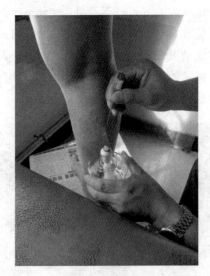

图 3-3 应用火针疗法治疗下肢静脉曲张

9. 寻常疣

治疗寻常疣可选用 KXZ I 0.5 mm×40 mm,KXZ II 0.5 mm×50 mm,KXZ VI 0.8 mm×50 mm 三种空心针灸针,先将针在酒精灯上烧红,点刺在疣体上,针尖要到达疣体的根部,一定要掌握好深度,以破坏疣体的根部为度,然后再局部拔罐,拔出血液及淡黄色血水,一般 1～2 周后疣体脱落,疾病痊愈。

10. 传染性软疣

治疗传染性软疣可选用 KXZ Ⅰ 0.5 mm×40 mm,KXZ Ⅱ 0.5 mm×50 mm,KXZ Ⅵ 0.8 mm×50 mm 三种空心针灸针,先将针在酒精灯上烧红,点刺在疣体上,针尖要到达疣体的中心部位,一定要掌握好深度,不要太深,也不能太浅,然后再局部拔罐,拔出血液及淡黄色血水,一般 1～2 周后疣体脱落,疾病痊愈。

11. 鸡眼

治疗鸡眼可选用 KXZ Ⅰ 0.5 mm×40 mm,KXZ Ⅱ 0.5 mm×50 mm,KXZ Ⅵ 0.8 mm×50 mm 三种空心针灸针,先将针在酒精灯上烧红,点刺在鸡眼体上,针尖要到达鸡眼的根部,一定要掌握好深度,以破坏鸡眼体的根部为度,然后再局部拔罐,拔出血液及淡黄色血水,一般 2～3 周后鸡眼自行脱落,疾病痊愈。

12. 网球肘

治疗网球肘时,嘱患者摆好体位,先在肱骨外上髁选好治疗点,局部定位做好标记,选用 KXZ Ⅰ 0.5 mm×40 mm,KXZ Ⅱ 0.5 mm×50 mm,KXZ Ⅵ 0.8 mm×50 mm 三种空心针灸针,先将针在酒精灯上烧红,然后迅速点刺,可以根据病情刺 3 或 4 针,对针眼进行消毒,外敷创可贴。

13. 腱鞘囊肿

治疗腱鞘囊肿可选用 KXZ Ⅵ 0.8 mm×50 mm 空心针灸针,先将针在酒精灯上烧红,点刺腱鞘囊肿,针尖要刺破腱鞘囊肿的囊壁,一定要掌握好深度,不要太深,也不能太浅,一般点刺 4 或 5 针,然后用手指挤压,挤出囊液,再局部拔罐,拔出血液及淡黄色血水,再加压包扎,根据病情,一般 1～2 周后再行火针治疗 1 次,治疗 2 或 3 次后腱鞘囊肿会明显缩小,病情会很快好转。

14. 腹股沟淋巴结结核

治疗腹股沟淋巴结结核可选用 KXZ Ⅰ 0.5 mm×40 mm,KXZ Ⅱ 0.5 mm×50 mm,KXZ Ⅵ 0.8 mm×50 mm 三种空心针灸针,先将针在酒精灯上烧红,点刺腹股沟淋巴结结核,针尖要到达腹股沟淋巴结结核的中心部位,一定要掌握好深度,不要太深,也不能太浅,然后再局部拔罐,拔出血液及淡黄色血水,一般 1～2 周后再行火针治疗 1 次,经 2 或 3 次治疗后腹股沟淋巴结结核会明显缩小,同时配合抗菌、抗结核治疗,病情会很快好转,甚至痊愈。

四、注意事项

①施用火针时,应注意安全,防止火针灼伤患者或点燃衣物。

②过于紧张、饥饿、劳累的患者不宜用火针,体质虚弱的患者应取卧位。

③火针针刺应避开血管、肌腱、重要器官。

④面部、足部尽量点灸,不针刺,以免留下疤痕。

⑤糖尿病患者不宜应用火针治疗。

⑥火针治疗后 3 天内不可洗浴。

⑦嘱患者针后勤换内衣,针眼处不可用手搔抓,以免发生感染。

⑧行火针治疗后,腧穴处皮肤可出现微红、灼热、轻度肿痛、痒等症状,属于正常现象,不用处理,1 周内会自行消失。腧穴处出现红肿、脓点也不要怕,可保持局部清洁,防止感染。腧穴处红肿加重,分泌物增多,可外敷金黄膏。

第七节 多功能空心针灸针神经阻滞疗法

常用多功能空心针灸针的型号:①KXZ Ⅰ 0.5 mm×40 mm;②KXZ Ⅱ 0.5 mm×50 mm;③KXZ Ⅲ 0.5 mm×75 mm;④KXZ Ⅳ 0.7 mm×75 mm;⑤KXZ Ⅴ 0.7 mm×100 mm;⑥KXZ Ⅵ 0.8 mm×50 mm。

直接在末梢的神经干、神经丛,交感神经节等神经组织内或附近注射药物或给予物理刺激而阻断神经传导功能的方法称为神经阻滞。化学性神经阻滞疗法主要采用局部麻醉药物阻断神经传导功能,可用于手术镇痛,而更多的是用于疼痛的治疗。

一、神经破坏性阻滞

使用高浓度的局部麻醉药或神经破坏药物进行神经阻滞,可长时间甚至永久性(不可逆性)阻断神经传导功能,被称为神经破坏性阻滞。其主要用于治疗癌症疼痛、三叉神经痛或由带状疱疹导致的神经痛等恶性疼痛。

二、注射治疗

注射治疗是一种病灶注射治疗技术。随着 X 光、超声介入引导技术的广泛应用,许多过去难以穿刺给药的部位,现在都可以安全地穿刺给药。

根据疼痛或炎症病灶不同的特点,配制有效的药液,进行病灶注射,以局部高浓度药液消除炎症或使疼痛病灶消失。药物直达病变局部,用少量的药物就可以在病灶区域形成高浓度,体现了集中优势药力,使临床治疗发挥最佳效应。局部注射少量的药物又能避免药物的全身副作用。注射治疗可以在最短的时间内用最快的速度将最合理的药物准确地送到最需要的病变部位,从而获得最满意的治疗效果,且操作简便易掌握。

三、注射治疗和神经阻滞疗法的特点

注射治疗和神经阻滞疗法的镇痛效果明显,副作用小。

四、注射治疗和神经阻滞疗法的机制

注射治疗和神经阻滞疗法均是通过阻断痛觉的神经传导通路,调理引起疼痛的局部环境,改善血液循环,消除炎症,起到镇痛的作用,其疗效和操作技巧关系密切。

五、适应证

神经阻滞疗法的适应证非常广泛,适用于各部位、各种性质的各种急、慢性疼痛。

六、选择适应证

注意病程的发展变化,不能对所有的患者一概使用。如对早期三叉神经痛患者,可先试用药物治疗,当药物治疗效果不佳时,或因药物出现副作用不能继续使用时,可试用神经阻滞疗法。

七、禁忌证

①不合作者,包括精神失常者。
②穿刺部位皮肤和深层组织有感染病灶者。
③有出血倾向或正在进行抗凝治疗者。
④对局部麻醉药物过敏者。
⑤低容量血症者。
⑥不宜施行椎管、腹腔神经节及椎旁交感神经节阻滞者。
对原因不明的疼痛,务必在明确病因诊断(如肿瘤等)后,再用神经阻滞,以免延误病情。在某些特殊情况下,可在诊断性检查中给予神经阻滞,以减轻患者的痛苦。

八、注射药物的常用配方

亚甲蓝复合镇痛液：总体积 50 mL，2% 利多卡因 5 mL，曲安奈德 20～40 mg，维生素 B_{12} 1.0～1.5 mg，川芎嗪注射液 120 mg，透明质酸酶 1 500 单位，1% 亚甲蓝 0.1～0.2 mL，生理盐水适量。

附：肩周炎的神经阻滞治疗

治疗肩周炎以冈上神经阻滞加痛点注射效果较好。

冈上神经阻滞点定位的方法如下。

方法 1　先找到肩胛冈内侧缘与肩峰最高点做连线，在 1/2 处画一条垂直线，两线交汇处外上 1.5 cm 处为刺入点。

方法 2　患者反坐位，两手自然放在膝上，首先找到肩胛冈的中点，向内找到内侧点，向外找到外侧点，三点连成一条线，在这一直线的中点做一条与脊柱平行的线，组成四个夹角，再做外上 1/4 夹角的平分线，距夹角 1.5 cm 处即为刺入点，向后、向下顺肩胛骨内侧面滑动，深度为 2.5～3.0 cm，到达冈上窝。

治疗注意事项　治疗时，于喙突、大结节、小结节、天宗、阿是穴每点各注入药物 2～3 mL，7～10 天后复查，如有痛点则再次注射。一般可一次性治愈肩周炎，如有颈椎病，可同时给予治疗。

第八节　医用臭氧治疗

常用多功能空心针灸针的型号：① KXZ Ⅰ 0.5 mm×40 mm；② KXZ Ⅱ 0.5 mm×50 mm；③ KXZ Ⅲ 0.5 mm×75 mm；④ KXZ Ⅳ 0.7 mm×75 mm；⑤ KXZ Ⅴ 0.7 mm×100 mm；⑥ KXZ Ⅵ 0.8 mm×50 mm；⑦ KXZ Ⅶ 0.9 mm×150 mm；⑧ KXZ Ⅷ 0.9 mm×90 mm；⑨ KXZ Ⅸ 0.9 mm×160 mm。

一、臭氧治疗的历史

1840 年，德国科学家舒贝因在向慕尼黑科学院提交的报告里宣布了将臭氧用于治疗。1857 年，Von Siemens 发明了第一台臭氧治疗发生器。人们发现臭氧可用于水的消毒，许多消毒水工厂由此而诞生。1870 年，出现了第一篇关于臭氧用于治疗净化血液的报道。1915 年，Wolff 将臭氧用于治疗严重感染的伤口。1936 年，法国医生 Aubourg 将臭氧注入直肠治疗慢性结肠炎。1988 年，意大利医生 Verga 将臭氧注入腰大肌及椎旁间隙治疗腰腿痛。1998 年，Muto 等报道将臭氧注入椎间盘及椎旁间隙治疗腰椎间盘突出症，有效率为 78%。1994—2000 年，Albertini 报道 6 665 例多中心治疗腰椎间盘突出症的研究结果，优良率为 80.9%。2000 年，南方医院何晓峰将该技术引入国内，至 2004 年 6 月治疗腰椎间盘突出症患者约 450 例，有效率为 75.9%。除此之外，臭氧还可用于治疗关节痛、肩周炎、糖尿病、溃疡、病毒性肝炎等疾病。

二、臭氧治疗的理化性质及治疗原理

1. 理化性质

臭氧是一种淡蓝色、有浓烈特殊臭味的气体，极不稳定，在空气和人体组织中易分解。与氧气相比，臭氧具有比重大、有味、有色、易溶于水、易分解等特点，常温下半衰期约为 20 分钟。由于 O^- 非常活跃，因而臭氧具有很强的氧化能力，氧化反应可在瞬间完成，没有永久性残留。

2. 治疗原理

（1）氧化髓核内蛋白多糖　髓核内的主要成分之一蛋白多糖带有负电荷，可吸引带正电荷的离子进入髓核基质，即具有固定电荷密度的特性。这一特性决定了髓核基质内离子的分布，使髓核基质产生高渗透压，这是髓核含水量高达 85% 的主要原因。

臭氧注入椎间盘后能迅速氧化髓核内的蛋白多糖，髓核细胞膜和细胞内结构被破坏，造成细胞变性坏死，细胞合成和分泌蛋白多糖的能力下降或丧失，使髓核渗透压降低从而导致水分丢失，髓核体积缩小。因此，有人将用臭氧治疗椎间盘突出症的方法称为臭氧治疗溶核术。

（2）抗炎作用　突出的髓核及纤维环压迫硬脊膜、神经根及周围静脉，引起回流障碍，出现渗出和组织水肿。纤维环断裂后释放的糖蛋白和 β 蛋白等作为抗原物质，使机体产生免疫反应，形成无菌性炎症。臭氧可刺激氧化酶过度表达，中和炎症反应中过量产生的反应性氧化产物，拮抗炎症反应中免疫因子的释放，扩张血管，改善回流，减轻神经根周围的水肿。

（3）镇痛作用　突出的椎间盘组织可压迫神经根，刺激椎间小关节突、邻近韧带和椎间盘表面存在的神经末梢释放致痛物质（如 P 物质、磷脂酶 A2 等），从而产生疼痛。注射臭氧后可直接作用于神经末梢，并刺激抑制性中间神经元释放脑啡肽等物质，从而达到镇痛的作用。

三、臭氧治疗的动物实验研究

俞志坚等将不同浓度的臭氧($35\ \mu g/mL$、$50\ \mu g/mL$)在 X 线透视下注入成年家犬的腰椎间盘中心部和椎间孔,观察 2 个月,发现髓核缓慢萎缩,无不良反应发生。目前尚没有关于臭氧鞘内注射安全性的报道,有待于进一步研究。

四、适应证

臭氧在疼痛科的适用范围:颈椎病、腰椎间盘突出症、骨质增生、风湿性关节炎、类风湿关节炎、股骨头坏死、滑膜炎、脊柱炎、颈肩腰腿疼痛(图 3-4)。

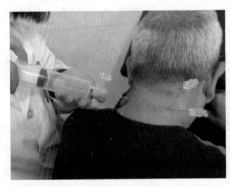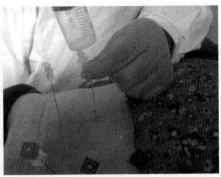

图 3-4 空心针灸针注射臭氧治疗

1. 椎间盘突出症

(1)即时见效 臭氧治疗可溶解椎间盘突出物,降低盘内压,消除炎性疼痛。向椎间盘内注射臭氧后,用 CT 扫描即可见髓核被溶解,硬膜囊形态恢复,对神经的压迫被解除。

(2)安全性好 在局部麻醉下细针穿刺,主要作用于髓核,对其他组织基本无损伤。

(3)无并发症 用臭氧治疗无过敏反应等并发症,臭氧本身有消毒作用,发生感染的概率会大大降低。

(4)无须手术 目前认为臭氧介入治疗椎间盘突出症是免除手术痛苦最好的手段。

2. 软组织痛

臭氧可用于治疗各种软组织痛,如肩周炎、肌肉筋膜疼痛综合征、第三腰椎横突综合征、梨状肌综合征等。

3. 关节炎

臭氧可用于治疗各种风湿病,股骨头缺血性坏死,骶髂关节、髋关节和膝关节腔的无菌性炎症。

4. 神经病理性疼痛

臭氧可用于治疗神经病理性疼痛,如肋间神经的带状疱疹后神经痛。局部麻醉、射频治疗后注射臭氧可以作为一种辅助治疗手段。

5. 其他

除上述疾病外,臭氧还可用于治疗腰椎手术失败综合征等疾病。

第九节 射频热凝靶点治疗术

常用多功能空心针灸针的型号:①KXZ Ⅷ 0.9 mm×90 mm;②KXZ Ⅸ 0.9 mm×160 mm。

射频热凝靶点治疗术是治疗椎间盘突出症较先进的方法。射频热凝靶点治疗是在C型臂X光机下准确定位,数字减影下时时监测,导航系统的精确引导下直接把突出部位的髓核变性、凝固,使其体积缩小,从而解除压迫的方法。射频热凝靶点治疗术不伤及正常的髓核组织,能够修补纤维环的破裂,灭活盘内新生病变超敏的神经末梢,直接阻断髓核液中糖蛋白和β蛋白的释放,温热效应可对损伤的纤维环、水肿的神经根、椎管内的炎性反应起到良好的治疗作用,治疗后症状可立即消失或减轻。

一、特点

射频热凝靶点治疗术的针对性很强,其仅针对病灶进行处理,而不损伤正常组织。神经系统专用射频治疗电极的直径只有0.7 mm,如同一根针灸针,整个治疗过程不使用麻醉药、镇痛药、抗生素、激素,只是一个物理变化过程,对人体基本无副作用,使治疗更绿色化、人性化。这些特点是很多微创设备和方法所不具备的。同时其改写了治疗椎间盘突出症的历史,把以加快退变为主要目的的治疗转变成以修复为主要目的的治疗。有很多截瘫半年以上,用开放手术无法治愈的脊髓型颈椎病患者在接受射频热凝靶点治疗后,重返了工作岗位。射频热凝靶点治疗术是目前国际上创伤较小、较安全、患者痛苦较小、见效较快、风险较低的一种治疗方法。

二、原理

射频热凝是通过射频仪发射出的高频率射频电流,在工作电极尖端产生变化磁场,使磁场覆盖的靶点组织内分子运动摩擦生热,热凝毁损靶点区域组织。其专用于神经疼痛传导通路的阻断和脑部毁损。射频热凝具有微创、定性、定量、疗效确切和并发症少等特点。

①声音阻抗监测系统:针尖进入人体不同的组织,用不同的音调提示和数字显示确保进针方向正确和宏观安全性。

②专用手控器:用于观察患者运动感觉神经的刺激鉴别反应,以确保治疗的微观安全性。

③运动感觉神经的精确鉴别和刺激功能可保证治疗的安全性。

④温度、时间的可控性可保证毁损的微观安全性。

三、治疗过程

在射频热凝治疗过程中,在 C 型臂 X 光机下进行准确定位,用一根直径只有 0.7 mm 的穿刺针直接作用在病变的髓核上,进行热凝消融,使其变性、凝固,从而解除压迫。整个操作过程精确、严谨,15～20 分钟便可完成整个手术,手术基本不伤及正常组织。

四、适应证

射频热凝靶点治疗术多用于腰椎间盘突出症、颈椎病的治疗。

五、与其他疗法的比较

射频热凝靶点治疗术与其他疗法的比较见表 3-1 至表 3-5。

表 3-1　射频热凝靶点治疗与其他脊柱微创疗法的比较

名称	原理	穿刺针直径	手术耗材
射频热凝靶点治疗术	直接减压、灭活炎性因子、修补破损的纤维环	0.7 mm	穿刺套管(约 360 元/支),可重复消毒使用约 50 次
胶原酶溶核	溶解胶原蛋白	0.7 mm	胶原酶制剂,一次性使用,每支 500 元左右
椎间盘镜	减压	1.4 cm	切吸设备,可重复使用

名称	原理	穿刺针直径	手术耗材
经皮切吸	减压	3.4 mm 5.4 mm	切吸设备,可重复使用
经皮激光椎间盘突出减压术	减压	>1 mm	治疗电极每支数千元,一次性使用
臭氧治疗溶核术	减压、灭活炎性因子	1 mm	穿刺针
射频消融髓核成形术	减压	1 mm	治疗电极每支价值数千元,一次性使用
温控热疗修补术	修补破裂的纤维环	1.2 mm	治疗电极每支价值约 1 万元,一次性使用

表 3-2　射频热凝靶点治疗与其他脊柱微创疗法安全性能的比较

名称	穿刺定位	术后感染	损伤血管或神经	损伤正常髓核组织
射频热凝靶点治疗术	影像学设备,自带阻抗监测电生理测试系统、热生理测试系统	无,温热效应可杀灭病菌	无,穿刺针直径小,有电生理测试系统保证手术的安全性	极少
胶原酶溶核	影像学定位	有可能	有可能	多
椎间盘镜	影像学定位	可能性大	有可能	大量
经皮切吸	影像学定位	可能性很大	有可能	大量
经皮激光椎间盘突出减压术	影像学定位	有可能	有可能	大量
臭氧治疗溶核术	影像学定位	无,臭氧有强杀菌作用	有可能	大量
射频消融髓核成形术	影像学定位	有可能	有可能	少
温控热疗修补术	影像学定位	无	有可能	多

表 3-3　射频热凝靶点治疗与其他脊柱微创疗法患者接受程度的比较

名称	创伤	手术时间	术中疼痛	住院时间	并发症	手术费用
射频热凝靶点治疗术	极小	5分钟	极小，痛程短	3天（单纯椎间盘突出）	无	约3 000元
胶原酶溶核	小	15分钟	小	5天（单纯椎间盘突出）	多	约3 000元
椎间盘镜	大	50～90分钟	大	超过1周（单纯椎间盘突出）	多	约4 000元
经皮切吸	较大	20～30分钟	大	超过1周（单纯椎间盘突出）	多	约2 000元
经皮激光椎间盘突出减压术	大	10～15分钟	小	3天（单纯椎间盘突出）	有	超过6 000元
臭氧治疗溶核术	小	5分钟	大	3天（单纯椎间盘突出）	有	2 000～3 000元
射频消融髓核成形术	小	10分钟	小	3天（单纯椎间盘突出）	有	超过6 000元
温控热疗修补术	大	10分钟	大	3天（单纯椎间盘突出）	有	14 000元左右

表 3-4　射频热凝靶点治疗与其他脊柱微创疗法疗效的比较

名称	优良率	并发症	副作用	复发
射频热凝靶点治疗术	93%	目前未发现并发症	无	愈后极少复发
胶原酶溶核	78%～88%	术后疼痛、脊柱失稳等	过敏、误入蛛网膜下腔	可能
椎间盘镜	80%～90%	脊柱失稳、术后疼痛、感染等	出血,损伤血管、神经	可能
经皮切吸	80%	脊柱失稳、术后感染	出血,损伤血管、神经	可能

续表 3 - 4

名称	优良率	并发症	副作用	复发
经皮激光椎间盘突出减压术	80%～90%	电极断裂、腰肌血肿	热聚损伤	可能
臭氧治疗溶核术	80%	目前未发现严重并发症	误入血管、内脏等,可引起严重的不可逆损伤	可能
射频消融髓核成形术	81%	轻度脊柱失稳、间隙变窄	操作不当可引起神经系统的热损伤	可能
温控热疗修补术	52%	目前未发现并发症	操作不当可引起神经系统的热损伤	可能

表 3 - 5　射频热凝靶点治疗与其他脊柱微创疗法适应证的比较

名称	颈椎穿刺部位	腰椎穿刺部位	适应证
射频热凝靶点治疗术	鞘膜间隙入路	个性化入路	椎间盘源性腰痛;除马尾综合征、椎间盘危象、椎管骨性狭窄以外的椎间盘突出症;周围神经痛;软组织疼痛;肌腱末端综合征;交感神经损毁;癌痛;神经外科应用;除后纵韧带骨化综合征以外的颈椎间盘突出症,包括脊髓型
胶原酶溶核	鞘膜间隙、硬膜后间隙入路	小关节内侧缘入路、安全三角入路(椎间盘内)	轻、中度椎间盘突出症,部分髓核脱垂
椎间盘镜	鞘膜间隙入路	棘突旁患侧入路	重度椎间盘突出症,椎管狭窄症
经皮切吸	鞘膜间隙入路	安全三角入路	包容性轻、中度椎间盘突出症
经皮激光椎间盘突出减压术	鞘膜间隙入路	安全三角入路	包容性、高张力性轻度与中度椎间盘突出症
臭氧治疗溶核术	鞘膜间隙入路	小关节内侧缘入路、安全三角入路	轻、中度椎间盘突出症,椎间盘水肿
全纤维环成形术	未开展	安全三角入路	椎间盘源性腰痛

名称	颈椎穿刺部位	腰椎穿刺部位	适应证
射频消融髓核成形术	鞘膜间隙入路	安全三角入路	轻、中度包容性椎间盘突出症
温控热疗修补术	未开展	安全三角入路	椎间盘源性腰痛

第十节 脊椎麻醉及腰硬联合麻醉

一、蛛网膜下腔麻醉

常用多功能空心针灸针的型号：①KXZ Ⅲ 0.5 mm×75 mm；②KXZ Ⅳ 0.7 mm×75 mm；③KXZ Ⅴ 0.7 mm×100 mm；④KXZ Ⅶ 0.9 mm×150 mm。

(一)定义

将局部麻醉药注入蛛网膜下腔阻滞脊神经,使其支配的相应区域产生麻醉作用的方法,称为蛛网膜下腔神经阻滞,也称脊椎麻醉。

(二)适应证

脊椎麻醉多适用于时间为 2～3 小时的下腹部、下肢及会阴部等部位手术的麻醉,如下肢手术、痔切除术、剖宫产手术等。

(三)禁忌证

中枢神经系统疾病,如脊髓多发硬化症、脑膜炎、脊柱畸形及外伤、脊柱结核及肿瘤、休克、败血症、靠近穿刺部位皮肤感染、凝血功能障碍等,都视为脊椎麻醉的禁忌证。冠心病患者应慎用脊椎麻醉。

(四)并发症

(1)麻醉失败　注药速度过慢或体位调整不当、针头脱出未注入足够剂量、药液混入血液使药效降低、脑脊液 pH 值高使药液沉淀等各种因素,导致麻醉效果不佳甚至失败,可能需要重新麻醉或更换麻醉方式,如选择全身麻醉。

(2)血压下降　麻醉平面升高血压下降较为明显。低血压的发生和血压下降的幅度与阻滞范围的大小、患者的全身状况和机体的代偿能力密切相关。

(3)呼吸抑制 椎管内麻醉对呼吸功能影响的程度主要取决于支配肋间肌和膈肌运动功能的脊神经被阻滞的范围和程度。当肋间肌大部分或全部被麻痹,肺通气功能会受到不同程度的影响。一旦膈神经也被阻滞,则可能导致严重通气不足或呼吸停止。

(4)恶心、呕吐 其发生率为13%~42%,女性多于男性。多因循环抑制低血压引起脑缺氧,兴奋恶心、呕吐中枢,麻醉后交感阻滞,迷走神经功能兴奋致胃肠蠕动增强,外加手术牵引等刺激也易引起呕吐。

(5)头痛 头痛是脊椎麻醉较常见的并发症,发生率为4%~37%,尤其在年轻女性中发生率较高。头痛多于麻醉作用消失后6~24小时出现,2~3天最剧烈,一般在7~14天消失,少数患者可持续1~5个月甚至更长。对于轻度头痛者平卧2~3天可自行消失;中度者每日补液2 500~4 000 mL,应用小剂量镇痛镇静药物;严重者可行硬膜外腔全血填充疗法。

(6)尿潴留 尿潴留多因支配膀胱的神经恢复较晚所致,也可能与下腹部手术刺激、会阴及肛门手术疼痛及患者不习惯卧位排尿有关。严重者需行导尿治疗。

(7)下肢瘫痪 下肢瘫痪是脊椎麻醉少见的严重并发症,多因粘连性蛛网膜炎导致,治疗效果差。

(8)马尾神经综合征 下肢感觉、运动长时间无法恢复,大便失禁,尿道括约肌麻痹等骶神经受累。

二、硬膜外阻滞麻醉

(一)定义

将局部麻醉药注入硬脊膜外腔产生节段性脊神经阻滞,使其支配的相应区域产生麻醉作用的方法,称为硬脊膜外腔阻滞,简称硬膜外阻滞麻醉或硬膜外麻醉。其分为单次和连续硬膜外阻滞麻醉两种。

(二)适应证

硬膜外阻滞麻醉适用于各种腹部、腰部、盆腔和下肢的手术,颈部、上肢和胸壁浅表手术也可应用。能采用脊椎麻醉的手术均可采用硬膜外麻醉。临床上硬膜外麻醉也可应用于冠心病、血管闭塞性疾病和带状疱疹的辅助治疗和无痛分娩等。

(三)禁忌证

中枢神经系统疾病(如脑膜炎、脊柱畸形及外伤、脊柱结核及肿瘤)、休克、败血症、靠近穿刺部位皮肤感染、凝血功能障碍等,都可视为硬膜外阻滞麻醉的禁忌证。临床上有呼吸困难的患者不宜选用颈胸段硬膜外麻醉。月经期女性,正在服用抗凝药物(如阿司匹林)的患者因其凝血功能受到影响,均不宜选用此方法。

三、腰硬联合麻醉

常用多功能空心针灸针的型号:①KXZ Ⅲ 0.5 mm×75 mm;②KXZ Ⅳ 0.7 mm×75 mm。

蛛网膜下腔麻醉与腰段硬膜外阻滞麻醉联合,简称为腰硬联合麻醉,目前临床广泛应用于下腹部及下肢手术。联合麻醉显示出脊椎麻醉起效迅速、镇痛及运动神经阻滞完善的优点,同时也能发挥硬膜外麻醉经导管间断给药以满足长时间手术需求的优点。腰硬联合麻醉将小剂量的脊椎麻醉和合适的硬膜外阻滞麻醉相配合,只要阻滞平面控制在 T_{10} 以下,血流动力学平稳,对同时合并其他系统疾病的老年患者以及高危产妇安全性高,尤其对有较严重合并症的老年患者的髋或下肢手术特别有利,较其他麻醉方法具有明显优势(图 3-5)。

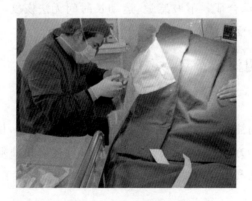

图 3-5　腰硬联合麻醉

一般选用一点穿刺法,于 $L_{2\sim3}$ 或 $L_{3\sim4}$ 用特制联合穿刺针穿刺;也可采取两点穿刺法,即于 $T_{12}\sim L_1$ 穿刺,硬膜外置管,于 $L_{2\sim3}$ 或 $L_{3\sim4}$ 蛛网膜下腔穿刺麻醉。

第十一节 多功能空心针灸针疗法典型病案

病案一：应用多功能空心针灸针治疗急性腰痛

李某，女，69岁。腰痛3天，卧床不起，转侧翻身困难，动则加重，呻吟不止，大、小便难以自理。神志清，精神差，平卧于床，呻吟不止。心、肺正常，腰椎脊突及两侧压痛明显，诊断为急性腰痛，给以腰椎3、4华佗夹脊穴针刺，得气后留针30分钟，起针时穴位注射利多卡因100 mg、维生素B_{12} 0.5 mg、强的松龙25 mg、654-2 10 mg，注射完毕后出针。治疗结束后，患者疼痛减轻。共治疗3次，治疗后疼痛消失，患者活动正常，生活能够自理，还可进行一定强度的生产劳动。

病案二：应用多功能空心针灸针治疗急性乳腺炎

康某某，女，25岁。右侧乳房疼痛2小时，剧痛难忍，呻吟不止，急来就诊，患者处于哺乳期。右侧乳房上有一条索状肿块，压痛阳性，余无明显阳性体征，诊断为急性乳腺炎，即在痛点用空心针灸针针刺，得气后留针20分钟，起针时局部注射头孢唑林钠0.5 g、维生素B_{12} 0.5 mg、利多卡因50 mg、地塞米松2 mg，注射完毕后出针。治疗结束后，患者疼痛消失，一次治愈。

病案三：应用多功能空心针灸针治疗肩周炎

王某某，男，50岁。右肩关节疼痛3天，右上肢活动受限，不能上举。右肩前肱二头肌长头肌腱附着点压痛阳性。诊断为肱二头肌长头腱鞘炎，在痛点用空心针灸针针刺，得气后留针20分钟，起针时穴位注射利多卡因50 mg、维生素B_{12} 0.5 mg、地塞米松2 mg、654-2 10 mg，注射完毕后出针。治疗结束后，患者疼痛消失，右上肢活动正常，一次治愈。

病案四：应用多功能空心针灸针治疗背部疼痛

李某，男，33岁。背部疼痛3个月，加重1周，伴咳嗽，受寒加重。夜间睡眠时感觉背部发凉，需要用电热毯保暖，检查T_7、T_8棘突及双侧压痛明显，即在阿是穴用空心针灸针针刺，共刺4针，并注射利多卡因40 mg、强的松龙25 mg、维生素B_{12} 0.5 mg，注射完毕后出针。治疗结束后，患者疼痛明显减轻（图3-6）。患者前来就诊时胸、腰不能伸直，治疗后可以伸直。

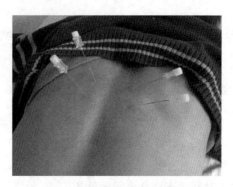

图 3-6　应用多功能空心针灸针治疗背部疼痛

随访：1 周后，患者姐姐来院看病，诉说其弟弟治疗一次后疼痛消失，可正常活动。

病案五：应用多功能空心针灸针治疗腰部疼痛

孙某某，女，70 岁。右侧腰痛 1 年余，加重半月，转身、弯腰困难，上、下床困难，夜间睡眠翻身困难，疼痛无下肢放射，行走、活动不便。右侧腰 3、腰 4 横突处压痛明显，右侧直腿抬高试验 50°阳性，右侧臀部压痛阳性，在右侧腰 3、腰 4 横突处用空心针灸针行针刺治疗（图 3-7），针刺得气后留针，并用普通针灸针针刺同侧环跳穴，针刺结束时拔出普通针灸针，术毕注射止痛 1 号（利多卡因 50 mg，强的松龙 0.5 mg，维生素 B_{12} 0.5 mg），并在腰 3、腰 4 棘突用小针刀松解。治疗结束后患者腰痛明显减轻，行走、活动好转，予以口服壮腰健身丸 6 g（每日两次），腰息痛 6 g（每日两次）。1 周后症状消失，两个月后随访腰痛消失，活动、做家务一切正常，一次治愈。

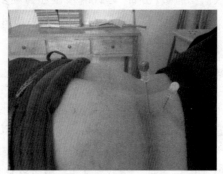

图 3-7　应用多功能空心针灸针治疗腰部疼痛

病案六：应用多功能空心针灸针治疗腰部疼痛

孙某，女，48岁。腰痛1年，加重1个月，严重时弯腰、翻身困难，无下肢疼痛。左侧腰3横突压痛明显，即在左侧腰3横突处用空心针灸针行针刺治疗（图3-8），针刺得气后留针，注射利多卡因50 mg、强的松龙50 mg、维生素 B_{12} 0.5 mg。治疗结束后，患者腰痛明显减轻，活动好转。嘱患者服用壮腰健身丸6 g（每日两次），腰息痛6 g（每日两次）。1周后症状消失，一次治愈。

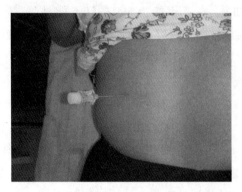

图3-8　应用多功能空心针灸针治疗腰部疼痛

病案七：应用多功能空心针灸针治疗腰部疼痛

赵某某，女，30岁。腰痛8年，加重2个月，弯腰、活动困难，曾行针灸治疗好转，劳累后复发。形体肥胖，左侧腰3横突压痛明显。CT报告示 $L_{3\sim4}$ 椎间盘膨出，$L_{4\sim5}$、$L_5\sim S_1$ 椎间盘突出。诊断为腰椎间盘突出、左侧第三腰椎横突综合征。在左侧腰3横突处用KXZⅢ 0.5 mm×75 mm空心针灸针行针刺治疗，针尖达到腰3横突尖骨面，得气后留针，针刺结束后，注射强的松龙25 mg、2%利多卡因2 mL、维生素 B_{12} 0.5 mg、维生素 B_1 100 mg，最后行腰椎侧扳手法复位。术后患者感觉腰痛明显减轻，弯腰、活动正常。

病案八：应用多功能空心针灸针治疗腰及双下肢疼痛

薛某某，女，69岁。腰及双下肢疼痛3个月，以左侧为主，行走时疼痛加重，疼痛波及左侧腘窝，夜间睡觉翻身困难，曾注射祖师麻注射液、地塞米松等治疗1个月，疗效不明显。左侧腰3横突压痛明显。左侧臀中肌压痛明显。腰椎CT

示 $L_{3\sim4}$ 椎间盘突出，$L_{4\sim5}$、$L_5\sim S_1$ 间盘突出，腰椎增生。诊断为左侧第三腰椎横突综合征、左侧臀中肌损伤。用 KXZ Ⅲ 0.5 mm×75 mm 空心针灸针针刺治疗，注射强的松龙 25 mg、维生素 B_{12} 0.5 mg、维生素 B_1 100 mg、2%利多卡因 2 mL。治疗结束后患者腰腿痛明显减轻。

病案九：应用多功能空心针灸针治疗右肩疼痛

肖某某，男，65 岁。右肩疼痛、活动受限 2 个月。2 个月前无明显诱因出现右肩疼痛，并逐渐加重，右臂不能上举，右肩不能外展，需要左手帮助，上举到 30°～90°时疼痛加剧，自觉右臂沉重、下坠。曾在外院就诊，诊断为肩周炎，服药、按摩治疗无效。颈椎 MRI 检查示 $C_3\sim C_4$、$C_4\sim C_5$ 中央型椎间盘突出。C_3、C_4 棘突压痛明显；双侧肩胛提肌肩胛骨上角处有压痛并有条索感，右三角肌下压痛明显，肱二头肌压痛，右上肢不能自主外展，需要左手扶持，活动到 30°～90°疼痛明显。诊断为右侧三角肌滑囊炎、颈椎病椎间盘脱出。用 KXZ Ⅱ 0.5 mm×50 mm 空心针灸针两支，先进行针刺治疗（图 3-9），加电，留针 20 分钟，留针结束，注射止痛合剂。治疗结束后患者诉肩部疼痛明显减轻，右上肢下坠感消失，上举、外展活动正常。

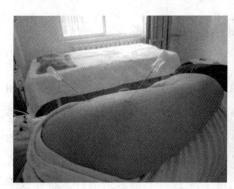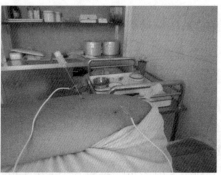

图 3-9 应用多功能空心针灸针治疗右肩疼痛

病案十：应用多功能空心针灸针治疗胸部憋闷、背痛

康某某，女，47 岁。胸部憋闷、背痛 2 个月，加重半个月，行心电图、胸部 X 线检查未见异常。双侧第 4 肋骨前端隆起，压痛明显，T_8、T_9 双侧压痛明显，指下有条索感。用 KXZ Ⅱ 0.5 mm×50 mm 空心针灸针 4 支，在 T_8、T_9 双侧压

痛点行针刺治疗(图3-10),并加电针,选用连续波形,通电后可见肌肉跳动,留针20分钟,留针结束后,注射止痛合剂,注射完毕出针。治疗结束后,患者诉胸部憋闷感消失,出气顺畅,背痛消失,诉注射局部有胀感,余无其他不适。

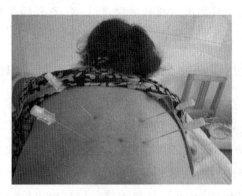

图3-10　应用多功能空心针灸针治疗胸部憋闷、背痛

病案十一:应用多功能空心针灸针治疗左上肢疼痛、麻木

姜某某,男,54岁。左上肢疼痛、麻木3个月,手背麻木、疼痛伴憋胀,左肩胛部疼痛,夜间睡眠不能着床,只能呈右侧卧位。左侧肩胛冈下天宗穴压痛明显,肩胛内上角压痛,压顶、叩顶试验阳性,枕后风池、哑门穴压痛明显。于天宗穴用空心针灸针针刺,得气后留针20分钟,穴位注射利多卡因50 mg、强的松龙50 mg、维生素 B_{12} 0.5 mg。治疗结束后,患者疼痛明显减轻,活动好转。第2天,患者诉夜间可以平卧,疗效满意。

病案十二:应用多功能空心针灸针治疗产后左臀部放射性疼痛

韩某,女,23岁。2016年8月26日入我院住院治疗。左臀部放射性疼痛十余天。10天前患者无明显诱因出现左臀部及骶骨部疼痛,放射至左下肢,呈持续性刺痛,上下楼梯、弯腰困难,平躺时疼痛减轻,在当地诊所治疗,给予药物治疗(具体用药不详),效果不佳。后于渭南某医院查腰椎 CT+MRI 示 $L_5 \sim S_1$ 椎间盘轻度膨出,左侧臀部脂肪层及肌层未见明显异常。随后在家中休息不能缓解,稍微活动即感疼痛剧烈,只能平躺于床。现症见左臀部及骶骨部疼痛,呈持续性刺痛,不能翻身、活动,稍微活动即感疼痛难忍,只能平躺于床。患者既往体健,二十余天前行剖宫产,产一女婴。内科予以营养神经、改善循环等对症支持治疗,症状缓解不明显。8月28日来我科,于左臀部最痛点用KXZ Ⅲ 0.5 mm×75 mm空心针灸针治疗,注射止痛合剂、35 μg/mL臭氧治疗,注射完毕患者稍感胀痛,回病房后即感觉疼痛缓解。第2天便可翻身、活动。为巩固疗效,患者于9月1日再次来我科治疗,行针灸、红外线照射治疗。9月2日,患者疼痛基本消失,下地行走无不适,疗效满意出院。

病案十三:应用多功能空心针灸针治疗右肱骨内侧肿痛

王某某,男,52岁。以"右肱骨内侧肿痛、活动障碍2天"为主诉,于2017年6月20日就诊。患者两天前无明显诱因出现右肱骨内侧疼痛、肿胀,未予以重视,第2天出现活动障碍,屈肘活动受限,不能吃饭,遂来我科治疗。右肱骨内上髁压痛,右肘关节曲肘活动障碍,不可上抬前臂。于肱骨内上髁痛点用空心针灸针注射止痛合剂、35 μg/mL臭氧治疗。治疗结束后,患者自觉局部胀痛。患者于2017年6月23日复诊,诉疼痛基本消失,肘关节活动范围增大,行吃饭等曲肘活动不受影响。遂带两贴膏药巩固治疗。

病案十四:应用多功能空心针灸针治疗左肩部疼痛

杨某某,男,69岁。以"左肩部疼痛、活动障碍1个月"为主诉来我科就诊。患者1个月前无明显诱因出现左肩疼痛,上举、外展活动受限,自行就诊于当地诊所行推拿复位、贴敷膏药治疗,疼痛缓解,活动仍受限,1个月之内疼痛反复发作3次。为求进一步治疗,患者于2016年5月15日就诊于我科,行针灸、红外线治疗1个疗程,疼痛无明显缓解。左肩前部肿胀,皮色正常,有压痛,左肩外展30°~50°,不能上举,后伸受限,搭肩试验阳性。左肩关节超声检查示左肩关节未见明显异常信号。先于肿胀最高点做定位标记,用KXZ Ⅱ 0.5 mm×50 mm空心针灸针斜刺入血肿(图3-11),取出针芯,用5 mL注射器抽取积液,刚开始未抽出内容物,调整针尖位置后抽出暗红色黏稠血性液体3 mL,再用20 mL注射器抽出2 mL血性液体;之后注射止痛合剂2 mL,臭氧10 mL以止痛、消炎;最后贴敷膏药。治疗过程中患者诉有胀痛。治疗结束嘱患者将抽出的血性积液送检,患者送检回来时自觉疼痛明显缓解、肩部轻松。积液检查结果如下:积液送检量约3 mL,红色,混浊,有凝块,蛋白质定性实验(+++),红细胞计数 $280×10^9/L$,有核细胞计数 $290×10^6/L$,有核细胞分类 L 0.37,N 0.63。积液生化报告:总蛋白30.98 g/L,葡萄糖3.4 mmol/L,乳酸脱氢酶1 317 U/L,氯正常。第2天随诊,患者诉活动度较前好转,外展左上肢可到70°以上,可上举,疼痛减轻。嘱患者行超短波理疗左肩前部20分钟,每日1次,连做3日。6月4日,于患者肩前部疼痛明显处,用空心针灸针注射止痛合剂、臭氧治疗,以巩固疗效。

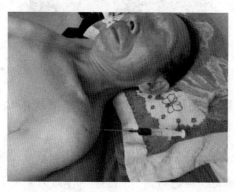

图3-11　应用多功能空心针灸针治疗左肩部疼痛

病案十五:应用多功能空心针灸针治疗肩关节滑囊炎

付某某,男,36岁。2015年6月17日来诊,右肩疼痛10天,10天前因抬重物劳累而发作并加重,肩关节活动受限,动则加重,不能上举,以肩后侧、肩前侧为主。右臂可前屈40°,后伸10°,外展15°,不能上举,右侧冈下肌有条索状结节,压痛明显,肩峰角下方压痛明显,肩前压痛明显,做X线检查无异常。

治疗过程:先用KXZ Ⅵ 0.8 mm×50 mm空心针灸针在冈下肌进行针刺,并做松解剥离,于肩峰下、肩前侧用KXZ Ⅱ 0.5 mm×50 mm空心针灸针针刺(图3-12),留针时发现肩峰下的空心针灸针针栓部有黄色液体流出,随即用5 mL注射器抽出淡黄色黏稠混浊液体8 mL。于抽出积液的部位注射35 μg/mL的臭氧10 mL,于冈下肌和肩前刺两针,先注射止痛合剂2 mL,再注射35 μg/mL的臭氧10 mL。治疗结束后,患者诉右肩疼痛减轻,活动好转。第2天复诊,患者疼痛明显减轻,右上肢前屈、后伸、上举基本正常。

按语:患者因劳累、局部肩关节劳损而发病,病情急,进展快,曾行右肩关节X线检查,没有发现异常。在空心针灸针留针过程中,进行药物注射时,发现针栓部有液体流出,引起重视,回抽抽出关节腔积液,做生化检查,符合劳损病理改变,注射臭氧治疗后,疗效显著,患者满意度高。

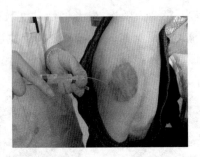

图 3-12　应用多功能空心针灸针治疗肩关节滑囊炎

病案十六：应用多功能空心针灸针治疗带状疱疹后遗神经痛

刘某某，男，69 岁。以"左侧头部带状疱疹后遗神经痛 17 个月"为主诉来诊。患者既往体质一般，2015 年 9 月始发左侧头部带状疱疹，疼痛难忍。在我院皮肤科门诊口服相关药物进行治疗（具体不详），效果不佳，治疗半个月后疱疹消退脱落，留有皮疹瘢痕，后遗神经痛明显，不能缓解，剧痛难忍，呈阵发性，严重影响生活，夜间不能入睡，局部皮肤不能触碰，同月于当地医疗站静脉输液治疗 8 天（具体不详），效果不佳。后在某诊所肌肉注射相关药物治疗 11 天，效果仍不佳。先后又于渭南某医院皮肤科、华州区某皮肤诊所经口服药物、外用涂擦药物治疗，效果均不理想。发病 6 个月后，疱疹基本痊愈，未再发。但后遗左侧头部疼痛时轻时重，尤以前额眉棱骨处痒痛难忍，后又于我院皮肤科门诊肌肉注射腺苷钴胺 70 支，效果欠佳。2016 年 6 月于西安某医馆口服中药汤剂 50 余剂，效果不明显。2016 年 10 月在华州区某医院静脉输液治疗两月余，效果亦不理想。2017 年 4 月 26 日在我科门诊行左侧前额处、太阳穴放血，拔罐治疗，患者诉痒痛加重，2 天后症状减轻。后患者在我科继续行针灸治疗，取阳白、太阳、头维、风池、鱼腰等穴位。经治疗患者诉眉棱骨及前额部痒痛有所减轻，后又断续进行放血、拔罐治疗，效果显著。

按语：带状疱疹中医称为蛇串疮，特点是皮肤上出现红斑、水疱或丘疱疹，累累如串珠，排列成带状，沿一侧周围神经分布区出现，局部刺痛。大多数患者很少复发，极少数患者可多次发病。本病初期以湿热火毒为主，由于情志内伤，肝气郁结，久而化火，肝经火毒蕴结夹风邪上窜头面而发，年老体弱者常因血虚肝旺、湿热毒蕴，导致气滞血瘀，经络阻塞不通，以致疼痛或瘙痒剧烈，病程迁延。针对早期带状疱疹，我科主要用 KXZ Ⅱ 0.5 mm×50 mm 空心针灸针行火针点刺后再进行拔罐治疗，经 1 周治疗，大部分患者病情好转或痊愈，无后遗神经痛。

　　针对带状疱疹，应早发现、早治疗，同时配合给予抗炎、止痛、抗病毒等西药治疗及口服中药汤剂，效果显著，大部分患者反映效果良好，未遗留神经痛。

病案十七：应用多功能空心针灸针治疗由多发腰椎压缩骨折引起的腰腿痛

　　张某，男，81岁。以"腰腿痛反复发作5年，加重1周"为主诉来诊，来院时行走困难，需要人搀扶，行动缓慢，弯腰、咳嗽时疼痛加重，说话不能大声，非常痛苦，疼痛由腰部波及双臀及大腿后部，上床、翻身困难。双侧腰3横突压痛明显，腰3、4、5脊突压痛明显，双侧臀部臀中肌、臀大肌、梨状肌压痛明显，双阔筋膜张肌压痛明显，直腿抬高试验30°阳性，"4"字试验阳性。腰椎CT检查示第1、3、4、5腰椎压缩性骨折，第11胸椎压缩性骨折，腰椎增生。

　　治疗过程：患者取俯卧位，专科根据检查结果，共选取双侧腰3横突压痛点，腰4、腰5棘突旁压痛点，及双侧臀中肌压痛点8个治疗点，分别应用KXZⅢ0.5 mm×75 mm多功能空心针灸针进行针刺治疗，每个穴位先注射止痛合剂1 mL，再注射35 μg/mL的臭氧10~20 mL，治疗结束。

　　应用多功能空心针灸针治疗后，患者疼痛明显好转。活动、上下床明显自如，总共用多功能空心针灸针治疗2次，配合针灸、理疗共治疗10天，患者疼痛基本消失，行走、活动自如，病情基本痊愈。

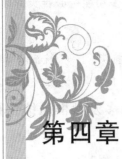

第四章

常见病的多功能空心针灸针诊疗方案

第一节　面瘫(面神经炎)

一、诊断

(一)疾病诊断

1. 中医诊断标准

①起病突然,春秋为多,患者常有受寒史或有一侧面颊、耳内、耳后完骨处的疼痛或发热。

②一侧面部板滞、麻木,流泪,额纹消失,鼻唇沟变浅,眼不能闭合,口角向健侧牵拉。

③一侧不能做闭眼、鼓腮、露齿等动作。

2. 西医诊断标准

①病史:起病急,患者常有受凉吹风史或有病毒感染史。

②表现:一侧面部表情肌突然瘫痪,病侧额纹消失,眼裂不能闭合,鼻唇沟变浅,口角下垂,鼓腮、吹口哨时漏气,食物易滞留于病侧齿颊间,可伴病侧舌前2/3味觉丧失、听觉过敏、多泪等。

③脑 CT、MRI 检查正常。

④肌电图可表现为异常。

(二)疾病分期

(1)急性期　发病 15 天以内。

（2）恢复期　发病 16 天至 6 个月（发病半个月，面肌连带运动出现）。

（3）联动期和痉挛期　发病 6 个月以上（面肌连带运动出现以后）。

（三）证候分型

（1）风寒袭络证　突然出现口眼㖞斜，眼睑闭合不全，兼见面部有受寒史，舌淡，苔薄白，脉浮紧。

（2）风热袭络证　突然出现口眼㖞斜，眼睑闭合不全，继发于感冒发热，或有咽部感染史，舌红，苔黄腻，脉浮数。

（3）风痰阻络证　突然出现口眼㖞斜，眼睑闭合不全，或面部抽搐，颜面麻木作胀，伴头重如蒙、胸闷或呕吐痰涎，舌胖大，苔白腻，脉弦滑。

（4）气虚血瘀证　口眼㖞斜，眼睑闭合不全日久不愈，面肌时有抽搐，舌淡紫，苔薄白，脉细涩或细弱。

二、治疗方案

（一）空心针灸针治疗

空心针灸针治疗用于早期发作的周围性面瘫有耳后乳突部疼痛者。

操作方法：患者伏俯坐位，找出患侧乳突部压痛点并标记，消毒痛点，选用 KXZ Ⅱ 0.5 mm×50 mm 空心针灸针，垂直皮肤刺入，患者感觉酸胀时停止进针，注射止痛合剂 1～2 mL、35 μg/mL 臭氧 10～20 mL 后加压拔针。本疗法对于消除面瘫引起的耳后乳突部疼痛效果明显，并且能加速患者痊愈。

（二）辨证针灸治疗

1. 风寒袭络证

（1）治法　祛风散寒，温经通络。

（2）取穴　风池、太阳、阳白、翳风、地仓、颊车、列缺、合谷。

（3）操作　诸穴施调法，留针 30 分钟。每日 1 次，10 次为 1 个疗程。

2. 风热袭络证

（1）治法　疏风清热，活血通络。

（2）取穴　风池、太阳、阳白、翳风、地仓、颊车、曲池、外关、合谷。

（3）操作　诸穴施调法，留针 30 分钟。每日 1 次，10 次为 1 个疗程。

3. 气虚血瘀证

（1）治法　益气活血，通络止痉。

（2）取穴　太阳、阳白、翳风、地仓、颊车、合谷、足三里、膈俞、血海。

(3)操作　诸穴施调法,留针 30 分钟。每日 1 次,10 次为 1 个疗程。

4. 风痰阻络证

(1)治法　祛风化痰,通络止痉。

(2)取穴　风池、太阳、阳白、迎香、下关、翳风、地仓、颊车、合谷、丰隆。

(3)操作　诸穴施调法,留针 30 分钟。每日 1 次,10 次为 1 个疗程。

以上四证针刺除上述处方外,对鼻唇沟变浅者,可加迎香;口眼㖞斜者,加承浆;人中沟㖞斜者,加人中;目不能合者,加攒竹或申脉、照海;燥热伤阴者,加太溪、合谷。

(三)中医特色疗法

1. 拔罐

对于面瘫,中医多考虑是由感受风邪,经络阻滞,邪气积聚所致,因此在针刺过后,辅以火罐疗法,能够行气活血、祛风通络、消肿止痛,从而达到扶正祛邪的目的。面部闪罐 10 次左右,配合 3～5 分钟留罐,每日 1 次,10 次为 1 个疗程。

2. 放血疗法

面瘫多由正气不足,脉络空虚,卫外不固,风寒之邪乘虚而入经络,致气血痹阻,经气阻滞,经络失养,肌肉纵缓不收。患侧面部放血可以致局部经络出现气血虚亏之象,从而促进新生气血营养经络,达到驱邪扶正、祛瘀生新、活血通络的目的。用梅花针叩刺阳白、太阳、下关等穴,叩至局部潮红,轻微出血,隔日 1 次,5 次为 1 个疗程。

3. 灸法

借助艾灸的温和热力以及药物的作用,通过经络的传导,灸法可起到温通气血、扶正祛邪的作用。针、灸并用,能够提高疗效。采用温和灸,每次灸 10 分钟,灸至局部潮红。

4. 针刺运动疗法

在针刺前及针刺后,给予穴位按摩导引,辅助患者被动或主动地活动患侧表情肌,配合针刺,每日 1 次,10 次为 1 个疗程。

5. 红外线治疗

红外线治疗属于理疗范畴,将针灸与理疗有机结合,能提高疾病的治愈率。尤其针对风寒阻络型面瘫,在留针的同时配合患侧面部照射,局部高温,可使气血运行通畅,从而达到活血通络、驱邪扶正的目的。每日 1 次,每次照射 30 分钟,10 次为 1 个疗程。

6. 穴位注射

用 1 mL 或 2 mL 注射器抽取甲钴胺注射液或腺苷钴胺注射液 1～2 mL,分别注射于 3 或 4 个面部穴位(太阳、四白、阳白、下关、翳风、地仓、颊车等),此局部治疗法可以营养神经,效果良好。隔日 1 次,5 次为 1 个疗程。

7. 中药外洗

中药外洗多采用牵正散加减,或配合口服中药汤剂的药渣,趁热外敷患侧面部及耳后、颈项等部位,可以达到通经活络、祛风活血之功。每日 1 次,10 次为 1 个疗程。

8. 表情肌康复训练

治疗面瘫的过程中,患者的自我主动表情肌练习及面部按摩,对于面瘫的康复也有一定作用。因此,鼓励患者进行自我表情肌的康复训练也显得尤为重要。具体的实施方法如下。

(1)脸保健操　脸保健操包括以下六个动作。

①抬眉:上提健侧与患侧的眉目。该动作有助于抬眉运动功能的恢复。

②闭眼:训练闭眼时,开始轻轻闭眼,两眼同时闭合 10～20 次,如不能完全闭合眼睑,露白时可用食指的指腹沿着眶下缘轻轻地按摩一下,然后再用力闭眼 10 次。该动作有助于眼睑闭合功能的恢复。

③耸鼻:主要靠提上唇肌及压鼻肌的收缩来完成。在训练时应注意往鼻子方向用力。

④示齿:主要靠颧大肌、颧小肌、提口角肌及笑肌的收缩来完成。这四块肌肉的运动功能障碍是引起口角㖞斜的主要原因。使口角向两侧同时运动,避免只向一侧用力练成一种习惯性的口角偏斜运动。

⑤努嘴:进行努嘴训练时,用力收缩口唇并向前努嘴,努嘴时要用力。

⑥鼓腮:鼓腮漏气时,用手上下捏住患侧口轮匝肌进行鼓腮训练。

脸保健操每日做 2 或 3 次,每次每个动作做 10～20 次,有助于促进面瘫的恢复。

(2)面部按摩操　面部按摩操共有以下六步。

①四指并拢,双手掌紧贴面部用力由下往上推,到额部后两手分开,再从耳前轻轻滑下。

②类似于眼保健操中的"轮刮眼眶"的动作,双手大拇指指腹分别按在左、右太阳穴上,食指弯曲刮上、下眼睑肌肉。

③四指并拢,用力从下颌沿嘴角往耳前方推。

④食指、无名指在鼻翼两旁按揉迎香穴。

⑤双手后举放在头枕部,大拇指指腹按揉风池穴。

⑥一手大拇指第一关节的横纹线对准另一只手的虎口条纹按下,拇指指腹前端按揉合谷穴。提示:患者最好每天按摩2次,每次100下左右,直到按摩的部位有酸胀感为止。

9. 电针

顽固性面瘫者,多因经络阻滞日久,局部不仅脉络空虚,且有瘀血阻滞,治疗当以补气活血、化瘀通络为法,从而达到活血通络、柔筋缓急之功。

(四)一般治疗

①适当休息,避免受凉、受风,注意面部、颈项部的保暖。

②忌食生冷、辛辣刺激的食物,忌烟、酒。

③预防用眼疲劳,少看电视、手机、电脑等高亮度屏幕类电子产品。

④注意眼睛、口腔及面部卫生等。

第二节　颞下颌关节紊乱综合征

一、临床表现

1. 下颌运动异常

正常成人下颌的自然开口度平均约为 3.7 cm,开口型不偏斜,呈"↓"。本病患者则会出现开口度异常(过大或者过小),开口型异常(偏斜或者歪曲),开、闭口时关节出现绞锁等。

2. 疼痛

本病患者的疼痛主要表现为开口和咀嚼时关节区或关节周围肌群的疼痛。如果关节有器质性破坏或肌痉挛时,则相应的关节区和肌组织会有压痛。

3. 关节弹响和杂音

正常颞颌关节在进行下颌运动时无明显的弹响和杂音。本病患者常见的异常声音如下。

(1)弹响音　即在开口运动中有"咔、咔"的声音。

(2)破碎声　即在开口运动中有"咔叭、咔叭"的破碎声音。

（3）摩擦音　即在开口运动中有连续的似揉玻璃纸样的摩擦音。

除上述表现外,本病患者还常伴有许多其他症状,如各种耳症、各种眼症,以及吞咽困难、语言困难、慢性全身疲劳等。

二、病因和发病机制

颞下颌关节紊乱综合征多发于青壮年人群。其发病机制尚未完全明了。本病的主要特点为关节区酸胀疼痛、运动时弹响、张口运动障碍等。多数属关节功能失调,预后良好,但极少数病例也可发生器质性改变。

1. 创伤因素

很多患者有局部创伤史,如曾因被外力撞击、突咬硬物、张口过大(如打呵欠)等而致急性创伤;或有经常咀嚼硬食、夜间磨牙以及单侧咀嚼习惯等。这些因素可能引起关节挫伤或劳损,咀嚼肌群功能失调对本病的发生也有一定影响。

2. 咬合因素

不少患者有明显的咬合关系紊乱,如牙尖过高、牙齿过度磨损、磨牙缺失过多、不良的义齿、颌间距离过低等。咬合关系的紊乱,可破坏关节内部结构间功能的平衡,促使本病的发生。

3. 全身及其他因素

神经精神因素与本病的发生也有一定关系,如有些患者有情绪急躁、精神紧张、容易激动等情况。此外,有的患者有风湿病史,有的患者发病与受寒有关。

三、诊断

根据病史和存在的上述临床表现,诊断颞下颌关节紊乱综合征并不困难。常用的辅助诊断方法如下。

（1）X线平片　对于本病患者多取关节许勒位和髁状突经咽侧位,可发现关节间隙改变和骨质改变,如硬化、骨破坏和增生、囊样变等。

（2）关节造影　上腔造影因操作容易而在临床上被广泛应用,下腔造影国内应用较少。应用关节造影可发现本病患者的关节盘出现移位、穿孔、关节盘诸附着结构的改变以及软骨面的变化。

近年来,不少学者应用关节内窥镜检查,发现了本病的早期改变,如关节盘和滑膜充血、渗血、粘连以及由未分化成熟的软骨样组织形成的"关节鼠"等。

由于本病有很多类型,故治疗方法各异。因此,在治疗本病前,应做出具体类型的诊断。

四、鉴别诊断

由于很多其他疾病也常常出现颞下颌关节紊乱综合征的主要表现,故需与本病进行鉴别。

1. 肿瘤

颌面深部肿瘤也可引起开口困难或牙关紧闭,因为肿瘤在深部不易被查出,所以容易被误诊为颞下颌关节紊乱综合征,甚至进行了不恰当的治疗,失去了早期根治肿瘤的良机。因此,当有开口困难,特别是同时伴发脑神经症状或其他症状者,应考虑是否有以下部位的肿瘤:颞下颌关节良性或恶性肿瘤,特别是髁状突软骨肉瘤;颞下窝肿瘤;翼腭窝肿瘤;上颌窦后壁癌;腮腺恶性肿瘤;鼻咽癌等。

2. 颞下颌关节炎

(1)急性化脓性颞下颌关节炎　本病患者关节区可见红肿,压痛明显,尤其不能上下对咬,稍用力即可引起关节区剧痛。

(2)类风湿性颞下颌关节炎　类风湿性颞下颌关节炎常常伴有全身游走性、多发性关节炎,尤以四肢小关节最常受累,晚期可发生关节强直。

3. 耳源性疾病

外耳道疖和中耳炎患者也常出现放射到关节区的疼痛并影响开口和咀嚼,仔细进行耳科检查不难鉴别。

4. 颈椎病

颈椎病可引起颈、肩、背、耳后区以及面侧部疼痛,容易误诊。但由颈椎病引起的疼痛与开口和咀嚼无关,而常常与颈部活动和姿势有关。有的颈椎病患者可有手的感觉异常和运动异常。X线片可协助诊断颈椎有无骨质变化,以资鉴别。

5. 茎突过长症

茎突过长症患者除了出现吞咽时咽部疼痛和感觉异常外,常常在开口、咀嚼时出现髁状突后区疼痛以及关节后区、耳后区和颈部牵涉痛。行X线片检查容易确诊。

6. 癔症性牙关紧闭

癔症性牙关紧闭如和全身其他肌痉挛或抽搐症状伴发,则诊断比较容易。

此病多发于女性青年群体中,患者既往有癔症史,有独特的性格特征,一般在发病时有精神因素,然后突然发生开口困难或牙关紧闭。治疗此病用语言暗示或间接暗示(用其他治疗法结合语言暗示)常能奏效。

7. 破伤风导致的牙关紧闭

破伤风是由破伤风杆菌引起的一种以肌阵发性痉挛和紧张性收缩为特征的急性特异性感染。由于本病初期患者可表现为开口困难或牙关紧闭而至口腔科就诊,应与颞下颌关节紊乱综合征鉴别,以免延误早期治疗的时机。由破伤风导致牙关紧闭的患者一般都有外伤史。痉挛通常从咀嚼肌开始,先是咀嚼肌少许紧张,即患者感到开口受限;继之出现强直性痉挛呈牙关紧闭;同时还因表情肌的紧缩使面部表情特殊,形成"苦笑"面容并可伴有面肌抽搐。

五、治疗

对于本病患者首选多功能空心针灸针治疗。

(1)翼外肌功能亢进　治疗的主要目的是调整翼外肌的功能,可用 KXZ Ⅱ 0.5 mm×50 mm 空心针灸针,在翼外肌处或面部最痛点,用 2% 利多卡因 2 mL、维生素 B_{12} 1 mL、地塞米松 1 mL 穴位注射,之后注射 35 μg/mL 臭氧 10~20 mL,每周 1 次,3~5 次为 1 个疗程。

(2)翼外肌痉挛　治疗的主要目的是解除肌痉挛,可用 KXZ Ⅱ 0.5 mm×50 mm 空心针灸针,在翼外肌处或面部最痛点,注射 2% 利多卡因 2 mL、维生素 B_{12} 2 mL、地塞米松 1 mL,之后注射 35 μg/mL 臭氧 10~20 mL,每周 1 次,3~5 次为 1 个疗程。中药局部热敷、推拿等亦有一定疗效。

(3)咀嚼肌群痉挛　咀嚼肌群痉挛的治疗方法同翼外肌痉挛,但以温和的物理治疗为宜。同时可服用镇静剂、肌松弛剂,如安定、肠溶阿司匹林。

(4)可复性关节盘前移位　弹响初期患者,可佩戴复位板进行治疗,如关节盘前移明显无法用复位板治疗的,则可行关节盘复位术。

(5)不可复性关节盘前移位　首先可使用手法复位,方法同关节急性前脱位手法复位法,复位成功,可听到一弹响声,然后再按可复性关节盘前移位治疗。手法不能复位的,可佩戴枢轴板进行治疗,严重者则行关节盘复位术。

(6)关节盘穿孔、破裂　应遵循合乎程序的以保守治疗为主的综合治疗。综合治疗无效者,则根据病情考虑行关节盘修复术或摘除关节盘。

六、注意事项

①消除一切不利的精神心理因素,如改善神经衰弱症状。本病预后良好,应鼓励患者增强信心,必要时给予镇静类药物。

②避免开口过大造成关节扭伤,如打哈欠、大笑。受寒冷刺激后,防止突然进行咀嚼运动,以免引起肌痉挛、关节韧带的损伤。纠正不良咀嚼习惯,如单侧咀嚼、夜间咬牙。

③应嘱患者每日进行张口练习。消除有害刺激,如治疗牙周炎、拔除阻生智齿、修复缺牙、矫正错𬌗等。

④饮食原则上不予限制,但应避免咬嚼生冷、坚硬的食物。

⑤不要养成工作紧张时咬牙的习惯。

⑥忌张口太大,打哈欠时要注意保护下颌关节。

⑦冬季应注意对面部进行防寒保暖。

⑧拔除阻生牙时,注意保护下颌关节。进行其他口腔内治疗时,应注意不让患者长时间张口过大。

第三节 三叉神经痛

一、临床表现

本病患者的年龄多在 40 岁以上,女性多于男性,男、女发病比约为 2:3。

1. 疼痛的部位

三叉神经痛患者的疼痛部位右侧多于左侧,疼痛由面部、口腔或下颌的某一点开始扩散到三叉神经某一支或多支,以第二支、第三支发病最为常见,第一支发病少见。其疼痛范围绝对不超越面部中线,亦不超过三叉神经分布的区域。偶尔有双侧三叉神经痛者,约占 3%。

2. 疼痛的性质

本病患者常出现刀割、针刺、撕裂、烧灼或电击样剧烈难忍的疼痛,甚至痛不欲生。

3. 疼痛的规律

三叉神经痛的发作常无预兆,但有一定的规律。每次疼痛发作时间由仅持续数秒到 1~2 分钟骤然停止。初期起病时发作次数较少,间歇期较长,但随着病情发展,发作逐渐频繁,间歇期逐渐缩短,疼痛亦逐渐加重而剧烈。间歇期无任何不适。说话、吃饭、洗脸、剃须、刷牙以及风吹等均可诱发疼痛发作,以致患者精神萎靡不振,行动谨小慎微,甚至不敢洗脸、刷牙、进食,说话也小心,唯恐引起发作。扳机点亦称"触发点",常位于上唇、鼻翼、齿龈、口角、舌、眉等处。轻触或刺激扳机点可引起疼痛发作。

4. 表情和颜面部的变化

发作时患者常突然停止说话、进食等活动,疼痛侧面部可出现痉挛,即"痛性痉挛",患者多皱眉咬牙,张口掩目,或用手掌用力揉搓颜面以致局部皮肤粗糙、增厚,眉毛脱落,结膜充血,流泪及流涎。患者多精神紧张,处于焦虑状态。

二、分类

三叉神经痛可分为原发性(症状性)三叉神经痛和继发性三叉神经痛两大类,其中,原发性三叉神经痛较常见。原发性三叉神经痛是指具有临床症状,但应用各种检查手段未发现与症状发生有关的器质性病变的三叉神经痛。继发性三叉神经痛患者除有临床症状外,应用临床及影像学检查可发现器质性疾病,如肿瘤、炎症、血管畸形等。继发性三叉神经痛多见于 40 岁以下者,通常没有扳机点,诱发因素不明显,疼痛常呈持续性,在部分患者可发现原发性疾病的其他表现,行脑部 CT、MRI、鼻咽部活组织检查等有助于确立诊断。

三、鉴别诊断

1. 牙痛

三叉神经痛常被误诊为牙痛,往往将健康牙齿拔除,甚至拔除全部牙齿仍无效,方才引起注意。牙病引起的疼痛为持续性疼痛,多局限于齿龈部,局部有龋齿或其他病变,行 X 线及牙科检查可以确诊。

2. 副鼻窦炎

由副鼻窦炎(如额窦炎、上颌窦炎等)导致的疼痛为局限性持续性痛,患者可有发热、鼻塞、流涕及局部压痛等。

3. 青光眼

单侧青光眼急性发作易被误诊为三叉神经第一支痛,青光眼引起的疼痛为持续性痛、不放射,患者可有呕吐,伴有球结合膜充血、前房变浅及眼压增高等。

4. 颞颌关节炎

由颞颌关节炎引起的疼痛局限于颞颌关节腔,呈持续性,关节部位有压痛,关节运动障碍,疼痛与下颌动作关系密切,可行 X 线及专科检查协助诊断。

5. 偏头痛

由偏头痛引起的疼痛范围超出三叉神经分布的范围,发作前多有视觉先兆,如视物模糊、暗点等,可伴呕吐。疼痛为持续性,多持续半日至 1～2 日。

6. 三叉神经炎

三叉神经炎患者的病史短,疼痛呈持续性,三叉神经分布区感觉过敏或减退,可伴有运动障碍。神经炎多在感冒或副鼻窦炎等后发病。

7. 小脑脑桥角肿瘤

小脑脑桥角肿瘤疼痛发作可与三叉神经痛相同或不典型,多见于 30 岁以下的青年人。患者多有三叉神经分布区感觉减退,并可逐渐产生小脑脑桥角的其他症状和体征。在小脑脑桥角肿瘤中以胆脂瘤多见,脑膜瘤、听神经鞘瘤次之,后两者有其他脑神经受累,共济失调及颅内压增高的表现较明显。X 线、CT 及 MRI 等检查可协助确诊。

8. 肿瘤侵犯颅底

侵犯颅底的肿瘤中最常见的为鼻咽癌,常伴有鼻衄、鼻塞,可侵犯多数脑神经,颈淋巴结肿大,行鼻咽部检查、活检、颅底 X 线检查、CT 及 MRI 可确诊。

9. 舌咽神经痛

舌咽神经痛易与三叉神经第三支痛混淆。与三叉神经痛不同,舌咽神经痛的疼痛部位多位于软腭、扁桃体、咽舌壁、舌根及外耳道等处。疼痛由吞咽动作诱发。用 1% 可卡因等喷咽区后疼痛可消失。

10. 三叉神经半月节区肿瘤

三叉神经半月节区肿瘤(如神经节细胞瘤、脊索瘤、麦氏窝脑膜瘤等),可引起持续性疼痛。患者三叉神经感觉、运动障碍明显,行颅底 X 线检查可能发现骨质破坏等改变。

11. 面部神经痛

面部神经痛多见于青年人,疼痛范围超出三叉神经范围,可延及耳后、头顶、枕项,甚至肩部等。疼痛多为持续性,可达数小时,与动作无关,不怕触摸,可为双侧性疼痛,夜间可加重。

四、治疗

对于本病患者首选空心针灸针注射治疗。患者取患侧向上侧卧位,标记疼痛扳机点,常规消毒,选用 KXZ Ⅱ 0.5 mm×50 mm 空心针灸针垂直刺入,回抽无血后,注射止痛合剂 1～2 mL、35 μg/mL 臭氧 10～20 mL,后加压拔针,每周 1 次,3 次为 1 个疗程。

五、预防和日常保养

①饮食要有规律,宜选择质软、易嚼的食物。因咀嚼诱发疼痛的患者,则要进食流食,切不可吃油炸食物,不宜食用刺激性、过酸、过甜以及寒性食物;饮食要营养丰富,平时应多吃些富含维生素及有清火解毒作用的食物。多食新鲜水果、蔬菜及豆制品,少食肥肉,多食瘦肉,饮食以清淡为宜。

②吃饭、漱口、说话、刷牙、洗脸时,动作宜轻柔,以免诱发扳机点而引起三叉神经痛。

③注意头面部保暖,避免局部受冻、受潮,不用太冷、太热的水洗脸。平时应保持情绪稳定,不宜激动。不宜熬夜,以保证充足的睡眠。

④适当参加体育运动,锻炼身体,增强体质。

第四节　颈椎病

一、诊断

(一)中医诊断

1. 临床症状

①有慢性劳损,或外伤史,或颈椎先天性畸形,或颈椎退行性病变。

②多发于 40 岁以上的中年人,长期低头工作者或习惯于长时间看电视、电脑、手机者,往往呈慢性发病。

③颈、肩、背部疼痛,头痛,头晕,颈部板硬,上肢麻木。

④颈部活动受限,病变颈椎棘突及患侧肩胛骨内上角常有压痛,可摸到条索状硬结,可有上肢肌力减弱和肌肉萎缩,臂丛牵拉试验阳性,压头试验阳性。

2. 证候分型

(1)风寒痹阻证　颈、肩、上肢酸痛麻木,以痛为主,头有沉重感,颈部僵硬,活动不利,恶寒畏风,舌淡红,苔薄白,脉弦紧。

(2)血瘀气滞证　颈、肩、上肢刺痛,痛处固定,伴有肢体麻木,舌质暗,脉弦。

（3）痰湿阻络证　头晕目眩，头重如裹，四肢麻木，纳呆，舌暗红，苔厚腻，脉弦细。

（4）肝肾不足证　眩晕，头痛，耳鸣耳聋，失眠多梦，肢体麻木，面红目赤，舌红，少苔，脉弦。

（5）气血亏虚证　头晕目眩，面色苍白，心悸气短，四肢麻木，倦怠乏力，舌淡，苔少，脉细弱。

（二）西医诊断

1. 诊断标准

①颈型颈椎病具有颈痛症状及颈部压痛点。

②神经根型颈椎病具有根性分布的症状（麻木、疼痛）和体征，椎间孔挤压试验或者臂丛神经牵拉试验阳性。

③椎动脉型颈椎病患者具有颈性眩晕，可有猝倒史，旋颈试验阳性，多伴有交感神经症状。

④脊髓型颈椎病患者具有脊髓损伤的临床表现。

⑤影像学所见与临床表现基本相符合。X线正位摄片显示钩椎关节增生，张口位可有齿状突偏歪；侧位摄片显示颈椎曲度变直，椎间隙变窄，有骨质增生或韧带钙化；斜位摄片可见椎间孔变小。CT 及 MRI 对定性、定位诊断有意义。

2. 疾病分期

（1）急性期　主要临床表现为颈肩部疼痛，颈椎活动受限，稍有活动即可使颈、肩、臂部疼痛加重，疼痛剧烈时难以坐卧，被迫以健肢托着患肢，影响睡眠。患者常出现颈性眩晕、猝倒或四肢无力、活动不灵活。

（2）缓解期　主要临床表现为颈僵，颈、肩、背部酸沉，颈椎活动受限，患肢酸麻疼痛，但可以忍受。

（3）康复期　颈肩部及下肢麻痛症状消失，但颈、肩、背及上肢酸沉的症状仍存在，受凉或劳累后症状加重。

二、治疗方案

（一）多功能空心针灸针穴位注射治疗

选取患者颈部压痛明显的点若干处，用记号笔标记，用 KXZ Ⅱ 0.5 mm×50 mm 空心针灸针针刺标记处，以患者有酸痛感为度。留针 10 分钟，后进行穴位注射，先每穴注射止痛合剂 1 mL，后每穴注射 35 μg/mL 的臭氧 10～20 mL，治疗后患者会感到局部胀痛不适,属正常情况,嘱患者休息。

【典型病案】

蔺某某,男,23岁。以"颈部感觉僵痛1年,伴右上肢麻木1个月"为主诉就诊。先行针灸治疗1周效果不佳,患者仍感颈部僵痛、右上肢麻木,后予以多功能空心针灸针穴位注射臭氧治疗。

选取患者颈部明显压痛点3处,用记号笔标记,用KXZⅡ0.5 mm×50 mm空心针灸针针刺标记处,以患者有酸痛感为度。留针10分钟后进行穴位注射,先每穴先注射止痛合剂1 mL,后每穴注射35 μg/mL的臭氧10~20 mL,治疗后患者感觉局部胀痛不适,嘱患者稍作休息,局部胀感消失。第2天,患者颈部痛感明显减轻。

(二)中医治疗

1. 手法治疗

(1)松解类手法 松解类手法包括基本手法、通调督脉法、间歇拔伸法、牵引揉捻法和拔伸推按法。

(2)整复类手法 整复类手法包括旋提手法、定位旋转扳法、旋转法、其他颈椎微调手法。

2. 针灸疗法

(1)针刺法 针刺法以局部取穴为主,远部取穴为辅,可选用微波针、梅花针、电针等特色针刺疗法。

(2)灸法 包括直接灸、艾条灸、热敏灸、雷火灸等。

3. 其他外治法

除上述疗法外,还可采用敷贴、熏蒸、涂擦、刮痧、拔罐、中药离子导入、针刀、穴位埋线、封闭疗法等方法治疗本病。

4. 中药汤剂

(1)风寒痹阻证 具体如下。

①治法:祛风散寒,祛湿通络。

②推荐方药:羌活胜湿汤加减。

(2)血瘀气滞证 具体如下。

①治法:行气活血,通络止痛。

②推荐方药:桃红四物汤加减。

（3）痰湿阻络证　具体如下。

①治法：祛湿化痰，通络止痛。

②推荐方药：半夏白术天麻汤加减。

（4）肝肾不足证　具体如下。

①治法：补益肝肾，通络止痛。

②推荐方药：肾气丸加减。

（5）气血亏虚证　具体如下。

①治法：益气温经，和血通痹。

②推荐方药：黄芪桂枝五物汤加减。

（三）西医治疗

1. 颈椎牵引疗法

每日 1 次，10 次为 1 个疗程，连用 2 个疗程。

2. 理疗

理疗（如红外线照射、中频治疗仪治疗）有加速神经水肿消退和松弛肌肉的作用。每日 1 次，10 次为 1 个疗程，连用 2 或 3 个疗程。

3. 药物

对于本病患者，常用的药物有消炎镇痛药、营养神经的药物、血管扩张剂等。

（1）消炎镇痛药　布洛芬 0.3 g，口服，每日 1 次，7 天为 1 个疗程，应用 1 个疗程；双氯芬酸 50 mg 或 75 mg，口服，每日 2 次，7 天为 1 个疗程，应用 1 个疗程。

（2）营养神经的药物　甲钴胺片 0.5 mg，口服，每日 2 次；甲钴胺 0.5 mg，肌肉注射，每日 1 次或隔日 1 次，10 次为 1 个疗程，连用 2 或 3 个疗程。

（3）血管扩张剂　盐酸氟桂利嗪 5～10 mg，口服，每晚 1 次，10 天为 1 个疗程，连用 2 或 3 个疗程。

（4）局部封闭治疗　2％利多卡因 2 mL＋强的松龙 25 mg，痛点封闭治疗，每周 1 次，3 次为 1 个疗程，应用 1 个疗程。

4. 运动疗法

本病患者可采用颈椎功能训练和现代康复训练。

5. 其他疗法

神经根压迫严重者可出现肌肉麻痹无力、疼痛难忍，经系统保守治疗无效者,可根据病理变化选择射频消融、热凝、髓核摘除、植骨融合内固定、椎管成形及人工椎间盘置换术等进行治疗。

第五节　颈源性眩晕

颈源性眩晕是由颈源性因素引发的以眩晕及平衡失调为主要症状的临床综合征,又称"椎动脉压迫综合征""椎动脉缺血综合征""颈后交感神经综合征"等。本病与椎动脉本身有关,并与相邻组织有较为密切的关系。研究表明,由于颈椎增生、颈椎退行性病变、颈椎失稳等因素导致椎动脉受压或使其周围交感神经网受到刺激,引起椎-基底动脉有效血容量减少,致使脑组织缺血、缺氧是导致颈源性眩晕的主要原因。部分患者会出现颈部疼痛,这是由于颈部异常神经活动而产生的异常空间定位和共济失调的非特异性感觉障碍。颈源性眩晕在诊断与治疗时易与梅尼埃病、短暂性脑缺血发作等混淆,导致治疗效果不理想。因此,深化对本病病因的认识,提高诊疗的准确性,在临床上有十分重要的意义。

一、椎动脉的解剖结构

椎动脉自锁骨下动脉发出,分为四段:第一段为近段或称椎前段,为起始于锁骨下动脉至第6颈椎横突孔的部分,第7颈椎横突,第7、8颈椎脊神经的前支,颈下交感神经干和交感神经节在其后方;第二段为横突段,为第6颈椎横突孔上升至第2颈椎横突孔的部分,钩椎关节紧邻该段动脉内侧,关节突关节在其后外侧,椎动脉周围有交感神经伴行;第三段为寰椎部分的椎动脉,于第2颈椎横突孔下口至枕骨大孔处,该段动脉走行较为迂曲,动脉壁上分布的Pach小体可以通过感应椎动脉血压反射性调节血管管径,以保证颈部血管内的血流量;第四段即颅内段,从硬脑膜孔穿出至基底动脉起始端,两侧椎动脉合并为基底动脉。

二、西医对颈性眩晕的认识

椎-基底动脉缺血是颈性眩晕的常见病因,相当多的学者认为这与椎动脉痉挛有关,而椎动脉周围交感神经丛受到刺激导致血管痉挛是主要因素。椎神经与椎动脉相伴穿行于横突孔内,并不断发出各级分支分布至椎动脉外周形成网状神经纤维,其在第3颈椎至第5颈椎分布得最为密集。同时来自颈中交感

199

神经干的神经纤维也支配该段椎动脉,因此可以得出椎动脉接受椎神经与交感神经双源支配的结论。由于此段椎动脉有致密的交感神经分布于表面,当压迫、炎症等刺激出现时,交感神经便极为敏感,极易使附着于椎动脉表面的神经进一步受到刺激,促使椎动脉痉挛的发生。当某一节段颈椎发生病变(如颈椎骨质增生、颈椎失稳、颈椎管狭窄等)时,其相邻椎动脉周围的神经丛即会受到压迫、刺激,引发颈交感神经兴奋,促使儿茶酚胺释放量增多,造成椎动脉及颈部动脉系统血管的痉挛,引起该段动脉供血不足。因此,颈源性眩晕的发生与椎动脉受压及交感神经丛受到刺激导致椎动脉痉挛密切相关。

三、中医学对于眩晕的辨证论治

眩即眼前发黑或眼花,晕指头晕或感觉自身、外周物体旋转,两者同一时间发生,称为眩晕。中医学在早期就开始了对眩晕的研究。眩晕的记载始见于战国时期,自此后各个朝代都有过相关研究。张景岳在《景岳全书》中提出眩晕"虚者居其八九",且着重强调"无虚不作眩";朱丹溪在《丹溪心法》中讲到"无痰不作眩";而《医学正传》则指出"血瘀致眩"的观点等。本病病性有虚有实,虚证多见。虚者,髓海不足或气血亏虚,清窍失养;实者,风、火、痰、湿扰乱清窍。简言之,风、火、痰、湿等阻滞经络是引起眩晕的主要病因。

四、治疗

(1)多功能空心针灸针治疗 本病患者首选多功能空心针灸针治疗。患者取伏俯坐位,选取颈2、3横突处压痛点,及头颈部发际上的明显压痛点做标记,消毒标记处皮肤,用 KXZ Ⅱ 0.5 mm×50 mm 空心针灸针垂直皮肤进针,边进针边询问患者针感,以局部出现酸胀感为度,进针约 1.0 寸深。留针 5 分钟,行针 1 次,用注射器回抽空心针灸针无血后,注射止痛合剂(维生素 B_{12}、地塞米松、利多卡因),每个痛点 1 mL,之后注射 35 μg/mL 臭氧 10～15 mL,最后加压拔针。

(2)中医药治疗 以"活血化瘀解痉,祛风通络除湿"为法治疗眩晕,可取得良好疗效。

(3)非药物疗法 将针刺、推拿、针刀、手法以及艾灸等用于颈源性眩晕的治疗也有很好的疗效。

第六节　肩凝证(肩关节周围炎)

肩凝证又称五十肩、冻结肩、漏肩风、肩痹,属于西医中的肩关节周围炎,是以肩部长期固定疼痛、活动受限为主要表现的肢体痹病类疾病。中医认为其发病主要为年老体衰,肝肾不足,气血虚损,筋骨失于濡养,加之长期劳累,又因肩部露卧受凉,寒凝筋膜而致。日久则筋脉粘连,活动受限。因此,气血虚损、血不荣筋为该病的内因,风、寒、湿邪侵袭为其外因。

一、诊断

(一)中医诊断

1. 临床症状

①患者多于 50 岁左右发病,女性发病率高于男性,右肩多于左肩,多见于体力劳动者,多为慢性发病。

②肩周疼痛以夜间为甚,常因天气变化及劳累而诱发,肩关节活动、功能出现障碍。

③肩部肌肉萎缩,肩前、后、外侧均有压痛,可出现典型的"扛肩"现象。

④X 线检查多为阴性,病程久者可见骨质疏松。

2. 证候分型

(1)风寒湿证　肩部窜痛,遇风寒痛剧,得温痛缓,畏风恶寒,或肩部有沉重感,舌淡,苔薄白或腻,脉弦滑或弦紧。

(2)瘀滞证　肩部肿痛,疼痛拒按,以夜间为甚,舌暗或有瘀斑,苔白或薄黄,脉弦或细涩。

(3)气血虚证　肩部酸痛,劳累后疼痛加重,伴头晕目眩,气短懒言,心悸失眠,四肢乏力,舌淡,少苔或苔白,脉细弱或沉。

(二)西医诊断

(1)症状与体征　本病呈慢性发病病程,患者多无外伤史,少数仅有轻微外伤。主要症状是逐渐加重的肩部疼痛及肩关节活动障碍。

①疼痛位于肩前外侧,有时可放射至肘、手及肩胛区,但无感觉障碍。夜间疼痛加重,影响睡眠,患者不敢保持患侧卧位。持续疼痛可引起肌肉痉挛和肌肉萎缩。肩前方、肩后方、肩峰下、三角肌止点处有压痛,而以肱二头肌长头腱

部压痛最明显,当上臂外展、外旋、后伸时疼痛加剧。

②疾病早期肩关节的活动仅在内旋、外旋时轻度受限,检查时应固定肩胛骨,两侧比较。晚期上臂处于内旋位,各个方向的活动均受限,但以外展、内旋、外旋受限明显。此时患者肩部的肌肉明显萎缩,有时因并发血管痉挛可发生上肢血液循环障碍,出现前臂及手部肿胀、发凉及手指活动疼痛等症状。

(2)X线检查 X线检查可无明显异常。肩关节造影则有肩关节囊收缩、关节囊部皱褶消失,肩周炎后期可出现严重的骨质疏松改变,特别是肱骨近端,重者有类似"溶骨性"破坏的表现,但通过病史及局部查体很容易与骨肿瘤鉴别。

二、鉴别诊断

1. 三角肌的损伤、硬化及肿瘤

三角肌的损伤、硬化及肿瘤等主要有 3 个特点,即表浅、外形改变、痛点明确。活动受限以内收、外展明显。

2. 肩锁关节疾病

肩锁关节疾病包括损伤、骨关节病、钙化及炎症等。其主要特点是表浅,痛点明确,活动受限以水平内收及外展150°以上明显。

3. 钙化性肌腱炎

钙化性肌腱炎的发病部位不同,表现不同。冈下肌腱钙化表现为外旋正常,而内旋受限,常常需要进行 X 线检查以辅助诊断。冈上肌腱钙化表现为外展、前屈受限,而外旋正常。最难与肩凝证鉴别的是肩胛下肌腱钙化,其表现与肩凝证类似,但活动范围全面缩小,尤其以外旋受限最明显,而且由于重叠,平片很难看到钙化。但钙化性肌腱炎常急性发作,前方隆起且内收活动受限显著,与肩凝证有别,应进一步行 CT 或 MRI 检查以鉴别。

三、疾病分期

1. 粘连前期

粘连前期主要表现为肩周部疼痛,夜间加重,甚至影响睡眠,肩关节功能、活动正常或轻度受限。

2. 粘连期

粘连期患者肩部的疼痛有所缓解,但仍酸重不适,肩关节功能、活动受限严重,各个方向的活动范围明显缩小,甚至影响日常生活。

3. 恢复期

恢复期患者疼痛缓解,肩关节功能、活动改善。

四、治疗

本病的治则原则:松解粘连,滑利关节,缓解疼痛。

(一)多功能空心针灸针治疗

患者取坐位,嘱患者活动患肩,患者活动明显困难时,嘱患者停止活动,在患处肩部周围找到滞动处、最痛点。用 KXZ Ⅵ 0.8 mm×50 mm 多功能空心针灸针,先做左、右、上、下的来回剥离,同时询问患者的感觉。待剥离松解至患者自觉疼痛减轻后,留针 10 分钟。然后进行穴位注射,先每穴注射止痛合剂 1 mL,后注射 35 μg/mL 的臭氧 10～20 mL。治疗结束患者肩部疼痛即有所减轻,活动范围也明显增大。

【典型病案】

罗某某,女,63 岁。以"左侧肩部疼痛伴活动障碍 2 个月"为主诉就诊。患者 1 个月前于当地诊所就诊,封闭治疗 1 次,效果不佳。现患者左侧肩部疼痛,以夜间痛甚,左肩不能举臂,不能进行梳头、洗脸、穿衣等日常活动。治疗过程:患者取坐位,嘱患者活动患肩,患者活动明显困难时,嘱患者停止活动,在患处肩部周围找到滞动处、最痛点做标记。用 KXZ Ⅵ 0.8 mm×50 mm 多功能空心针灸针直刺患处,先做左、右、上、下的来回剥离,同时询问患者感觉。待剥离松解至患者自觉疼痛减轻时,留针 10 分钟。然后进行穴位注射,先每穴注射止痛合剂 1 mL,后注射 35 μg/mL 的臭氧 10～20 mL。治疗结束患者肩部疼痛即有所减轻,活动范围也明显增大。嘱患者继续行针灸、红外线照射治疗 1 周。1 个月后随访,患者对治疗效果满意。

(二)辨证选择口服中药汤剂、中成药

1. 风寒湿证

(1)治法 祛风散寒,利湿通络。

(2)推荐方药 蠲痹汤加减,即羌活、独活、秦艽、当归、川芎、桂枝、木香、乳香、茯苓、防风、桑枝、海风藤、炙甘草。

(3)中成药 大活络丹等。

2. 瘀滞证

(1)治法 活血祛瘀,舒筋通络。

（2）推荐方药　舒筋活血汤加减,即当归、川芎、川牛膝、威灵仙、苍术、陈皮、白芍、木防己、防风、羌活、白芷、茯苓、延胡索、生姜。

3. 气血虚证

（1）治法　补气养血,通络止痛。

（2）推荐方药　黄芪桂枝五物汤加减,即黄芪、桂枝、当归、川芎、白芍、白术、细辛、秦艽、防风、炙甘草。

（3）中成药　归脾丸、补中益气丸等。

（三）其他治疗方法

1. 按摩、推拿

①患者取坐位,医者站于患者的患侧,用㨰法、揉法、拿法等放松肩关节周围肌肉5~8分钟,重点在肩前部、三角肌部及肩后部。

②医者一手扶住患者的患肩部,另一手握住患者腕部或托住其肘部,以肩关节为轴心做环转摇动,幅度由小到大,然后再做肩关节内收、外展、后伸及内旋等扳法,松解粘连,滑利关节。

③点按压痛点及肩井、天宗、肩贞等穴,以患者感觉酸胀为度,弹拨粘连部位及压痛点,解痉止痛,剥离粘连。

④用揉法、拿捏法放松肩关节周围肌肉,然后做肩关节牵拉提抖,用搓法从肩部到前臂上下搓动3~5遍,最后叩击肩关节周围肌肉。

2. 肩关节松动术

（1）盂肱关节　盂肱关节松动术的方法具体如下。

①分离牵引:缓解疼痛。

②长轴牵引。

③向头侧滑动。

④前屈向足侧滑动:增加肩前屈活动范围。

⑤外展向足侧滑动:增加肩外展活动范围。

⑥前后向滑动:增加肩前屈和内旋活动范围。

⑦后前向滑动:增加肩后伸和外旋活动范围。

⑧外展摆动:外展90°时进一步增加外展活动范围。

⑨侧方滑动:增加肩水平内收活动范围。

⑩水平内收摆动。

⑪后前向转动:增加肩内旋活动范围。

⑫内旋摆动。

⑬外旋摆动:增加肩外旋活动范围。

(2)胸锁关节　前后向滑动,增加锁骨回缩;上下滑动,增加锁骨上下活动范围。

(3)肩锁关节　后前向滑动,增加肩胛骨的活动范围。

3. 其他

除上述方法外,对于本病还可采用中药熏蒸疗法,水肿部位可采用艾盒灸、艾炷灸(肩髃、肩贞、外关、合谷隔附子饼灸)等方法进行治疗。

五、护理调适

(一)生活调理

生活能自理的患者要适当运动,但应避免过度劳累,要保持充足的睡眠,注意保暖。以下方法可增强关节的活动能力,患者须按康复治疗师的指导,坚持练习,才可达到预期的效果。

(1)屈肘甩手　患者背部靠墙站立或仰卧在床上,上臂贴身、屈肘,以肘点作为支点,进行外旋活动。

(2)手指爬墙　患者面对墙壁站立,用患侧手指沿墙缓缓向上爬动,使上肢尽量高举,在墙上做一记号,然后再徐徐向下退回原处,反复进行,逐渐增加高度。

(3)体后拉手　患者自然站立,在患侧上肢内旋并向后伸的姿势下,健侧手拉患侧手或腕部,逐步拉向健侧并向上牵拉。

(4)展臂站立　患者上肢自然下垂,双臂伸直,手心向下缓缓外展,向上用力抬起,到最大限度后停10分钟,然后退回原处,反复进行。

(5)后伸摸棘　患者自然站立,在患侧上肢内旋并向后伸的姿势下,屈肘、屈腕,中指指腹触摸脊柱棘突,由下逐渐向上至最大限度后保持,2分钟后再缓缓向下退回原处,反复进行,逐渐增加高度。

(6)擦汗动作　患者站立或仰卧均可,患侧肘屈曲,前臂向前、向上并旋前(掌心向上),尽量用肘部擦额部,即擦汗动作。

(二)家居护理

1. 粘连前期患者的注意事项

①除适当运动外,患者应尽量减少使用患侧手臂提举重物或过分活动肩

关节。

②避免侧睡在患侧。

③如果肩关节感到疼痛,可行热敷或冰敷,以减轻疼痛。

④日常生活中的活动,如穿衣、梳头等,可多使用健侧手臂。

2. 粘连期和粘连后期患者的注意事项

①尽量使用患侧手臂,运动时应尽量加大幅度。

②日常生活要多用患侧手臂。

(三)饮食指导

本病患者的饮食应以清淡、易消化、富有营养的食物为主,如猪瘦肉、猪肝、猪脚、羊肉、兔肉、鸡肉等。多吃含有维生素的新鲜蔬菜和水果,如西红柿、苹果、雪梨、哈密瓜等。禁食生冷寒凉的食物,如冻汽水、冻西瓜、冻果汁、雪糕等。少吃或不吃辛辣刺激及油炸的食物,如辣椒、油条、咖喱牛肉、咖喱鸡肉等。禁喝烈酒、浓咖啡、浓茶等。

六、疗效评价

(1)治愈　肩部疼痛消失,肩关节功能完全恢复。

(2)显效　肩部疼痛基本消失,肩关节功能基本恢复。

(3)有效(好转)　肩部疼痛减轻,肩关节功能有所改善,但仍有活动受限。

(4)无效　症状与体征均无改善。

第七节　肩胛提肌损伤

肩胛提肌损伤是一种常见病,大多被含糊地诊断为颈部损伤、背痛或肩胛痛,抑或被诊断为颈椎病或肩周炎等。本病大多由突然性动作造成损伤,或由慢性劳损导致。上肢突然过度后伸,使肩胛骨上提和向内上方旋转,肩胛提肌突然强烈收缩,由于肩胛骨周围软组织的影响,使肩胛骨与肩胛提肌不能同步运动,而造成肩胛骨脊柱缘的内上角肩胛提肌附着处的损伤。损伤大多发生在肩胛提肌(图4-1)起点,且损伤处结疤变性较明显,常规疗法较难取效,空心针灸针痛点注射疗法疗效明显。

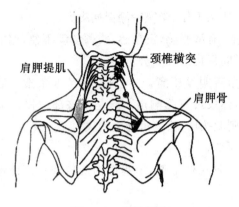

图 4-1　肩胛提肌

一、病因

　　肩胛提肌的起止点是应力较为集中的位置,受损主要与低头并轻微向一侧的姿势(如长期伏案工作、织毛衣、睡眠时枕头过高等)及局部受凉有关,肌纤维长期受牵拉而形成慢性劳损。该肌的肥厚、结疤,刺激了该部位的末梢神经而发病。颈部过度前屈时,突然扭转颈部易使肩胛提肌起点($C_{1\sim4}$横突后结节部)的肌纤维撕裂;突然过度上提肩胛,亦可使肩胛骨内上角处附着的肌腱撕裂,从而引起瘀血、肿胀和局部肌痉挛,出现颈肩疼痛,后期受损组织通过自身修复、机化、粘连而形成瘢痕。该肌劳损可使上位颈椎失稳。

二、临床表现

　　本病患者多出现颈、肩、背部疼痛不适。慢性损伤患者的症状以局部酸痛为主,患侧肩胛骨内上方和颈部肌肉有僵硬紧张感,转头不便。急性发作者,颈侧肿胀明显,疼痛剧烈,患处拒按,睡觉时翻身困难,白天可有抬肩畸形,疼痛可沿受损肌肉的走向放散,上肢后伸及耸肩动作受限或使疼痛加重。肩胛骨内上角损伤明显者,除有肩胛骨疼痛、酸胀外,多有向枕骨旁及太阳穴的放射痛。双侧损伤严重的病例,除有一般症状外,患者常因肩痛不能持续坐位看书,时间一长即不能保持原有的姿势,常需手托下颌或掌抵额头以减轻头部重量,方能缓解症状。

三、临床诊断

　　①本病患者多有突然抬头、转颈等动作引起剧痛的病史,亦有无明显疼痛

发作史,而只有长期伏案工作、受寒冷潮湿病史者。

②头、颈、肩疼痛,有酸胀感、沉重感,头颈活动不便,似"落枕",多有反复发作史,头颈不能长时间保持一种姿势。

③肩胛骨内上角有明显压痛,并可触及结节或条索。活动肩关节时,肩胛骨内上角有摩擦音,弹拨可有弹响声。若是由该部位损伤引起的"偏头痛",在肩胛骨内上角处强刺激按压,头痛可随之消失。不少患者在上 4 位颈椎横突后结节处可有压痛及硬结。

④让患者尽力后伸患侧上肢,上提并内旋肩胛骨可使疼痛加剧,或根本不能完成此动作。

⑤行 X 线检查,骨骼无异常改变。

四、治疗

对本病患者应用空心针灸针治疗效果较好。

1. 在肩胛骨内上角及周围软组织处有压痛者

患者取坐位,自然靠于椅背,肩部肌肉放松,双上肢下垂。选用 KXZ Ⅵ 0.8 mm×50 mm 空心针灸针,进针方向与肩胛提肌纤维方向一致,针体垂直皮肤刺入,缓慢进针,针尖达第 2 肋骨骨面,先纵行疏通剥离,后横行剥离。然后将空心针灸针提起,针尖不出皮肤,令针身向颈部倾斜,约与皮肤呈 50°,针尖斜向下刺至肩胛骨内上角骨面,纵行疏通剥离,有硬结者可纵行松解剥离后,回抽无血,注射止痛合剂(维生素 B_{12}、地塞米松、利多卡因)1 mL、35 $\mu g/mL$ 臭氧 10 mL,加压拔针。

2. 压痛点在颈 1～4 横突后结节处者

令患者取俯卧位,胸下垫枕,双手伸开重叠放于床上,额头抵于手背上,使头颈微前屈。使用 KXZ Ⅱ 0.5 mm×50 mm 空心针灸针,针体垂直于颈椎横突后结节骨面(针尖约向内倾 45°)刺入皮肤,缓慢进针直达骨面。先纵行疏通剥离,再横行松解后,回抽无血,注射止痛合剂(维生素 B_{12}、地塞米松、利多卡因)1 mL、35 $\mu g/mL$ 臭氧 10 mL,加压拔针。操作过程中,针尖始终运动于横突后结节骨面。

3. 在肩胛骨脊柱缘最上端有明显局限性压痛者

令患者取坐位,臂后伸,肘关节屈曲放于背部,这时肩胛骨翘起,离开胸廓约 1 cm。术者在患者肩胛骨内上角脊柱缘易摸到肌肉止点的准确压痛部位使用 KXZ Ⅱ 0.5 mm×50 mm 空心针灸针,进针方向与肌纤维方向平行,针体垂直于骨面,倾斜的针尖对着外下方,探至肩胛骨脊柱缘,针尖在骨内缘剥离 3～5 次后,回抽无血,注射止痛合剂(维生素 B_{12}、地塞米松、利多卡因)1 mL、35 μg/mL 臭氧 10～20 mL,加压拔针。

五、注意事项

①应用空心针灸针在肩胛骨内上角治疗时,针尖一定不可刺入过深,要以肋骨面、肩胛骨为准,以免误入胸腔导致气胸。

②应用空心针灸针在颈部治疗时,一定要先摸准颈椎横突后结节,以左手拇指为切手压紧患者皮肤,将空心针灸针快速刺入皮肤后,要摸索进针,直达后结节骨面,不可盲目冒进。这是因为该处神经、血管丰富,稍有疏忽,可能会造成严重损伤。

第八节　网球肘(肱骨外上髁炎)

一、诊断

(一)中医诊断

1. 临床症状

①多见于特殊工种或职业,如砖瓦工、网球运动员或有肘部损伤病史者。

②肘外侧疼痛,疼痛呈持续渐进性发展。拧衣服、扫地、倒水时疼痛加重,常因疼痛而致前臂无力,握力减弱,甚至持物落地,休息时疼痛明显减轻或消失。

③肘外侧压痛,以肱骨外上髁处压痛较为明显,前臂伸肌群紧张试验阳性,伸肌群抗阻试验阳性。

2. 证候分型

(1)瘀血阻络证　肘部肿痛、刺痛拒按,提物无力,活动时疼痛加剧,夜间加重,舌质暗红,苔黄,脉弦涩。

(2)气血亏虚证　起病时间较长,肘部酸痛反复发作,提物无力,肘外侧压痛,喜按喜揉,伴见少气懒言、面色苍白,舌淡,苔白,脉沉细。

(二)西医诊断

①常缓慢起病,多见于从事特殊工种或职业的人群,如木工、钳工、矿工、网

球运动员、打字员等。

②常因肘关节的受累，而导致肘关节疼痛，用力或劳累后疼痛加重，休息后疼痛减轻。

③握拳、伸腕及旋转动作可引起肱骨外上髁处疼痛加重。

④查体有肱骨外上髁、桡骨头及二者之间局限性、极敏锐的压痛，皮肤无炎症，肘关节活动不受影响。

⑤伸肌腱牵拉试验阳性。

⑥肘关节 X 线正、侧位片证实无骨质病变，有时可见钙化阴影、肱骨外上髁粗糙、骨膜反应等。

二、治疗

(一)多功能空心针灸针治疗

本病首选多功能空心针灸针治疗。术者用拇指找准压痛点，做好标识，常规消毒后，选用 KXZ Ⅱ 50 mm×50 mm 空心针灸针，按照毫针直刺法进针，纵行剥离粘连，顺前臂伸肌肌腱纵轴做线条状松解后，注射止痛合剂(2%利多卡因 2 mL，维生素 B_{12} 2 mL，地塞米松 1 mL)每穴 2 mL，后注射 35 $\mu g/mL$ 的臭氧 10 mL，加压拔针，每 7 天治疗 1 次，3 次为 1 个疗程。

(二)针灸治疗

1. 毫针治疗

(1)取穴　肘髎、曲池、尺泽、手三里、合谷、阿是穴。

(2)辨证配穴　瘀血阻络证，加膈俞、血海;气血亏虚证，加足三里。

(3)操作方法　对需要针刺的穴位进行常规消毒后，用 1.5 寸毫针直刺或斜刺，肘髎、曲池、尺泽、手三里、合谷穴施以平补平泻手法，膈俞、血海穴行提插捻转泻法，足三里予以重插轻提补法，阿是穴可进行多向透刺或多针齐刺，留针 30 分钟，每天治疗 1 次。

2. 灸疗

(1)常规灸法　具体方法如下。

①悬灸:分温和灸、回旋灸、雀啄灸，术者手持艾条，将艾条的一端点燃，直接悬于施灸部位上，与之保持一定距离，使热力较为温和地作用于施灸部位，肘髎、曲池、尺泽、手三里、合谷等腧穴可采用温和灸、回旋灸，每穴距皮肤 2～3 cm，施灸 10～15 分钟，以皮肤出现红晕为度，每日治疗 1 次;膈俞、血海穴可

采用雀啄灸,于施灸部位上 2～3 cm 处上下移动,即像鸟雀啄食样,一起一落,忽近忽远地施灸,每穴距皮肤 2～3 cm,施灸 15～20 分钟,以皮肤出现红晕为度,每日治疗 1 次。

②直接灸法:足三里可采用直接灸法。首先在穴位皮肤局部涂大蒜汁、凡士林、甘油等物以增加黏附或刺激作用,然后将艾炷粘贴其上,自艾炷尖端点燃艾炷。在艾炷燃烧过半,患者局部皮肤出现潮红、灼痛时,术者即用镊子移去艾炷,更换另一个艾炷,连续灸 3～5 壮,隔日 1 次。

③隔物灸法:曲池、手三里、合谷等腧穴可选用隔物灸法,将鲜姜切成直径为 2～3 cm、厚约 0.2 cm 的薄片,中间以针刺数孔,然后置于应灸的腧穴部位或患处,再将艾炷放在姜片上点燃施灸。当艾炷燃尽,易炷再灸,连续灸 3～5 壮,隔日 1 次。

④温针灸法:肘髎、曲池、尺泽等腧穴针刺得气后,选择 1 或 2 个腧穴施以温针灸,将 2～3 g 艾绒包裹于毫针针柄顶端捏紧成团状,或将长 1～3 cm 的艾条段插在针柄上,点燃施灸,待艾绒或艾条燃尽无热度后除去灰烬。连续施灸 2 或 3 壮,隔日 1 次。

(2)热敏灸疗法　具体如下。

①热敏灸操作规范:采用纯艾条,每次治疗以腧穴热敏现象消失为度,每日 1 次。热敏腧穴分布以患侧局部及颈部较为多见,热敏腧穴多出现在曲池、肘髎、手三里、手五里、阿是穴等所在的区域。

②灸疗操作:治疗室内的温度保持在 24～30 ℃,令患者选择舒适体位,充分暴露治疗部位。治疗工具为两支热敏灸艾条,根据上述腧穴出现热敏程度不同,按下述步骤分别依序进行回旋、雀啄、往返、温和灸。四步法施灸操作为先行回旋灸 2 分钟温热局部气血,继以雀啄灸 1 分钟加强敏化,循经往返灸 1 分钟激发经气,再施以温和灸发动感传,开通经络。

③热敏灸感及疗程:在灸疗过程中出现扩热、透热、传热、表面不热深部热、局部不热远端热、非热觉等热敏灸感时均为有灸感,对患者实施个体化饱和灸量,直至完成四相传导(以腧穴热敏现象消失为度)是取得疗效的关键。热敏灸通过"小刺激大反应""气至病所",可最大限度提高临床疗效。每日治疗 1 次。

3. 刺络放血

患者取坐位,患肘屈曲,在患侧局部找到压痛点进行局部消毒后用皮肤针行局部叩刺至局部皮肤渗血,使之出血少许,隔日 1 次。

(三)其他疗法

1. 穴位注射

令患者屈曲患肘,一般选用阿是穴,常规消毒后,将丹参注射液、当归注射液等注入穴位。如仍有疼痛,7 天后再注射 1 次。

2. 推拿治疗

术者先用滚法、按法、揉法等作用于患者肘部,继以弹拨法、擦法及一指禅推法等手法作用于曲池、肘髎、手三里、手五里、阿是穴、合谷等。每次治疗 10～15 分钟,每日或隔日 1 次。

3. 中药外敷

中药外敷多选用延胡索、白芥子、独活、伸筋草、千年健、川芎等药物,研磨后外敷于局部或制成膏剂敷于局部。隔日 1 次。

4. 小针刀

术者用拇指找准压痛点,做好标识,常规消毒后,按照小针刀进针四步法进针,纵向切开松解粘连,顺前臂伸肌肌腱纵轴做线条状松解,出针后,针刀口用无菌纱布贴敷。7 天治疗 1 次。

5. 物理治疗

根据病情需要,可采用局部红外线、激光等物理治疗。

三、健康指导

①注意局部保暖,防止寒冷刺激。
②避免从事拧衣、提物、打字等使用腕力较多的活动。
③患者可进行自我按摩、局部热敷等,以利于病情的好转。

第九节　带状疱疹后遗神经痛

一、定义

带状疱疹后遗神经痛指带状疱疹皮疹消退后,神经痛仍持续存在的疾病,疼痛持续时间常超过 1 个月,是一种难治性顽固性神经病理性疼痛,是带状疱疹最常见的并发症,表现为皮损区的烧灼样、电击样、刀割样及针刺样疼痛,严重影响患者的生活质量和身心健康。出现带状疱疹后遗神经痛时一定要及时治疗,这是因为病程越长治疗越困难,特别是病程超过 3 年者临床治疗难度明显增大。

二、临床表现

急性带状疱疹临床治愈 1 个月后患区仍存在持续或发作性剧烈疼痛,患区范围内可见明显的色素沉着改变;相应神经支配区域有明确的带状疱疹病史,患区有明显的感觉和触觉异常,疼痛因触碰衣服或床单而加剧;自发性刀割样或电击样疼痛,或以麻刺感和持续性烧灼痛为主。部分后遗神经痛患者伴有难忍性瘙痒。

三、主要危险因素

①年龄:年龄越大,发生带状疱疹后遗神经痛的可能性越大。

②性别:女性更易发生带状疱疹后遗神经痛。

③疱疹出现前有前驱性疼痛。

④急性带状疱疹疼痛的强度:疼痛越剧烈,发生带状疱疹后遗神经痛的可能性越大。

⑤皮肤损伤严重程度:水疱越多,皮肤损伤范围越广,发生带状疱疹后遗神经痛的可能性越大。

⑥未进行早期、足量及有效的抗病毒治疗。

⑦体液及细胞免疫水平异常。

四、微创治疗

1. 多功能空心针灸针穴位注射

取患处相应脊柱节段华佗夹脊穴病变侧 2 或 3 穴。选用 KXZ Ⅱ 0.5 mm×50 mm 空心针灸针向脊柱方向斜刺 10～20 mm 深,注射止痛合剂(维生素 B_{12} 2 mL,地塞米松 1 mL,2％利多卡因 1 mL)每穴 1 mL,后注射 35 μg/mL 的臭氧 50 mL,每穴 10～20 mL。

2. 硬膜外腔自控镇痛

该技术具有降低应激反应程度,缩小神经源性炎症范围,减轻炎症程度及促进神经损伤修复的作用。该技术对病程在半年内的患者效果较好。

3. 脉冲射频

脉冲射频是使用间断的脉冲电刺激神经系统以治疗疼痛的方法,其具有调整或调控神经的作用而非毁损作用,在治疗疼痛的同时不会进一步损伤神经组织。

4. 脊髓刺激术

脊髓刺激术是将电极植入相应脊髓节段的硬膜外间隙给予适度的刺激,阻断疼痛信号的传导,从而达到镇痛目的的一种方法。神经刺激有助于缓解疼痛,减少止痛药物的使用量,但并不是对所有的患者都有效。

5. 经皮外周神经刺激术

经皮外周神经刺激术是指经皮在疼痛区域安置电极以刺激外周神经区域,并通过这些外周神经将刺激汇聚后传回脊髓,从而减轻疼痛的方法。经皮外周神经刺激术已被用来治疗一些特殊部位的受损神经疼痛,包括枕部、髂腹股沟、眶上和三叉神经痛,具有简单、微创、低风险、没有药物副作用等优点,尤其对于那些具有合并症且使用其他治疗方式受限的老年患者,该方法具有一定的优势。

6. 鞘内药物输注

通过鞘内药物输注系统可以将阿片类药物持续泵入蛛网膜下腔,药物在蛛网膜下腔弥散并与脊髓后角和脑组织的阿片受体结合,从而产生良好的镇痛作用,且不影响感觉、运动功能和交感反射。

五、药物治疗

药物治疗仍然是目前治疗带状疱疹后遗神经痛的首选方法。需根据患者个体情况选择用药,并对药物副作用和药物的相互作用进行监测,依据患者反应调整药物种类及其剂量。常用药物有抗抑郁药、抗惊厥药、促进神经损伤修复药、阿片类药、N-甲基-D-天冬氨酸受体拮抗剂等。

第十节　乳腺增生症

乳腺增生症是指乳腺上皮和纤维组织增生,乳腺组织导管和乳小叶在结构上的退行性病变及进行性结缔组织的生长,其发病原因主要是内分泌激素失调。乳腺增生症是女性最常见的乳房疾病,其发病率居乳腺疾病的首位。近些年来该病发病率呈逐年上升的趋势,发病年龄也呈现低龄化趋势。据调查,有 $70\%\sim80\%$ 的女性都有不同程度的乳腺增生,多见于 $25\sim45$ 岁的女性。

一、病因

乳腺在内分泌激素,特别是雌、孕激素的作用下,随着月经周期的变化,会有增生和复旧的改变。由于某些原因引起内分泌激素代谢失衡,雌激素水平增高,导致乳腺组织增生过度和复旧不全,经过一段时间以后,增生的乳腺组织不能完全消退,就形成了乳腺增生症。

二、临床表现

本病的临床表现在不同年龄组有不同特点,未婚女性、已婚未育、尚未哺乳的妇女,其主要症状为乳房胀痛,可同时累及双侧,但多以一侧偏重。月经前乳房胀痛明显,月经过后即见减轻并逐渐消退,下次月经来临前疼痛再度出现,整个乳房有弥漫性结节感,并伴有触痛。35岁以上患者的主要症状是出现乳腺肿块,乳痛,但触痛较轻,且与月经周期无关。用手触摸乳房可摸到大小不等、扁圆形或不规则形、质地柔韧的结节,边界不清楚,与皮肤及深部组织无粘连,可被推动。45岁以上的患者常表现为单个或多个散在的囊性肿物,边界清楚,多伴有钝痛、胀痛或烧灼感。绝经后妇女乳房腺体萎缩,囊性病变更为突出。乳房疼痛的严重程度与结节的有无及范围无相关性,疼痛可向腋下、肩背部放散。少数患者可伴发乳头溢液。由于本病的发生与患者自身内分泌功能紊乱有关,故除乳房方面的症状外同时还可出现月经不规律、脾气差、爱出汗等表现。

三、检查

1. 乳房触诊

女性乳房是凹凸不平的,许多女性自己摸到的"肿块"可能是正常乳腺凸起的区域,在每次月经到来前,这些"肿块"会变得更加明显、更容易触及。就乳腺肿块的特点而言,乳腺增生症常会同时或相继在两侧乳房发现多个大小不等、界限不清的结节,可被推动。乳腺纤维腺瘤多为圆形或卵圆形,境界清楚,表面光滑,与皮肤及周围组织无粘连,活动度大,触之有滑脱感。乳腺癌多为单发结节,边缘不规则,多数质地较硬,常与周围组织粘连。

2. 彩超

彩超具有方便、无创伤、可多次重复的优点。依据乳腺结节的形状、囊实性、与周围组织的关系,可对乳腺增生症、乳腺纤维腺瘤和乳腺癌做出鉴别诊断。

3. X线摄影

X线摄影对乳腺增生症的诊断具有较大价值,其能清晰显示乳腺各层组织及钙化灶,对鉴别良、恶性病变及早期发现乳腺癌具有一定优势,但对年轻女性、致密型乳腺(腺体密度＞70%)显像欠佳。

4. 磁共振

利用乳腺磁共振能快速获得乳房内部结构的高精确度图像,且无电离辐射,对人体没有不良影响。其更适合乳房内多发小病灶,位置较深、临近胸壁的病灶,以及置入乳房假体患者的检查,故行彩超和乳腺X线摄影发现高度可疑的病灶时,可进一步行磁共振检查。

5. 乳腺病灶穿刺活检

为确定乳腺结节的性质,必要时可进行病灶穿刺检查。该项检查是一种有创性检查,是诊断和排除乳腺癌的"金标准"。

四、诊断

乳腺增生症的临床表现无特异性,很多乳腺良、恶性疾病都可以出现乳房疼痛及乳腺结节,故鉴别诊断很重要。乳腺增生症可以并发乳腺肿瘤,包括乳腺癌。因此,对乳腺增生症的诊断应首先排除乳腺良、恶性肿瘤。

五、治疗

乳腺增生症是由于身体内分泌功能紊乱造成的,乳房疼痛轻者可调节心情、减小压力,疼痛重者推荐行中医中药治疗,定期复查。

1. 空心针灸针治疗

患者取仰卧位,术者通过乳房触诊找出较大的增生结节处,皮肤常规消毒,选用 KXZ Ⅱ 0.5 mm×50 mm 空心针灸针,平皮肤刺入结节,回抽无血,先注射止痛合剂,再注射 $35~\mu g/mL$ 臭氧。患者取俯卧位,于胸4～6双侧夹脊穴,常规消毒后注射止痛合剂后,再注射 $35~\mu g/mL$ 的臭氧。最后加压拔针。

2. 心理治疗

乳腺增生症的发生往往与劳累、生活不规律、精神紧张、压力过重有关。治疗乳腺增生症首先要使患者舒缓生活和工作压力,消除烦恼,使心情舒畅,心态平和。

3. 中医中药治疗

中医认为乳腺增生症始于肝郁,而后血瘀、痰湿凝结成块,治宜疏肝理气、活血化瘀、软坚散结,柴胡、白芍、香附、橘叶、丹参、地龙为中医处方中用于治疗该病的常用药。有些患者还可服用中成药,如散结灵、乳块消、乳宁片、乳康片、逍遥散或丹栀逍遥散等。在除外乳腺恶性肿瘤的前提下还可试用中医外治疗法,如佩带中药乳罩、针灸、按摩等。

4. 西药治疗

对于乳腺增生症,西医多应用激素类药物、碘制剂及三苯氧胺等药物进行治疗,可以缓解疼痛,但因其有一定的副作用,故不作为首选治疗方法。维生素 A、维生素 B_6、维生素 E 也有调节性激素的作用,可作为治疗乳腺增生症的辅助用药。

5. 手术治疗

乳腺增生症因内分泌代谢失衡所致,本身没有手术适应证,临床上遇到个别与乳腺癌不易鉴别的乳腺结节,可采用手术切除,经病理学检查明确诊断。

六、预防

①建立良好的生活方式,调整好生活节奏,保持心情舒畅。坚持体育锻炼,积极参加社交活动,避免和减少精神、心理紧张因素。

②学习和掌握乳房自我检查的方法,养成每月 1 次的乳房自查习惯。自查的最佳时间在月经过后或两次月经的中间,此时乳房比较松软,无胀痛,容易发现异常;已绝经的妇女可选择于每月固定的时间进行乳房自查。自查中如发现异常或与以往不同的体征时应及时到医院就诊。

③积极参加乳腺癌筛查或每年进行 1 次乳腺检查。

第十一节　冈上肌腱炎

冈上肌腱炎是由于外伤、劳损或受寒,致局部产生无菌性炎症,以疼痛、功能障碍为主要临床表现的疾患。本病好发于中老年人、体力劳动者、家庭主妇、运动员等人群。

一、解剖生理

冈上肌由肩胛上神经支配,其是肩胛切迹处一个易受损伤的嵌压点,为人体局部解剖的一个薄弱点;冈上肌是肩外展运动的重要组成部分,其功能是固定肱骨头与肩盂,使肩关节上举,又是肩部肌肉收缩力量的交汇点,故易被损伤。冈上肌肌纤维细长且跨度大,运动中易受损。

二、病因

冈上肌在肩关节肌群中是肩部力量集中的交汇点,受力于四方,因此是较容易受到损伤的肌肉。尤其是当上臂外展时,冈上肌收缩,其肌腱必须穿过上由肩峰、下由肱骨头构成的狭小间隙,故极易受到挤压和摩擦损伤。

肩关节外展至90°左右时,冈上肌肌腱无肩峰下滑囊的保护而与肩峰摩擦,易导致创伤性炎症,造成肌腱水肿、渗出、粘连,甚至纤维化、钙化。

肩关节在静止状态时,冈上肌承受上肢重力的牵拉,所以长期提重物、单肩挎包都会增加冈上肌承受的力量,使其起点部发生劳损。

人到中年以后,由于气血渐衰,使冈上肌失去濡养而易变性,受轻微外伤、用力过度或局部感受风寒湿邪等,都可使冈上肌发生损伤。

三、临床表现

本病患者多有急、慢性损伤史和劳损史,起病缓慢;多有肩外侧疼痛,并扩散至三角肌附着点,可向上、下方向放散,外展60°~120°时存在疼痛弧;肩关节受限在疼痛弧内尤为显著。

四、诊断要点

①起病缓慢,有轻微外伤或受凉史。
②有肩部外侧疼痛,向三角肌止点放射。
③有肱骨大结节或肩峰下压痛。
④疼痛弧试验阳性。
⑤部分患者的X线片显示冈上肌腱钙化。

五、鉴别诊断

1. 粘连性肩关节滑囊炎

粘连性肩关节滑囊炎患者开始活动时不痛,外展70°以上出现疼痛,超外展则疼痛明显加重。

2. 冈上肌肌腱断裂

冈上肌肌腱断裂的断裂部位可触到凹陷,肩外展功能明显减弱或消失。如果帮助患肢外展至60°以上后,患者即能自动抬举上臂。

3. 肩关节周围炎

肩关节周围炎患者一般在 50 岁左右发病,肩关节疼痛昼轻夜重,活动受限,外展的全过程都伴有明显的疼痛,肩关节周围有广泛的压痛。

六、治疗

(一)多功能空心针灸针治疗

1. 肱骨大结节上端水平面压痛

冈上肌肌腱为冈上肌腱炎的发病部位。选用 KXZ Ⅱ 0.5 mm×50 mm 空心针灸针,患者取 45°半仰卧位,患侧前臂置于身后(此体位可将冈上肌肌腱提至肩峰前缘),针尖与冈上肌肌腱纤维方向一致,针体垂直于肱骨大结节骨面,刺达骨面,先纵行疏通剥离,骨面有钙化组织者在硬结上纵行松解后注射止痛合剂(维生素 B_{12}、地塞米松、利多卡因)2～3 mL,再注射 35 μg/mL 臭氧 10～20 mL,加压拔出空心针灸针,治疗结束。

2. 冈上肌起点损伤,冈上窝部压痛

患者取坐位,患肢自然下垂。选用 KXZ Ⅱ 0.5 mm×50 mm 空心针灸针,进针方向与冈上肌纤维方向一致,即与人体纵轴方向垂直,针体与肩背部皮肤约呈 90°刺入,刺达冈上窝骨面,纵行疏通剥离,在骨面平行划几条线,然后横行摆动针体。若压痛点面积较大者,可将空心针灸针上提 1～2 cm 后,使针体横向倾斜 30°～45°再行刺入,达骨面,纵行疏通剥离。若骨面有明显瘢痕组织,可根据其范围剥离 2 或 3 次。先注射止痛合剂(维生素 B_{12}、地塞米松、利多卡因)2～3 mL,再注射 35 μg/mL 臭氧 10～20 mL,加压拔出空心针灸针,治疗结束。

(二)手法治疗

(1)治疗原则　舒筋通络,活血止痛。

(2)取穴及部位　肩井、秉风、肩贞、肩髃、臂臑、曲池、肩周等处。

(3)主要手法　㨰法、拿揉法、摇法、点压法、弹拨法、擦法、牵抖法等。

七、注意事项

①冈上窝部位肌肉比较丰富,临床检查时不易摸准骨面,治疗时若针刺方向有误,可能刺入胸膜顶及肺尖而造成气胸,应特别注意。定点时应先确定肩胛冈、肩胛骨内上角,使治疗点尽量靠近肩胛冈。针尖刺入时,可使针尖稍向后刺,缓慢进针,针尖刺达骨面后再行松解剥离治疗。

②肩胛上神经及血管从肩胛上切迹进入冈上窝,其体表投影在肩胛冈中、外 1/3 交点上 1 cm 处,行空心针灸针治疗时应避开肩胛上神经及血管,以免造成损伤。

③对于急性损伤患者,手法宜轻柔、舒缓,适当限制肩部活动。对于慢性损伤患者手法要求深透,并加强功能锻炼。弹拨手法不可剧烈,操作次数不宜过多。局部保暖,可配合其他物理疗法。

第十二节 骨蚀(股骨头缺血性坏死)

一、诊断

(一)诊断要点

1. 主要标准

(1)临床症状、体征和病史　髋关节痛,以腹股沟和臀部、大腿为主,髋关节内旋活动受限且内旋时疼痛加重,有髋部外伤史、应用皮质类固醇药物史及酗酒史。

(2)X 线检查　股骨头塌陷,不伴关节间隙变窄;股骨头内有分界的硬化带;软骨下骨有透光带(新月征阳性、软骨下骨折)。

(3)核素骨扫描　核素骨扫描示股骨头内热区中有冷区。

(4)股骨头 MRI　T_1 加权像显示带状低信号影(带状类型)或 T_2 加权像显示双线征。

(5)骨活检　骨活检显示骨小梁的骨细胞空陷窝多于 50%,且累及邻近多根骨小梁,骨髓坏死。

2. 次要标准

(1)X 线检查　X 线片示股骨头塌陷伴关节间隙变窄,股骨头内囊性变或斑点状硬化,股骨头外上部变扁。

(2)核素骨扫描　核素骨扫描示股骨头内有冷区或热区。

(3)股骨头 MRI　股骨头 MRI 示等质或异质低强度信号,伴 T_1 加权像的带状改变。

2 个或 2 个以上主要标准阳性,即可诊断为股骨头坏死。1 个主要标准阳性或 3 个次要标准阳性,其中至少包括 1 个 X 线片阳性改变,即可诊断为股骨头可能坏死。

(二)疾病分期

本病的分期现在多采用1993年国际骨循环研究会提出的国际分期标准。

(1)0期 无症状,无X线异常表现,称为静默髋,诊断是由另一侧股骨头明确的坏死而做出的。因特发性股骨头缺血性坏死的双侧发病率高达80%,这些病例经骨髓功能测定可能提示骨内压增高,但活组织检查为唯一可靠的诊断依据。

(2)Ⅰ期 该期为出现症状最早的临床阶段,而X线表现常是正常的,或只有轻微改变。此期患者最常见的症状是髋部疼痛,约半数患者呈急性发病、进行性、晚间较重。关节活动多有轻度受限,尤以内旋、外展为明显。X线片上可见骨小梁略显模糊,与对侧相比可能有不明显的斑块状骨质疏松,应尽快行骨髓功能检查。

(3)Ⅱ期 该期可持续数月或更长时间,临床症状持续或加重。行X线检查示股骨头骨小梁结构改变,骨硬化可以呈弥漫或局限状态,多数出现凹向上方的"新月征"硬化带。也可见股骨头广泛脱钙,或头部有小的囊腔形成。上述变化常混合出现,但股骨头外形尚正常。具有上述变化的患者可诊断为股骨头坏死,行骨髓功能检查有助于确诊。

(4)Ⅲ期 该期患者有持续疼痛并逐步加重,关节活动明显受限,患肢功能减退,明显跛行,多数需要借助拐杖。X线片上股骨头有节段性扁平而失去"圆形结构",多可见典型死骨片形成,坏死区的塌陷逐渐明显,但关节间隙正常或稍增宽。

(5)Ⅳ期 该期系股骨头坏死后期,以股骨头畸形、进行性关节软骨缺失和髋臼骨赘形成为特征。

二、治疗

(一)非手术治疗

1. 空心针灸针治疗

本病的治疗首选多功能空心针灸针治疗。

(1)以大转子处压痛为著者 患者取健侧卧位,健侧下肢屈曲,患侧下肢伸直。找到并标记大转子处的压痛点,选用KXZ Ⅲ 0.5 mm×75 mm空心针灸针在压痛点中心垂直进针直至触及大转子骨质,寻找推穿无阻力处先注射止痛合剂(维生素 B_{12}、利多卡因、地塞米松)1 mL,后注入 35 $\mu g/mL$ 臭氧 10～20 mL,加压拔针,治疗结束。

(2)以内收肌肌腱起点处压痛为著者　患者取仰卧位,腿轻度外展、外旋。找到并标记肌腱起始处,选用 KXZ Ⅲ 0.5 mm×75 mm 空心针灸针刺入肌腱,向耻骨行进至触及骨质,向肌腱与骨连接处先注射止痛合剂(维生素 B_{12}、利多卡因、地塞米松)1 mL,后注入 35 $\mu g/mL$ 臭氧 10～20 mL,加压拔针,治疗结束。

(3)以腹股沟区疼痛为著者　患者取仰卧位,选用 KXZ Ⅲ 0.5 mm×75 mm 空心针灸针,在腹股沟韧带中点找到股动脉搏动处,旁开三指并向远端移动三指做标记。穿刺点与髂前上棘在同一条直线上并通过缝匠肌的内缘。在此点进针并使针向头端、内侧各倾斜 45°,针从神经血管束下经过,穿过腰大肌肌腱直至触及股骨前面的骨质。稍退针在肌腱深面注射止痛合剂(维生素 B_{12}、利多卡因、地塞米松)1 mL,后注入 35 $\mu g/mL$ 的臭氧 10～20 mL,加压拔针,治疗结束。

(4)术后护理　患者应绝对避免导致滑囊炎的活动至少 1 周,然后开始髋伸拉与肌平衡的练习。

2. 药物治疗

药物治疗适用于Ⅰ期、Ⅱ期患者。

(1)内治法　采用辨证施治,一般分为气滞血瘀、肝肾两虚、气血亏虚三型。气滞血瘀证用身痛逐瘀汤加减。肝肾两虚证用六味地黄丸加减。气血亏虚证用十全大补汤加减。

(2)中药熏洗　按患者情况配制中药熏洗。

(3)物理治疗　以桃仁、红花、乳香、没药、大黄、川椒、细辛等中药行中药离子导入治疗。

3. 手法治疗

在中药熏洗或离子导入后,给予中医推拿治疗,先以点、按、揉手法作用于髋周痛点和环跳、秩边、承扶、殷门、风市、委中、阳陵泉等穴,放松后再以较重手法作用于髋周,以牵、抖、拍打手法结束。

4. 其他

将功能锻炼、牵引、制动、减少负重等相配合,以减轻股骨头所受的机械压力,尽量保持其外形,以便最大限度地恢复髋关节的功能。具体方法如下。

①患者做股四头肌自主收缩 300 次,每日 3 组。

②髋关节屈曲、外展、内收、内旋、外旋各 100 次。每次锻炼 30 分钟,每日 2 组。

③保护性负重:使用双拐以减轻疼痛,不提倡使用轮椅。

④牵引疗法:可缓解软组织的痉挛,矫正部分畸形,减轻关节内压力,增加髋臼对股骨头的包容量。

⑤骑固定自行车,以增加肌力,对关节进行模塑。

(二)手术治疗

1. 股骨头髓芯减压术

股骨头髓芯减压术用于治疗股骨头坏死的历史最长且疗效肯定,为治疗Ⅰ、Ⅱ期股骨头坏死的重要方法。其可配合自体髂骨松质骨植骨、带血管或不带血管自体腓骨移植、自体骨髓细胞移植、BMP 植入等方法。该术式不建议用于晚期病变(Ⅲ期、Ⅳ期)的治疗。

手术中注意应使移植骨的近端与软骨下骨相吻合,其末端与软骨下骨有均匀的接触,否则,移植骨周围骨应力和强度的比值可能升高至有害水平;术中必须钻至骨坏死区,但应避免穿过软骨下骨,避免加重股骨头损伤。

手术取 Smith - Peterson 切口。注意保护股外侧皮神经。在阔筋膜张肌与股直肌间隙显露关节囊。切开前外侧关节囊,显露股骨头颈前区。在前侧头颈交界区开一个 15 mm×18 mm 的窗口。经由该窗口向股骨头坏死区搔刮(结合 C 型臂 X 光透视),刮出死骨与肉芽组织。在同侧髂骨切取松质骨粒,以打压方式植于股骨头内。对有轻微塌陷者,打压植骨技术可以将软骨下骨托起。术后卧床 5～7 天,常规使用抗生素 3～5 天,下床时使用双拐。患肢术后 3 周可以前足负重,3 个月后可以逐渐全足负重,建议使用拐杖 6 个月。配合口服中药治疗。

2. 人工关节置换术

股骨头塌陷较重(Ⅲ期、Ⅳ期),出现关节功能障碍、疼痛严重者,应选择人工关节置换术。采用髋关节后外侧切口,于转子间切断部分外旋肌肉止点,切开并切除后关节囊。保留骨距 10～15 mm,切除股骨头颈。根据患者年龄、身体状况、骨质条件等因素选择假体,一般采用生物固定型关节假体。

3. 术后康复

①术后第 1 天,患者于床上坐起,第 2 天坐椅子,第 3 天开始下床活动。

②术后第 1 个月双拐负重,第 2 个月单拐负重,第 3 个月手杖负重。

③髋关节活动范围和肌力康复分两个阶段：第一阶段（术后前 6 周），于治疗床上主动或被动练习髋关节屈曲（不超过 70°）和外展；第二阶段（术后 6 周），主动抗重力外展，辅助下主动屈曲髋关节超过 90°，并练习髋关节外旋。

第十三节　化脓性关节炎

化脓性关节炎是关节内化脓性感染，儿童多见，髋、膝关节好发。本病多由细菌感染导致，常见致病菌有金黄色葡萄球菌、白色葡萄球菌、淋病双球菌、肺炎球菌、肠道杆菌，感染途径多为血源性播散、关节附近的化脓病灶直接蔓延、开放性关节损伤及医源性感染。化脓性关节炎的病理发展过程：细菌感染滑膜炎症—滑膜炎症渗出—浆液性渗出—浆液纤维蛋白渗出—脓性渗出—关节软骨破坏—关节囊及软组织破坏，窦道形成—关节强直或病理脱位。

一、临床表现

化脓性关节炎急性期的主要症状为中毒表现，即患者突发寒战、高热，全身症状严重，小儿患者可因高热引起抽搐；局部有红、肿、热、痛及明显压痛等急性炎症表现；关节液增多，有波动感，在表浅关节（如膝关节）更为明显，有髌骨漂浮征。患者常将膝关节置于半弯曲位，使关节囊松弛，以减小张力。如长期屈曲，必将发生关节屈曲挛缩，关节稍动即有疼痛感，有保护性肌肉痉挛。

1. 单关节炎

成人多累及膝关节，儿童多累及髋关节，其次为踝、肘、腕和肩关节，手、足小关节罕见。

2. 炎症表现

关节红、肿、热、痛及压痛明显，活动受限。深部关节，如髋关节被感染时，局部肿胀、疼痛，但红、热不明显。

3. 中毒症状

起病急骤，有畏寒、发热、乏力、纳差等全身中毒症状。

4. 原发感染性疾病

本病患者存在原发感染性疾病，如肺炎、尿道炎、输卵管炎、痈等。

二、检查

1. 实验室检查

(1)血常规　白细胞总数增多,中性粒细胞增多,血沉加快,血培养可呈阳性。

(2)关节滑液检查　关节滑液检查宜尽早进行。

①滑液为浆液性或脓性,白细胞计数常大于 $50×10^9/L$,中性粒细胞数大于80%。

②通过革兰氏染色可找到细菌。细菌培养阳性,如为阴性,应重做革兰氏染色并行厌氧菌培养,同时做药敏试验。

(3)关节镜检查　应用关节镜可直接观察关节腔结构,采取滑液或组织进行检查。

2. X 线检查

行 X 线检查时,在早期由于关节液增多而致关节囊肿胀,间隙增宽,骨端逐渐有脱钙现象。如关节面软骨有破坏,则关节间隙变窄,有时可并发骨骺滑脱或病理性脱位。较晚期,关节面软骨下骨呈反应性增生,骨质硬化,密度增加。最后关节软骨完全溶解,关节间隙消失,呈骨性或纤维性强直,或并发病理性脱位。

三、治疗

1. 空心针灸针治疗

本病宜首选空心针灸针穿刺,注射臭氧治疗。

(1)髋关节化脓性关节炎　空心针灸针治疗具体如下。

①于大转子尖端进针:患者取侧卧位,患侧在上。股骨大转子尖上方为穿刺点。皮肤常规消毒,用 KXZ Ⅳ 0.7 mm×75 mm 空心针灸针穿刺,并徐徐沿着股骨颈上缘骨面向上方髋臼进入,至髋臼关节外囊,回抽无脓液及血后,注射止痛合剂 1 mL,再继续进针穿过关节囊进入关节腔,回抽无血及脓液时,注射 35 $\mu g/mL$ 臭氧 10～20 mL,加压拔针。

②前路进针:患者取仰卧位,在腹股沟韧带下 2 cm 与股动脉外侧 2 cm 的交点处为进针点。皮肤常规消毒,用 KXZ Ⅳ 0.7 mm×75 mm 空心针灸针垂直进针达骨面,稍退针,此时针尖在关节腔内,回抽至无脓液及血后,先注射止痛合剂 1 mL,后注射 35 $\mu g/mL$ 臭氧 10～20 mL,加压拔针。

③后路进针：患者取俯卧位，或侧卧位，患侧在上。于大粗隆中点与髂后下棘连线的中、外 1/3 交界处为进针点。皮肤常规消毒，用 KXZ Ⅳ 0.7 mm× 75 mm 空心针灸针垂直进针达骨面，稍退针，此时针尖在关节腔内，回抽无脓液及血后，注射止痛合剂 1 mL，后注射 35 μg/mL 臭氧 10～20 mL，加压拔针。

（2）膝关节化脓性关节炎　空心针灸针治疗具体如下。

①于髌骨外上缘穿刺时：髌骨外上缘处与股外侧肌交界处为进针点，按压股外侧肌下凹陷处，用 KXZ Ⅵ 0.8 mm×50 mm 空心针灸针垂直进针，有落空感时即达关节腔，可边回抽边将髌上囊的积液往下挤，至无脓液及血后，先注射止痛合剂 1 mL，后注射 35 μg/mL 臭氧 10～20 mL，加压拔针。

②于髌骨外下缘穿刺时：患者屈膝 90°，于髌骨下缘、髌韧带外侧处（外膝眼）用指甲定位好后，消毒患处，用 KXZ Ⅵ 0.8 mm×50 mm 空心针灸针与胫骨平台平行，向内呈 45°进针，有落空感时即达关节腔，回抽无脓液及血后，先注射止痛合剂 1 mL，后注射 35 μg/mL 臭氧 10～20 mL，加压拔针。

2. 局部治疗

局部治疗包括关节穿刺、患肢固定及手术切开引流等。如为闭合性者，应尽量抽出关节液，再注入抗生素，每日进行一次。如为脓性或伤后感染，应及早切开引流，伤口也可用抗菌药物滴注引流法处理或局部湿敷，以尽快控制感染。患肢应予以适当固定或牵引，避免感染扩散，并保持功能位置，防止发生挛缩畸形，或纠正已有的畸形，一旦急性炎症消退或伤口愈合，即开始关节的自主及轻度的被动活动，以恢复关节的活动度，但也不可活动过早或过多，以免症状复发。

第十四节　梨状肌综合征

一、诊断

(一)中医诊断

1. 病史及症状

①有外伤或受凉史。

②常发生于中老年人。

③臀部疼痛，严重者患侧臀部呈持续性刀割样或烧灼样剧痛，多数患者伴

有下肢放射痛、跛行或不能行走。

④臀部梨状肌部位压痛明显,并可触及条索状硬结,直腿抬高在 60°以内疼痛明显,超过 60°后疼痛减轻,梨状肌紧张试验阳性。

2. 证候分型

(1)气滞血瘀证　臀部疼痛剧烈、拒按,疼痛可沿大腿后侧向足部放射,痛处固定,动则加重,夜不能眠,舌暗红,苔黄,脉弦。

(2)风寒湿阻证　臀部疼痛,屈伸受限。偏寒者得寒痛增,肢体发凉,畏冷,舌淡,苔薄腻,脉沉紧;偏湿者肢体麻木,酸痛重着,舌淡,苔白腻,脉濡缓。

(3)湿热蕴蒸证　臀部灼痛,腿软无力,关节重着,口渴不欲饮,尿黄赤,舌质红,苔黄腻,脉滑数。

(4)肝肾亏虚证　臀部酸痛,腿膝乏力,遇劳更甚,卧则减轻。偏阳虚者面色无华,手足不温,舌质淡,脉沉细;偏阴虚者面色潮红,手足心热,舌质红,脉弦细数。

(二)西医诊断

①以坐骨神经痛为主要表现,疼痛从臀部经大腿后方向小腿和足部放射。

②由于症状较重且影响行走,故患者就诊时间较早,肌力的下降多不太严重。

③检查时患者有疼痛性跛行,轻度小腿肌萎缩,小腿以下皮肤感觉异常。有时臀部(环跳穴附近)可扪及索状(纤维瘢痕)或块状物(骨痂)。

④进行"4"字试验时予以外力拮抗可加重或诱发坐骨神经痛,臀部压痛处 Tinel 征可阳性。

⑤有髋臼骨折病史者 X 线片上可显示移位的骨块或骨痂。

二、治疗

(一)空心针灸针疗法

(1)定位、选针　患者取侧卧患肢屈曲位,皮肤常规消毒,选 2 个标记点(在髂后上棘与尾骨尖连线中点和股骨头大转子顶部连线的外 1/3 为一点,此点与股骨大转子顶部连线中点为另一点)。用龙胆紫定位后消毒。选用 KXZ Ⅲ 0.5 mm× 75 mm 空心针灸针进行治疗。

(2)定向　进针时避开大血管、神经,与肌纤维走向平行。

(3)刺入　垂直皮肤刺入,进针的同时询问患者针感,术者感到坚韧时,说明针尖下组织已接近病变处,稍加压即可刺透,刺到合适的深度,施行剥离。

(4)注射 回抽无血后注射止痛合剂 1 mL、35 μg/mL 臭氧 10～20 mL,以患者能够耐受为宜。

(5)起针后的处理 起针后消毒患处。每隔 7 天治疗 1 次。

(二)中药治疗

1. 气滞血瘀证

(1)治则 行气活血,祛瘀止痛。

(2)代表方剂 逐瘀止痛汤加减,即丹参、当归、牛膝、枳壳、三七、红花、没药、五灵脂、酒大黄、骨碎补、续断、延胡索、香附、土鳖虫等。

(3)中成药 舒筋胶囊、骨筋胶囊、金马壮骨胶囊等。

2. 风寒湿阻证

(1)治则 祛风散寒除湿,活血止痛。

(2)代表方剂 独活寄生汤加减,即独活、桑寄生、杜仲、牛膝、泽兰、狗脊、木瓜、五加皮、肉桂、茯苓、细辛、防风、秦艽等。

(3)中成药 虎力散、镇痛散等。

3. 湿热蕴蒸证

(1)治则 清利湿热,通络止痛。

(2)代表方剂 加味二妙散加减,即苍术、黄柏、防己、车前子、萹蓄、蚕砂、泽泻、忍冬藤、赤芍、伸筋草、地龙、木瓜等。

(3)中成药 二妙散胶囊等。

4. 肝肾亏虚证

(1)治则 滋补肝肾,舒筋通络,强筋壮骨。

(2)代表方剂 阳虚证以右归饮加减,即山药、杜仲、山茱萸、附子、桂枝、枸杞子、鹿角胶、川芎、当归、牛膝、狗脊、桑寄生、川断、菟丝子等。阴虚证以左归饮加减,即熟地黄、山药、枸杞子、女贞子、炙甘草、茯苓、补骨脂、杜仲、骨碎补、当归等。

(3)中成药 虎潜丸、藤黄健骨片、蛇王腰突胶囊等。

(三)运动疗法

①做髋关节的内旋、外旋、内收、外展的被动锻炼。锻炼时患者仰卧于床上,患肢屈膝屈髋,亦可做双手推膝关节及患侧髋的内旋活动,每日 5～10 分钟。

②患侧下肢力量锻炼。如空蹬练习法,患者仰卧位,先做踝关节跖屈背伸活动,然后屈髋屈膝用力向斜上方进行蹬腿动作,每日 3～5 组,每组 15～20 次。

③腰背肌功能锻炼,如五点支撑法、三点支撑法、燕飞法等。

锻炼应遵循循序渐进的原则,以不劳累和不额外增加痛苦为度,禁止做蛙跳动作。

(四)手术治疗

本病患者可采用梨状肌松解术进行治疗。

(五)其他治疗

在急性期根据疼痛程度,可选择性使用脱水、止痛、应用消除神经根炎症药物等对症治疗,如使用甘露醇注射液、注射用七叶皂苷钠注射液等。

三、疗效评价

(1)治愈 臀、腿痛消失,梨状肌无压痛,功能恢复正常。

(2)好转 臀、腿痛缓解,梨状肌压痛减轻,但长时间行走仍会出现疼痛。

(3)未愈 症状、体征无改善。

第十五节 膝关节滑膜炎

膝关节滑膜炎是指膝关节受到急性创伤或慢性劳损时,引起滑膜损伤或破裂,导致膝关节腔内积血或积液的一种非感染性炎症反应疾患。其可分为急性创伤性滑膜炎和慢性损伤性滑膜炎。急性创伤性滑膜炎多发生于爱运动的青年人。慢性损伤性滑膜炎多发于中老年人,身体肥胖者或过度用膝关节负重者。

一、临床表现

如果是急性损伤,则有膝关节血肿。关节血肿一般是在伤后即时或之后 1～2 小时发生,膝及小腿部有广泛的瘀血斑。触诊时皮肤或肿胀处有紧张感,浮髌试验阳性。患者常有全身症状,如有瘀血引起的发热,局部较热。本病常是其他损伤的合并症。诊断时要仔细检查,以防漏诊。

慢性劳损或损伤性膝关节滑膜炎为急性膝关节滑膜炎处理不当转为慢性

所致,临床上多见于老年人,体质多湿者,伴有膝内翻、膝外翻或其他膝部畸形者,或有膝关节骨质增生症者等。

二、分类

滑膜炎可分为轻度、中度和重度。

(1)轻度滑膜炎　以关节疼痛为主,关节肿胀不明显或伴有轻度肿胀,走路时关节会发出弹响声,上下楼或用力时关节疼痛或有不适感。

(2)中度滑膜炎　关节肿胀,疼痛不明显,下蹲时有不适感,个别患者会出现肌肉萎缩,过度运动后肿胀。早晨症状比较轻,晚间加重。

(3)重度滑膜炎　关节肿胀、疼痛比较明显,并伴有积液、骨刺、游离骨。

三、治疗

1. 空心针灸针治疗

本病患者首选空心针灸针治疗。

(1)关节积液较多、张力大时　可选用 KXZ Ⅵ 0.8 mm×50 mm 空心针灸针行膝关节穿刺,将积液和积血完全抽净,并向关节腔内注射玻璃酸钠(它是关节滑液的主要成分)。研究表明,关节炎中的各种病理改变与关节滑液的减少和理化性质改变有密切关系。注射玻璃酸钠有以下作用:覆盖关节软骨表面,可以保护关节软骨,防止或延缓进一步退变;保护关节滑膜,清除致痛物质,有明显减轻疼痛的作用;改善关节的挛缩状态,增加关节的活动度;对退变关节的滑液有改善作用。

(2)关节疼痛显著时　先在膝关节上标记出明显痛点,选用 KXZ Ⅵ 0.8 mm×50 mm 或 KXZ Ⅱ 0.5 mm×50 mm 空心针灸针垂直刺入,回抽至无积液时,注射止痛合剂 1 mL、35 μg/mL 臭氧 10～20 mL,后加压拔针,最后用消毒棉球覆盖针眼,膏药加张力贴贴敷。术后嘱患者卧床休息 8 小时。

2. 推拿疗法

(1)推揉点按法　患者仰卧,在膝部自上而下顺其经络反复推揉 1～2 分钟。

(2)拔伸屈膝法　患者体位同上,肌肉放松,医生先轻轻地、小幅度地来回屈伸患者的膝关节,最后尽力将其膝关节完全屈曲,然后伸直患肢。

(3)刮筋法　患者仰卧,于髌骨外上方、内下方运用一拇指屈曲指关节放于痛点内侧;另一手掌按于屈曲的拇指之上,用臂力推动拇指向外刮数下。

（4）其他　关节有积液时可用捶、擂、拍法，交替进行。捶为实拳，击为空拳，下击髌骨周围软组织及大腿伸侧，大、小腿屈伸各 20～30 次；擂为实拳，双拳用臂力下压与上部位相同处，重复 1 或 2 次；拍不用拳而是用手掌拍打腘窝，用腕力弹拍。

3. 药物治疗

（1）西药治疗　一般采取抽积液，局部注射，加压包扎，应用抗生素控制病情的方法。若炎症没有被彻底消除，积液会越抽越多，病情逐渐转为慢性，滑膜增厚，发生纤维化、钙化，关节粘连，功能受限。

（2）中药治疗　急性期滑膜损伤，瘀血积滞，治以散瘀生新消肿为主，可用三七粉等口服。慢性期水湿稽留，肌筋弛弱，治以祛风燥湿、强壮肌筋，内服羌活胜湿汤加减，外贴中药膏。若寒邪较盛，亦可散寒祛风除湿，方用乌头汤。

第十六节　膝关节炎

膝关节炎是一种以退行性病理改变为基础的疾病，多见于中老年人群。其症状多表现为膝盖红肿痛，上下楼梯痛、坐、立、行走时膝部酸痛不适等。也有患者出现肿胀、弹响、积液等症状的，如不及时治疗，则会引起关节畸形，导致残疾。本病属于中医痹病、伤筋的范畴。

一、病因

由于风、寒、湿邪侵入机体，瘀滞患处，湿凝成痰，痰瘀互结，凝滞筋脉，筋脉失养，筋节挛缩使关节功能出现障碍，或由于局部创伤，气血逆乱，血瘀气滞，脉络痹阻，津液失布，化湿、化热潴留局部而致膝关节出现肿胀、疼痛、局部发热、功能受限等。

二、辨证分型

（1）风寒湿证　肢体关节冷痛重着，痛处游走不定，局部肿胀，关节屈伸不利，每遇阴雨天气加重，得热痛减，恶风畏寒，舌淡，苔薄白或白腻，脉浮紧或沉紧。

（2）气滞血瘀证　关节肿胀明显，局部皮温增高，皮肤发红、发暗或有瘀斑，压痛明显，舌红或暗，脉弦。

（3）气虚血弱证　膝关节肿胀、疼痛，多因劳累加重，神疲乏力，腰膝酸软，舌淡,苔白滑或白腻,脉濡或细缓。

三、诊断

①初起多见膝关节隐隐作痛,屈伸不利,轻微活动稍缓解,气候变化加重,反复缠绵不愈。

②发病缓慢,多见于中老年人。

③局部关节可轻度肿胀,活动时常有摩擦声。严重者可见肌肉萎缩,关节畸形。

④X线检查示骨质疏松,关节面不规则,关节间隙狭窄,软骨下骨质硬化,以及边缘唇样改变,骨赘形成。

本病通过以上症状、体征及X线检查结果即可确诊。

四、治疗

1. 多功能空心针灸针治疗

本病患者首选多功能空心针灸针治疗。

①治疗时,体位的选择以医生操作方便、患者自感舒适为原则。医生佩戴无菌手套、口罩、帽子等。

②选取阿是穴(以痛点为主)作为进针部位,并做标记,对进针部位及局部进行消毒,即先予以碘伏消毒,再用75%酒精脱碘、消毒。

③若关节腔积液较多,张力过大,可进行关节穿刺,将积液和积血抽出。治疗一般选用 KXZ Ⅱ 0.5 mm×50 mm 或 KXZ Ⅵ 0.8 mm×50 mm 多功能空心针灸针于阿是穴及关节腔积液部位进针,用 5 mL 或 20 mL 注射器抽取关节腔积液。

④待关节腔积液抽取完毕或关节无积液时,每穴注射止痛合剂(2%利多卡因 1 mL,维生素 B_{12} 2 mL,泼尼松龙 1 mL)1～2 mL,并于每个点注射 35 $\mu g/mL$ 臭氧 10～20mL(因个人体质及耐受程度不同而定)。

臭氧治疗具有抗炎、抗感染的功效,臭氧接触体液(包括血液、组织液、淋巴液、尿液)即可产生单个的氧原子和过氧化氢,两者均是强氧化剂,一旦进入体内或接触体表的感染灶,就会直接杀灭细菌、厌氧菌、病毒和寄生虫,并将其清除。臭氧的浓度若达到一定的阈值,其消毒灭菌可以瞬间完成,从而清除神经根部的无菌性炎症,最终达到彻底治愈的效果。臭氧治疗具有安全、创伤小、操作简便、无明显并发症的优点。

2. 小针刀

(1)取穴　以痛点为主穴。

(2)操作方法　具体如下。

①治疗时,体位的选择以医生操作方便、患者自感舒适为原则。

②医生佩戴无菌手套、口罩、帽子等,选好痛点,确认进针部位,并做好标记,对进针部位及局部进行消毒,即先予以碘伏消毒,再用75%的酒精脱碘、消毒。

③局部麻醉,阻断神经痛觉传导,以减轻操作时患者的疼痛。常用方法:于每个痛点注射2%利多卡因1 mL。

④剥离方式如下。

A. 顺肌纤维或肌腱分布方向做铲剥,即将针刀尖端紧贴着需剥离的组织做进退动作(不是上下提插),使横向粘连的组织纤维断离、松解。

B. 做横向或扇形的针刀尖端的摆动动作,使纵向粘连的组织纤维断离、松解。

C. 针刀尖端做斜向或不定向的划摆动作,使无规律粘连的组织纤维断离、松解。

剥离动作视病情有无粘连而选择是否进行,注意各种剥离动作,切不可幅度过大,以免划伤重要组织,如血管、神经等。

⑤每次每穴切割剥离2~5次即可出针,一般治疗1~5次即可治愈,2次治疗相隔时间可视患者情况而定,一般为5~7天。

3. 针灸治疗

(1)取穴　双侧膝眼、阿是穴、血海、梁丘、阳陵泉、阴陵泉、委中、足三里等。

(2)操作　用75%的酒精消毒针刺穴位及针具,选用1.5寸毫针进针,每次留针30分钟,每天1次,10天为1个疗程。

4. 中药包热敷

热敷疗法能使局部的毛细血管扩张,血液循环加速,起到消炎、消肿、祛寒湿、减轻疼痛、消除疲劳的作用。由于此法简便易行,收效迅速,不仅从古沿用至今,还成为人们日常生活中自我防病治病的常用疗法之一。方药以温经通络,除湿散寒,化瘀通痹为主。中药方剂以羌活胜湿汤加减,药物组成为川乌10 g、草乌10 g、牛膝20 g、艾叶20 g、当归20 g、泽兰20 g、羌活15 g、独活15 g、藁本15 g、防风15 g、蔓荆子10 g、川芎10 g、甘草6 g,每日1次。

5. 艾灸治疗

(1)取穴 阿是穴、血海、梁丘、阳陵泉、阴陵泉、足三里、双侧膝眼。

(2)操作 取长 5 cm 左右的艾条,距离皮肤 2 cm 左右施行温和灸,主要以雀啄灸或回旋灸等方法在施术部位进行反复艾灸,直至局部皮肤温热、泛红为宜,借助灸火的温度及药物的作用,通过经络的传导,达到温通气血、扶正祛邪的目的。一般灸 30~60 分钟,每日 1 次,10 次为 1 个疗程。

6. 中药内服

(1)风寒湿证 祛风通络,散寒除湿。防风汤(防风 15 g,当归 10 g,赤茯苓 10 g,桂枝 10 g,葛根 10 g,麻黄 9 g,甘草 6 g)加减。

(2)气滞血瘀证 通络活血,行气止痛。桃红四物汤(桃仁 25 粒,川芎 3 g,当归 3 g,赤芍 3 g,生地黄 2 g,红花 2 g,牡丹皮 3 g,制香附 3 g,延胡索 3 g)加减。

(3)气虚血弱证 益气补血。八珍汤(人参 10 g,白术 12 g,茯苓 12 g,当归 15 g,川芎 10 g,白芍 10 g,熟地黄 10 g,甘草 6 g)加减。

除上述汤药外,还可口服中成药进行治疗:祛风止痛胶囊,6 粒/次,2 次/日;壮骨关节丸,每次 6 g,3 次/日;活血止痛胶囊,2 粒/次,3 次/日;硫酸氨基葡萄糖胶囊,2 粒/次,3 次/日。

五、预防与养护

①避风寒,注意休息。

②减少户外运动,如爬山等。

③注意饮食,控制体重。

第十七节 下肢静脉曲张

单纯性下肢浅静脉曲张是指病变仅局限于下肢浅静脉者,其病变范围包括大隐静脉、小隐静脉及其分支,绝大多数患者都发生在大隐静脉,临床诊断为大隐静脉曲张。病变的浅静脉表现为伸长、扩张和蜿蜒屈曲,多发生于持久从事站立工作和体力劳动的人群。单纯性下肢浅静脉曲张病情一般较轻,手术治疗常可获得较好的效果。

一、病因

单纯性下肢浅静脉曲张多由于浅静脉第一对瓣膜（股隐静脉瓣膜）关闭不全导致的浅静脉血流反流，增加下肢静脉压力引起。其次，先天性的静脉壁薄弱也是导致单纯性下肢浅静脉曲张的重要原因，患者常合并有周身或局限性的静脉壁缺陷，在静脉压力增大的情况下，便产生静脉的迂曲、扩张。另外，长期站立、肥胖和腹腔压力增大等可增加静脉压力的因素均会增加静脉曲张发生发展的可能。

二、诊断

下肢浅静脉曲张具有明显的形态特征，通过一般体格检查即可以明确诊断。站立后，下肢浅静脉突起，即提示静脉曲张的可能。若要进一步全面了解病情，则需进一步进行详细体格检查，了解静脉瓣膜功能情况及深静脉是否通畅，必要时需进行静脉超声或造影检查。本病应重点与深静脉血栓后遗症导致的静脉曲张鉴别，后者有深静脉血栓病史，下肢多有明显肿胀的表现，如下肢有靴区溃疡、重度皮炎等，需要注意交通静脉有无受累。

三、治疗

1. 空心针灸针治疗

本病首选空心针灸针进行治疗。

（1）体位　患者取坐位，双下肢自然下垂，如静脉瘀血严重可取站立位，增加压力，用止血带束紧腘静脉。

（2）选点、选针具与消毒　一般将曲张的静脉及静脉窦作为进针点。选定进针点后要采取适当体位以防止患者改变姿势而影响治疗的准确性。选用 KXZ Ⅵ 0.8 mm×50 mm 或 KXZ Ⅱ 0.5 mm×50 mm 空心针灸针，进针处先用碘酒消毒，后用酒精棉球脱碘，以防感染。

（3）烧针　烧针是进行火针治疗的关键步骤。《针灸大成》说"灯上烧，令通红，用方有功。若不红，不能去病，反损于人。"因此，在使用前必须把空心针灸针针尖部在酒精灯上烧红，才有作用。

（4）针刺与深度　针刺时，将烧红的针具迅速刺入选定的曲张血管点，即迅速出针。关于针刺深度，《针灸大成》中说，刺针"切忌太深，恐伤经络，太浅不能去病，惟消息取中耳"。火针针刺的深度要根据病情、体质、年龄和针刺部位的肌肉厚薄、血管深浅而定。一般下肢可刺2～5分深。出针后血液自行流出，待血液凝固不流后，用棉球按压针孔，既可减轻疼痛，又可保护针孔。行火针治疗当天的正常反应有针孔发红、发痒，注意不能搔抓，术后3天内不能洗澡。

（5）操作要点　在放血之前要常规检查患者凝血机制及血红蛋白、血小板情况，并进行双下肢血管B超。施针时要稳、准、快。体质虚弱者采取卧位。糖尿病者慎用火针。每个疗程结束都要检查患者的血红蛋白及血小板情况，以防放血过多造成贫血。

2. 其他治疗方法

①大隐静脉曲张的治疗以高位结扎和剥脱为主。

②大隐静脉功能不全而交通支及深静脉正常者，可做高位结扎，切断大隐静脉及其属支。

③大隐静脉瓣膜功能不全兼有交通支瓣膜功能不全者，除行上述操作外，尚应将不正常的交通支分别结扎和切断，或做大隐静脉剥脱术。

④如小隐静脉进入腘静脉有反流现象者，可将其入口段结扎、切除，远侧段行剥脱术或注射硬化剂。

⑤范围较小的局限性静脉曲张，或仅系交通支瓣膜功能不全，或术后遗留的部分曲张静脉，或术后局部复发者，可行硬化剂注射疗法。

⑥下述情况不宜行注射或手术疗法，可穿着弹力袜治疗。

A. 全身性疾病，如活动性肝炎、进行性肺结核、未控制的糖尿病、重症心脏疾病或肾脏疾病等。

B. 局部疾病，如动脉循环障碍、深部静脉阻塞、骨盆内或腹腔内肿瘤、急性静脉炎以及小腿溃疡并发蜂窝织炎等。

C. 妊娠期内、年龄过大、继发于动静脉瘘等的患者。

四、预防

①此病有遗传倾向，一般在30岁左右发病，因此在儿童和青少年时期应勤于运动，增强体质，有助于防治。

②肥胖的人应该减肥，肥胖虽不是导致本病的直接原因，但腿部承担的重量过重可能会造成腿部静脉回流不畅，使静脉扩张加重。

③长期从事重体力劳动和站立工作的人，最好穿弹力袜套。

④妇女经期和孕期等特殊时期要给腿部特殊的关照，多休息，要经常按摩腿部，帮助血液循环，避免发生静脉曲张。

⑤戒烟,因吸烟可使血液黏滞度发生改变,血液变黏稠,易淤积。口服避孕药也有类似的作用,应尽量少服用。

⑥抬高双腿使体位改变,有助于静脉血液的回流。弹力袜要选择弹性较强的袜子(医用),在每日下床之前,将双腿举高慢慢套入。弹力袜的压力能改善且预防下肢静脉曲张。

⑦每天坚持一定时间的行走,行走可以发挥小腿肌肉的"肌泵"作用,防止血液反流。

五、治疗体会

西医认为导致下肢静脉曲张形成的原因大致有浅静脉本身的异常、静脉压力增高、静脉瓣膜功能不良、静脉堵塞和静脉受压等,主要表现为下肢浅静脉蜿蜒、扩张、迂曲,如病程继续进展,到后期,尤其是当交通静脉瓣膜被破坏后,可出现轻度肿胀和足靴区皮肤营养性变化(如皮肤萎缩、脱屑、瘙痒、色素沉着,皮肤和皮下组织硬结),甚至有湿疹和溃疡形成。西医治疗静脉曲张以消炎、溶栓及手术高位结扎和剥脱为主。

中医认为下肢静脉曲张是因先天禀赋不足,筋脉薄弱,加之久行久立、过度劳累,进一步损伤筋脉,以致经脉不合,气血运行不畅,血壅于下,瘀血阻滞脉络扩张充盈,日久交错盘曲而成,类似瘤体之状;亦有因远行、劳累之后、涉水淋雨、遭受寒湿,寒凝血脉,瘀滞筋脉络道而为病。瘀久不散,化生湿热,流注于下肢经络,复因搔抓、虫咬等诱发,则腐溃成疮,日久难以收敛。此病属于中医学"筋瘤"范畴。《外科正宗》所述"筋瘤者,坚而色紫,垒垒青筋,盘曲甚者结若蚯蚓",正是本病。《灵枢》曰:"为瘤病者也,故为之治针,必筩其身而锋其末,令可以泻热出血而瘤病竭。"火针放血疗法与传统西医相比,前者更具有个体性及灵活性,疗效显著,还可使患者免受手术之苦。火针放血疗法具有祛寒除湿、温经止痛、运行气血、清热解毒、通利筋脉的功能。火针在《灵枢》中被称为"燔针",多用于治疗痹病及经筋病变,后世医家认为火针具有温经散寒、通经活络、升阳举陷、散瘀消肿之功。通过火针点刺曲张的血管,使瘀血外出,不仅可借助火针的热力使局部瘀积的气血得以消散,还能祛瘀生新,达到脉络通畅、气血调和的目的。应用火针疗法治疗下肢静脉曲张疗效迅速、显著,费用低,无毒副作用,值得被广泛推广应用。

第十八节　腰痛(腰椎间盘突出症)

腰痛是指腰部感受外邪,或因外伤,或由肾虚引起的气血运行失调,腰府失养所致的以腰腿痛为主要症状的一类疾病。相当于现代医学中的"腰椎间盘突出症"。

一、疾病诊断

(一)中医诊断

1. 寒湿腰痛

腰部冷痛重着,转侧不利,逐渐加重,静卧病痛不减,寒冷和阴雨天疼痛加重,舌质淡,苔白腻,脉沉而迟缓。

2. 湿热腰痛

腰部疼痛,重着而热,暑湿、阴雨天症状加重,活动后或可减轻,身体困重,小便短赤,苔黄腻,脉濡数或弦数。

3. 瘀血腰痛

腰痛如刺,痛有定处,痛处拒按,日轻夜重,轻者俯仰不便,重者不能转侧,舌质暗紫,或有瘀斑,脉涩。

4. 肾虚腰痛

(1)肾阴虚　腰部隐隐作痛,酸软无力,缠绵不愈,心烦少寐,口燥咽干,面色潮红,手足心热,舌红,少苔,脉弦细数。

(2)肾阳虚　腰部隐隐作痛,酸软无力,缠绵不愈,局部发凉,喜温喜按,遇劳更甚,卧则减轻,常反复发作,少腹拘急,面色㿠白,肢冷畏寒,舌质淡,脉沉细无力。

5. 气虚血瘀腰痛

腰痛如刺,酸软无力,遇劳更甚,卧则减轻,气短乏力,面色黯淡,舌质紫暗,或有瘀斑,脉细弦。

(二)西医诊断

(1)临床症状　腰痛或有一侧以上的坐骨神经痛,可在咳嗽、打喷嚏、大便等腹压增加时加重。

(2)临床体征　腰椎旁压痛或沿坐骨神经走行部位压痛,直腿抬高试验及加强试验阳性。

(3)CT 或 MRI　检查显示腰椎间盘突出或膨出。

(4)鉴别诊断　本病应与腰椎肿瘤、结核或腰椎椎体滑脱鉴别。

二、治疗

(一)多功能空心针灸针治疗

患者取俯卧位,以患者腰部腰椎横突旁明显痛点、压痛处为阿是穴,选 KXZ Ⅲ 0.5 mm×75 mm 多功能空心针灸针直刺穴位,以患者感觉酸胀为度,留针 20～30 分钟,先每穴注射止痛合剂 1 mL,再每穴注射 35 μg/mL 臭氧 10～20 mL。治疗结束,患者腰部有胀痛感,休息后缓解。

【病案举例】

张某某,男,46 岁。以"腰部疼痛 1 年,加重伴右下肢麻木 1 个月"就诊。腰椎 CT(2015 年 12 月 17 日)示:$L_{3\sim4}$ 间盘膨出,$L_{4\sim5}$ 间盘突出(右突型)。患者接受多次针灸、按摩治疗,效果不佳。1 个月前农忙劳动时姿势不当,腰痛加重,同时伴有右下肢麻木,腰痛不可弯腰,起身时加重。我科予多功能空心针灸针治疗。患者取俯卧位,以患者腰部腰 4、腰 5 横突旁明显痛点和压痛点为阿是穴,右侧臀部环跳穴下 1.0 寸处压痛点为阿是穴,选 KXZ Ⅲ 0.5 mm×75 mm 多功能空心针灸针直刺穴位,以患者感觉酸胀为度,留针 20～30 分钟,每穴注射止痛合剂 1 mL,再每穴注射 35 μg/mL 臭氧 10～20 mL。对臀部阿是穴进行穴位注射时,患者描述有胀痛感传至右足跚指。治疗结束,患者腰部有胀痛感,休息后缓解。下治疗床时患者感觉轻松,右下肢麻木、疼痛缓解。

(二)中医治法

1. 针灸疗法

(1)取穴　以足太阳膀胱经腧穴为主。多选取委中、肾俞、大肠俞、腰阳关、阿是穴等。

(2)方义　"腰背委中求",委中可疏调腰背部经脉的气血。腰为肾之府,肾俞可壮腰益肾;大肠俞、腰阳关、阿是穴可疏通局部经脉、络脉及经筋的气血,通经止痛。

(3)加减　寒湿型加三阴交、阴陵泉,温灸气海、足三里;湿热型加三阴交、昆仑,并于腰痛部位刺络放血;瘀血型加四关、膈俞;肾虚型用温针灸,加灸关元、悬钟、命门等穴;气虚血瘀型温灸气海、中脘等穴,针刺四关。

（4）操作　诸穴均行常规操作；肾虚腰痛者，命门以隔附子饼灸法为佳。

除选用毫针针刺以外，还可选用其他针法进行治疗。如电针，选取以上穴位 2 或 3 对连接电针机，使用连续波，强度以患者能够耐受为度，治疗时间为 30 分钟，每天 1 次；皮肤针，在腰痛局部用皮肤针叩刺出血，并加拔罐，适用于寒湿和瘀血型；穴位注射，取当归注射液 2 mL 于局部行穴位注射，每日 1 次。

2. 推拿疗法

松解手法，如按摩法、推压法、揉法。调理关节回纳法，如俯卧拔腿法、斜扳法、旋转复位法。结束手法，如牵抖法、滚摇法等。

3. 中药熨烫疗法

中药熨烫疗法多选择具有行气活血、温经散寒、舒筋活络等不同作用的中药研碎，用布袋装好，使用时用微波炉加热后，在腰部反复熨烫，以腰部发热、皮肤潮红为度。

4. 火罐疗法

在患者腰背部予以拔罐后留罐、局部游走罐治疗，每次 5～10 分钟。

5. 激能电摩疗法

激能电摩疗法适用于腰痛并下肢放射痛症状严重者。医生直接用生活中的交流电和双手便可以对患者进行带电治疗。该疗法融合经络理论、中医学理论、电刺激理论于一体。

（1）取穴　肾俞、肠俞、环跳、风市、委中、阳陵泉、丰隆、昆仑等。

（2）操作方法　患者取正坐位，患者踩零线，医生踩火线。医生双手分别选取穴位，按压、抚摸相结合，使患者肌肉抽动，每次治疗以 15～20 分钟为宜，每日 1 或 2 次。

6. 中药熏药疗法

腰痛患者局部肌肉紧张、疼痛、活动受限，部分患者出现下肢放射痛，可在辨证论治的原则下给予具有活血通络的中药为主加减局部熏蒸，以腰部和下肢为主，每日 1 次。也可选用智能型中药熏蒸自控治疗仪配合治疗。

7. 辨证选择口服中药汤剂

（1）寒湿腰痛　具体如下。

治法　散寒行湿、温经通络。

方药　甘姜苓术汤加减，即干姜、桂枝、甘草、牛膝、茯苓、白术、杜仲、桑寄生、续断等。

（2）湿热腰痛　具体如下。

治法　清热利湿,舒筋止痛。

方药　四妙丸加减,即苍术、黄柏、薏苡仁、木瓜、川牛膝等。

(3)瘀血腰痛　具体如下。

治法　活血化瘀,通络止痛。

方药　身痛逐瘀汤加减,即当归、川芎、桃仁、红花、香附、没药、五灵脂、地龙、牛膝等。

(4)肾虚腰痛　具体如下。

A. 肾阴虚

治法　滋补肾阴,濡养筋脉。

方药　左归丸加减,即熟地黄、枸杞子、山茱萸、山药、龟板胶、菟丝子、鹿角胶、牛膝等。

B. 肾阳虚

治法　补肾壮阳,温煦经脉。

方药　右归丸加减,即肉桂、附子、鹿角胶、杜仲、菟丝子、熟地黄、山药、山茱萸、枸杞子等。

(5)气虚血瘀　具体如下。

治法　益气活血,通络止痛。

方药　补阳还五汤加减,即黄芪、党参、当归、川芎、赤芍、桃仁、红花、川断、鸡血藤、杜仲、巴戟天等。

(三)康复治疗

1. 腰椎牵引

牵引重量及时间:主要采取骨盆牵引法,牵引重量以 20～30 kg 为宜,持续时间 30 分钟,每天 1 次,视患者情况加减重量。

2. 物理因子治疗

根据患者情况,可选择红外线照射治疗、低频波疗法、超短波疗法、中频治疗、疼痛治疗仪治疗等治疗方法。

(四)药物治疗

1. 辨证选择口服中成药或静脉滴注中药注射液

(1)中成药　大活络胶囊、虎力散胶囊、元胡止痛滴丸、六味地黄丸、藤黄健骨丸等。

(2)中药注射液　可选用参芪扶正注射液、黄芪注射液、丹参注射液、三七总皂苷注射液(血塞通或血栓通)、疏血通注射液等。

2. 其他

根据患者病情需要,可选择脱水、止痛、营养神经等药物进行对症治疗。

腰腿痛急性期的患者通过单纯应用中医保守疗法症状改善不明显者,多配合应用非甾体类抗炎药,如芬必得、洛芬待因等药物;对于脊髓轻度压迫的患者,必要时可配合应用激素 3 天,以求短期尽快缓解疼痛,改善生活质量。

三、疗效评价

疗效采用 JOA 腰痛疾患疗效评分判定标准及中医证候评分积分表进行评判:根据患者治疗前后的评分值计算改善率作为疗效评判的依据。JOA 评分的满分为 29 分。

治疗改善率＝[(治疗后评分－治疗前评分)/(29－治疗前评分)]×100%

疾病疗效判定标准如下。

(1)临床控制 疼痛症状消失,活动正常,积分降低≥75%。

(2)显效 疼痛症状消失,活动不受限,积分降低≥50%,<75%。

(3)有效 疼痛症状基本消除,活动轻度受限,积分降低≥25%,<50%。

(4)无效 疼痛症状与活动无明显改善,积分降低<25%。

参考文献

[1]韩兆峰.组合式空心针灸针的临床应用[J].亚洲医学,2005(1):45.

[2]雷正权,王强虎.针灸学基础[M].西安:西安交通大学出版社,2016.

[3]石学敏.针灸学[M].4版.北京:中国中医药出版社,2016.

[4]韩兆峰,段翠萍.多功能空心针灸针的简介及临床应用[J].中国医疗器械信息,2016,22(2):116-122.

[5]徐斌,王富春.针灸医学导论[M].北京:人民卫生出版社,2016.

[6]郭义,刘阳阳.穴位注射疗法[M].北京:中国中医药出版社,2013.

[7]梁繁荣,王华.针灸学[M].4版.北京:中国中医药出版社,2016.

[8]刘胜利,韩兆峰,东雷.空心针灸针治疗慢性腰腿痛106例疗效分析[J].中国美容医学,2012,21(7):264-265.